Komplexe Pflegesituationen

Komplexe Pflegesituationen

Sally-Anne Wherry, Nikki Buck (Hrsg.)

Sally-Anne Wherry
Nikki Buck
(Hrsg.)

Komplexe Pflegesituationen

Komplexizität in der Pflege erkennen, verstehen und managen

Aus dem Englischen von Heide Börger

Deutschsprachige Ausgabe herausgegeben von Stefan Schmidt

unter Mitarbeit von

Jürgen Georg
Sam Greedy
Eleri Jones
Nick Preddy
Mark Smith

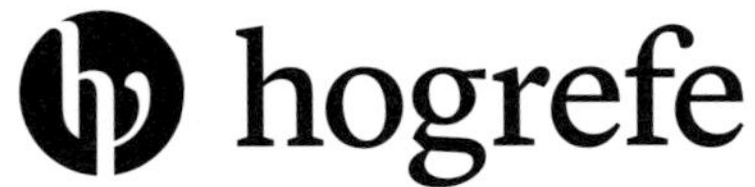

Sally-Anne Wherry (Hrsg.). RGN, MScN in Parkinsons Management, Postgrad Certificate, cand. PhD, Pflegedozentin, Gloucestershire, GB.

Nikki Buck (Hrsg.). RGN, Intensiv-Pflegefachfrau für pädiatrische Pflege, Pflegedozentin, Gloucestershire, GB.

Stefan Schmidt (dt. Hrsg.). Prof. Dr. rer. medic., Prodekan, Professur für Klinische Pflege mit dem Schwerpunkt Pflege- und Versorgungskonzepte, Case Management-Ausbilder (DGCC)
Hochschule Neubrandenburg, Fachbereich Gesundheit, Pflege, Management
Brodaer Straße 2
DE-17033 Neubrandenburg
E-Mail: sschmidt@hs-nb.de
Internet: www.hs-nb.de

Bibliografische Information der Deutschen Nationalbibliothek
Die Deutsche Nationalbibliothek verzeichnet diese Publikation in der Deutschen Nationalbibliografie; detaillierte bibliografische Daten sind im Internet über http://www.dnb.de abrufbar.

Anregungen und Zuschriften bitte an:
Hogrefe AG
Lektorat Pflege
z. Hd. Jürgen Georg
Länggass-Strasse 76
3012 Bern
Schweiz
Tel. +41 31 300 45 00
info@hogrefe.ch
www.hogrefe.ch

Lektorat: Jürgen Georg, Alissa Leuthold
Redaktionelle Bearbeitung: Martina Kasper
Herstellung: René Tschirren
Umschlagabbildung: Getty Images/sturti
Satz: Claudia Wild, Konstanz
Druck und buchbinderische Verarbeitung: Finidr s.r.o., Český Těšín
Printed in Czech Republic

Das vorliegende Buch ist eine Übersetzung aus dem Englischen. Der Originaltitel lautet „Complex Care in Nursing“ von Sally-Anne Wherry, Nikki Buck.

1. Auflage 2024

(E-Book-ISBN_PDF 978-3-456-96301-3)
(E-Book-ISBN_EPUB 978-3-456-76301-9)
ISBN 978-3-456-86301-6
https://doi.org/10.1024/86301-000

Inhaltsverzeichnis

Dank

Dieses Buch enthält das kollektive Wissen vieler Menschen, inklusive der Menschen, die aufgrund eigener Erfahrung zu Expert*innen geworden sind, und unserer Kollege*innen aus der Praxis, ohne deren Mitarbeit diese Arbeit weniger gut und vollständig wäre. Das Buch basiert auf der Arbeit von fünf Pflegenden, die während einer Pandemie zusammengearbeitet haben.

Wir danken allen, die einen Beitrag zu unserer Arbeit geleistet haben, also den Menschen, die aufgrund eigener Erfahrungen zu Expert*innen wurden, die uns ihre Zeit und Energie geschenkt haben; unseren Student*innen, die die Aktivitäten gelesen und ausprobiert haben; den Personalmitgliedern, die sich die Zeit genommen haben, das Buch zu lesen und uns Feedback zu geben; sowie unseren Familien für ihre unablässige Unterstützung und Geduld.

Zu dem Team, das zu jedem Buch seinen Beitrag leistet, gehören die Redakteur*innen und Lektor*innen, ohne deren Arbeit dieses Buch deutlich weniger interessant und kohärent wäre.

Geleitwort zur deutschsprachigen Ausgabe

Als ich danach gefragt wurde, die deutschsprachige Herausgabe des Buchs „Komplexe Pflegeinterventionen" zu übernehmen, habe ich mich schnell dafür entschieden. Mit Inkrafttreten des Pflegeberufegesetzes 2020 in Deutschland waren in vielfältiger Hinsicht die Diskussionen um eine „hochkomplexe Pflege" zu lesen. Was genau eine „hochkomplexe Pflege" ausmacht, macht das Gesetz natürlich nicht deutlich. Eine differenzierte Betrachtung erscheint darum notwendig. Das vorliegende Buch gibt vielfältige Ideen dazu und macht Vorschläge für eine Differenzierung. Es berücksichtigt den Kontext ihrer Entstehung sowie sozioökonomische Aspekte und zeigt zahlreiche Lösungsstrategien für Beteiligte auf.

In unserer beruflichen Pflegepraxis haben wir mit kranken, vulnerablen Personen zu tun, die in vielerlei Hinsicht Unterstützung benötigen. Oftmals sind die Menschen nicht in der Lage, die erforderlichen Hilfen selbst zu organisieren und zu koordinieren, gehen in der „Komplexität" nahezu unter. Es wird Patient*innen nicht immer leicht gemacht, wenn sie an unterschiedlichen Orten mit vielen unterschiedlichen Personen zu tun haben.

Komplexität ist ein fundamentales Konzept, das in vielen Bereichen unseres Lebens eine wichtige Rolle spielt. Sie bezieht sich auf die Vielfalt, die Struktur und die Wechselwirkungen in einem System. Diese Komplexität kann in verschiedenen Kontexten auftreten, z. B. in sozialen Strukturen (wie wir sie in der Pflege finden). In der pflegerischen Praxis können bei Patient*innen zusätzlich unerwartete Entwicklungen auftreten, die schwer vorherzusehen sind – z. B. durch den plötzlichen Verlust eines lieben Menschen, durch Nebenwirkungen von Therapien oder durch eine psychische Erkrankung, durch Arbeitslosigkeit und Einsamkeit. Das kann für Patient*innen und ihre Zugehörigen zusätzliche Herausforderungen in Bezug auf Sicherheit, Stabilität und Nachhaltigkeit darstellen.

Ein Schlüsselelement von komplexer Pflege ist eine ganzheitliche, personenorientierte Sichtweise. Das bedeutet, dass nicht ausschließlich die körperlichen Symptome „behandelt", sondern auch die psychischen und sozialen Bedürfnisse der Patient*innen berücksichtigt werden. Es geht um die Unterstützung bei der Bewältigung von Krankheit und Pflegebedürftigkeit (mit ihren Wechselwirkungen). Dies umfasst bspw. die Bereitstellung von emotionaler Unterstützung, die Förderung von Selbstmanagementfähigkeiten und die Vermittlung von Informationen über Krankheit und Pflegeinterventionen sowie mögliche Behandlungsoptionen. Nicht zuletzt die Grundlage, damit eine informierte Zustimmung und partizipative Entscheidungsfindung möglich werden können.

Anderseits haben Patient*innen und ihre Zugehörigen bei Krankheit und im Pflegefall mit vielen (zusätzlichen) Herausforderungen zu kämpfen. Sie haben in der Regel

a) mit vielen unterschiedlichen Personen zu tun (wie Pflegende, Hausärzt*innen, Sachbearbeiter*innen),
b) die alle unterschiedlich ausgebildet und qualifiziert sind (Studium oder Ausbildung in Pflege, Sozialversicherung, Medizin, Therapie, ...),
c) die oftmals unterschiedliche Interessen verfolgen (Leistungsträger haben andere Interessen als Leistungsanbieter).
d) Zusätzlich sind für Patient*innen und ihre Zugehörigen die Zugänge und „richtigen" Ansprechpersonen unklar und
e) häufig müssen viele Anträge auf Leistungen gleichzeitig gestellt werden. Dabei sind die Antragsformulare nicht selten in einer (Expert*innen-)Sprache formuliert, die für „Nicht-Expert*innen" kaum verständlich ist. (Denken Sie doch selbst mal an einen Antrag, den Sie privat ausfüllen sollten).

Man kann also sagen, dass in einer Zeit der Schwächung von Patient*innen (bei Krankheit und/oder Pflegebedürftigkeit, Behinderung oder nach einem Unfall) ein Höchstmaß an Kommunikationsfähigkeit abverlangt wird. Es ist aber nicht der betroffene Mensch, der darum plötzlich „komplexer" wird (wie wir in der Literatur leider viel zu häufig lesen), vielmehr ist es das „System" um die Patientin oder den Patienten herum, das Komplexität zuspitzt.

Dazu steigen Anforderungen für Pflegende und beteiligte Berufsgruppen. Vor dem Hintergrund einer wissenschaftlich fundierten, evidence-basierten Praxis bleibt immer weniger Zeit für Pflege, Behandlung und Therapie. Eine Verschiebung von Aufgaben, die lange Zeit stationär erbracht wurden, in den ambulanten Bereich ist mit reduzierten Verweildauern lange zu beobachten. Ressourcen werden knapper (wie Geld, Personal, Material) und der ökonomische Druck mehr und mehr spürbar. Und es wäre wohl illusorisch zu glauben, dass hier eine Besserung kommen wird. Obendrein erleben wir in unserer beruflichen Praxis zahlreiche Beispiele, die deutlich machen, dass Ressourcen nicht immer gerecht verteilt sind. So belegen Studien z.B. schon seit Jahren eine Zuspitzung von Fehl-, Über- und Unterversorgung in Gesundheit und Pflege.

Genau hier setzt das vorliegende Buch an. Es macht, wie ich finde, auf eine detaillierte Art und Weise die Komplexität von Pflegeinterventionen deutlich. Das Buch zeigt für unterschiedliche Settings der Versorgung und für unterschiedliche Zielgruppen hilfreiche Strategien und Analysen auf, die wissenschaftsbasiert, pflegetheoretisch, rechtlich und ökonomisch abgeleitet sind. Die zahlreichen Fallbeispiele veranschaulichen die jeweiligen Themen der Kapitel.

Für diese Auflage haben wir den Text so gut es geht auf den deutschsprachigen Raum angepasst. Die Fallbeispiele der Originalausgabe wurden belassen, weil sie gut übertragbar sind auf andere Länder. Zusätzlich haben Jürgen Georg und ich zwei weitere Kapitel im Buch ergänzt, die wir für wichtig erachten. So vertiefen wir das Verfahren des Care und Case Managements und zeigen Möglichkeiten, komplexe Pflegeinterventionen im Pflegeprozess mittels Syndrom-Pflegediagnosen zu beschreiben und zu visualisieren.

Insgesamt ist die Arbeit in „komplexen Pflegeinterventionen" eine anspruchsvolle und wichtige Aufgabe im Gesundheitswesen. Sie erfordert eine breite Palette von Fähigkeiten und Fachwissen, um sicherzustellen, dass Patient*innen mit schweren gesundheitlichen Problemen die bestmögliche Pflege, Begleitung und Unterstützung erhalten. Komplexität kann die Entstehung von Vielfalt und Anpassungsfähigkeit möglich machen sowie Innovation und Fortschritt erzeugen. Eine gleichberechtigte, selbstbewusste Arbeit in multidisziplinären Teams trägt sicherlich dazu bei, die Lebensqualität von Patient*innen zu verbessern und ihre Chancen auf Genesung zu maximieren.

Ich wünsche Ihnen viel Freude beim Lesen und Durcharbeiten des Buchs und freue mich über Ihre Rückmeldungen.

Sommer 2024
Stefan Schmidt

Einleitung

Dieses Buch ist das Resultat der Zusammenarbeit von Expert*innen aus eigener Erfahrung, klinischen Gesundheitsfachpersonen und Akademiker*innen. Es soll Ihnen vermitteln, wie es sich anfühlt, mit komplexen Bedürfnissen zu leben, und dies aus der Sicht der Patient*innen und Expert*innen in diesem Bereich. Es wird Ihnen, so hoffen wir, helfen, eine reflektierte, ganzheitliche Praxis zu entwickeln, und Ihnen zeigen, wie Sie die Faktoren erkennen, die für die Situationen, in denen die Menschen leben, verantwortlich sind.

Kapitel 1 präsentiert die Definitionen und Statistiken, auf die wir uns beziehen, und stellt Ihnen die Menschen vor, denen Sie in diesem Buch begegnen: Expert*innen aus eigener Erfahrung und die für die Gesundheit zuständigen Teams. Es wird dargestellt, wie es sich anfühlt, mit einem komplexen Bedürfnis zu leben inklusive der zusätzlichen Kosten.

Kapitel 2 behandelt den Kontext der Diskussionen, die in den späteren Kapiteln thematisiert werden. Es erläutert die Schwierigkeiten von Menschen mit komplexen Bedürfnissen und geht auf die soziologischen, politischen, psychologischen und biologischen Belange ein. Behandelt werden außerdem praktische Dinge im Zusammenhang mit Medikation und Konkordanz (Vereinbarung darüber, welche Medikamente wann und in welcher Menge eingenommen werden), und es wird diskutiert, was geschehen muss, um eine Veränderung der Politik in die Wege zu leiten.

Kapitel 3 befasst sich mit sozioökonomischen Auswirkungen einer komplexen Pflege, wie etwa die Abhängigkeit von Unterstützung, inklusive Inanspruchnahme von Rechtsmitteln. Wir erläutern die Vimes theory of socioeconomics sowie die Kosten von Erwerbsunfähigkeit. Das Kapitel wird Ihnen (hoffentlich) zeigen, wie im NHS (nationaler Gesundheitsdienst) Kosteneffizienz, das qualitätsangepasste Lebensjahr und die gesundheitlichen Unterschiede kalkuliert werden.

Kapitel 4 beschreibt den Pflegeprozess, die Einschätzung Ihrer Patient*innen und den Umgang mit den eigenen Emotionen. Es wird aufgezeigt, wie die Zusammenarbeit zwischen der Person mit komplexen Schwierigkeiten und dem für die Gesundheit zuständigen Team ablaufen kann und es werden Maßnahmen vorgestellt, die in diesem Bereich genutzt werden.

Kapitel 5 geht ausführlicher auf das multidisziplinäre Team ein und präsentiert unterschiedliche Pflegemodelle. Es befasst sich speziell mit dem Modell House of Care, dessen Implementation und kritischen Einschätzungen.

Kapitel 6 behandelt das Thema gemeinsame Entscheidungsfindung, die ein wichtiger Teil der Versorgung von Menschen mit komplexen Bedürfnissen darstellt. Es werden drei Modelle vorgestellt: Dreiergespräch, das interprofessionelle Shared-decision-making-Modell und Ottawa-Decision-Support-Framework. Es geht um Fähigkeiten und Zustimmung.

Kapitel 7 geht ein auf Menschen mit psychischen Gesundheitsproblemen, deren Auswirkungen auf die körperliche Gesundheit sowie auf die sozialen und politischen Determinanten, die diese Gruppe beeinflussen. Wir befassen uns mit traumaorientierter Versorgung, Kommunikation und Ethik. Diskutiert werden auch die Themen Fähigkeit und Zustimmung, die Finanzierung innerhalb des NHS und der Zugang zu Unterstützungsmöglichkeiten. Es werden mehrere Versorgungsmodelle vorgestellt.

Kapitel 8 präsentiert weitere Aspekte des Lebens von Erwachsenen mit komplexen Bedürfnissen. Es geht um Energiemanagement, Arbeiten im Team, Kommunikation und Sexualität.

Kapitel 9 widmet sich den Bedürfnissen von Menschen mit Lernbehinderungen. Es enthält Definitionen und Etikettierungen und informiert über Autismus. Des Weiteren thematisiert es sensorische Probleme, Kommunikation, Verhalten und damit zusammenhängende Krankheiten. Es stellt Techniken vor, die Ihre Patient*innen nutzen können.

Kapitel 10 behandelt die Erfahrungen von Kindern mit komplexen Bedürfnissen und deren Familien. Neben Fähigkeit und Zustimmung werden Fraser Guidelines und Gillick-Kompetenz präsentiert. Vorgestellt werden außerdem die Versorgungsmodelle der Gesundheitsdienste für junge Menschen und Kinder.

Kapitel 11 skizziert die fünf Phasen des Care und Case Managements mit seinen Instrumenten zur Unterstützung in komplexen Pflegesituationen. Außerdem wird auf den Forschungsstand für den deutschsprachigen Raum eingegangen, weil Care und Case Management als Verfahren abhängig ist von den jeweiligen nationalen

Bedingungen des Gesundheitssystems; internationale Forschungsergebnisse sind darum nur bedingt übertragbar.

Kapitel 12 beschreibt die Möglichkeiten, komplexe Pflegesituationen im Pflegeprozess mittels Syndrom-Pflegediagnosen zu beschreiben und mit Concept Mapping zu visualisieren.

Die Kapitel 11 und 12 wurden für die vorliegende deutschsprachige Auflage ergänzt.

NMC-Leistungsstandards für examinierte Pflegepersonen

Der Nursing and Midwifery Council (NMC) hat Leistungsstandards entwickelt, die Bewerber*innen für die einzelnen Bereiche des Nursing und Midwifery Register erfüllen müssen. Diese Standards gelten als Voraussetzung einer sicheren und effizienten Pflege- und Geburtshilfepraxis.

Dieses Buch basiert auf den neuesten Standards von 2018 aus *Future Nurse: Standards of Proficiency for Registered Nurses* (Nursing and Midwifery Council, 2018).

Mit dem Pflegeberufegesetz wurden mit in Kraft treten zum 1.1.2020 Standards und Anforderungen für eine generalistische Ausbildung und ein Studium in der Pflege festgelegt. Eine derartige Regulierungsbehörde für Pflegefachberufe, wie es sie in Großbritannien gibt, besteht im deutschsprachigen Raum allerdings nicht. Aktuell sind die Diskussionen um Pflegekammern in Deutschland. Derzeit gibt es Pflegekammern in den Bundesländern Rheinland-Pfalz und Nordrhein-Westfalen; in Baden-Württemberg soll die Gründung einer Pflegekammer Ende 2024 abgeschlossen sein. In der Schweiz gibt es aktuell keine Pflegekammern; bereits im Jahr 1910 hat sich der Schweizer Berufsverband der Pflegefachfrauen und Pflegefachmänner gegründet. Der Berufsverband hat etwa 25.000 Mitglieder in der Schweiz.

Anmerkungen

Lehrbücher sind kein einfacher Lesestoff, aber Sie finden im Text immer wieder Aktivitäten und Fallstudien, die Ihnen hoffentlich helfen, die neuen Informationen mit einer Person oder mit Ihrer Praxis zu assoziieren. Sie müssen sich auf Ihr Denkvermögen verlassen, wenn Sie von diesem Buch profitieren wollen.

Ein aktives Durcharbeiten des Buches soll Ihnen helfen, sich einen Eindruck von der Welt der Person mit komplexen Bedürfnissen zu verschaffen. Bei einigen Aktivitäten müssen Sie selbst nachdenken, bei anderen ist kritisches Denken gefragt; dies sind wichtige Fähigkeiten, die Sie in Ihrer pflegerischen Praxis brauchen. Im Rahmen Ihrer Arbeit als Pflegeperson müssen Sie die Versorgung gemeinsam mit anderen planen; einige Übungen im Buch zielen darauf ab, Ihnen die wichtigsten Aspekte dieser Aufgabe zu vermitteln.

Alle Übungen fordern Sie auf, über die Themen, um die es geht, nachzudenken und sich eventuell noch mehr Informationen zu beschaffen oder die Frage auf Ihre eigene Praxis zu übertragen. Am Ende des Buchs finden Sie Antworten, aber wir empfehlen Ihnen, die Übungen erst zu beenden und dann nachzuschauen, weil Sie so am meisten von der Aufgabe profitieren. Wie klar geworden sein dürfte, bedeutet lernen, dass Sie sich abgesehen von den vermittelten Erkenntnissen selbst informieren müssen.

Wir hoffen, dass Ihnen das Buch hilft, Ihr Wissen über den Kontext, in dem Ihre Patient*innen leben, zu erweitern und herauszufinden, wie Sie ihnen helfen können, ein würdiges und autonomes Leben zu führen. Viel Freude dabei.

1 Einführung in die komplexe Versorgung

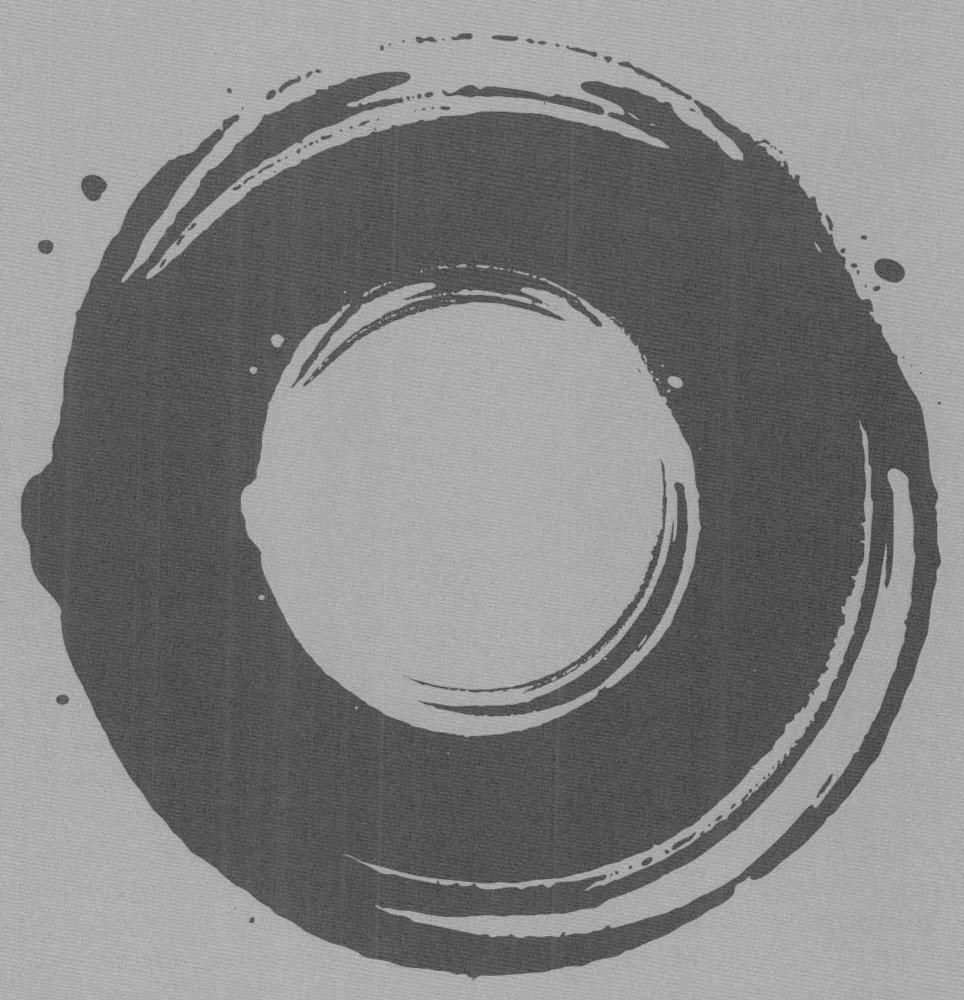

In diesem Beitrag werden die Ziele des Kapitels, Standards, Definitionen von komplexer Pflege und Versorgung und das beteiligte Expertenteam vorgestellt. Sie lernen Expert*innen kennen, die auf der Grundlage eigener Erfahrungen agieren und wissen, wie komplexe Bedürfnisse das Leben beeinflussen – auch in finanzieller Hinsicht.

Nach der Lektüre dieses Kapitels werden Sie in der Lage sein, komplexe Versorgung zu definieren und mit Ihrer eigenen Praxis zu vergleichen, die systembedingten Probleme von Menschen mit komplexen Bedürfnissen zu identifizieren und zu benennen und die grundlegenden Vorteile zu erläutern, die Betroffene erfahren können. Sie werden erkennen, wie wichtig es ist, auf diese Patient*innengruppe einzugehen, um die notwendigen evidenzbasierten Entscheidungen treffen zu können – je nach Erfordernis auch unter Einbezug von der Familie und dem Freundeskreis.

1.1 Einleitung

Der Begriff „komplexe Pflege“ wird im Bereich der Gesundheitsversorgung immer häufiger verwendet. Da das Konzept der komplexen Versorgung und Langzeit-Krankheiten sich jedoch überschneiden, müssen wir anders vorgehen. Man spricht von komplexer Versorgung, wenn multiple Krankheiten oder soziale Verhältnisse nach einem gemeinsamen Ansatz verlangen, der auf Fallmanagement-Aktivitäten basiert. Das Gesundheitsministerium definiert eine Langzeit-Krankheit wie folgt: „Eine Krankheit, die aktuell noch nicht geheilt werden kann, jedoch mithilfe von Medikamenten und/oder anderen Behandlungen/Therapien kontrolliert wird“ (Department of Health, 2012, S. 4); bei komplexer Versorgung geht es um die Interaktionen zwischen der Situation des Individuums, dessen gesundheitlichen Bedürfnissen und den Systemen, die sie unterstützen. Eine Person mit nur einer Krankheit kann dennoch komplexe Bedürfnisse haben, da die Situation selbst die Ursache der komplexen Probleme sein kann. Von einer Pflegeperson wird erwartet, dass sie diese komplexen Probleme wahrnimmt und sich für ihre Patient*innen engagiert, unabhängig davon, welches Problem deren Situation beeinflusst. Pflegende sind verpflichtet, eine qualitativ hochwertige Versorgung durchzuführen und Interventionen anzubieten, die auf die Bedürfnisse und Präferenzen der Patient*innen abgestimmt sind.

Da die Definition und der Fokus der komplexen Versorgung sich vom akuten Setting hin zum (ambulanten) Gemeinde-Setting verlagert, geht es weniger um die Medikalisierung, sondern eher um die Person und darum, wie sich ihre Situation auf ihr Leben auswirkt. Die Schwierigkeiten in diesem Bereich entstehen hauptsächlich dadurch, dass der Gesundheitszustand und die Situation der Betroffenen sich gegenseitig bedingen: Dies kann ihre Fähigkeit betreffen, mit den gesundheitlichen und sozialen Versorgungssystemen oder mit den finanziellen, durch ihren

Gesundheitszustand bedingten Belastungen umzugehen. Früher war in der Literatur zum Thema Hüftfrakturen zu lesen, dass angesichts der Komplexität des Falls verschiedene Gesundheitsfachberufe erforderlich sind. Heute ist es eher die Situation der Patient*innen, welche die Ursache für komplexe Probleme ist und nicht die medizinische Diagnose. Die Situationen, die zu komplexen Schwierigkeiten und Hemmnissen bei dieser koordinierten Versorgung führen, bestehen immer noch, obwohl wir wissen, dass die Koordination der Versorgung und eine Unterstützung für den Übergang unverzichtbar ist.

Dieses Kapitel widmet sich den Problemen im Zusammenhang mit Definitionen, Statistiken, Kosten und Richtlinien. Es zeigt auf, wie komplexe Schwierigkeiten in der Literatur beschrieben werden und wie die Erfahrungen in der Realität aussehen. Beschäftigen wir uns mit Ihren Vorstellungen von komplexer Versorgung.

[Anm. d. Hrsg.: In Kapitel 11 zum Care und Case Management wird auf die Komplexität in der Versorgung noch einmal detailliert eingegangen. An dieser Stelle lässt sich aber bereits festhalten, dass in einer Zeit der Schwächung von Patient*innen ein Höchstmaß an Kommunikationsfähigkeit abverlangt wird, weil sie an unterschiedlichen Orten (z.B. in der Klinik, mit der Krankenkasse, in der Hausarztpraxis) mit vielen unterschiedlichen Menschen sprechen müssen, Anträge ausfüllen sollen und in unterschiedlichen Gemengelagen leicht untergehen können. Komplexität entsteht also nicht durch den Patienten oder der Patientin, vielmehr wegen dem Umfeld.]

Übung 1-1: Kritisches Denken

Langzeit-Krankheiten sind klar definiert, aber die Definition der komplexen Versorgung ist weniger bekannt.

Woran denken Sie zuerst, wenn Sie den Begriff „komplexe Versorgung" hören?

Wie könnte eine Definition aussehen? Entwickeln Sie selbst eine Definition, bevor Sie dieses Kapitel weiterlesen.

Fallen Ihnen vor dem Hintergrund Ihrer klinischen Erfahrung Patient*innen ein, deren Versorgung als komplex bezeichnet werden könnte?

Da Sie bei dieser Übung selbst nachdenken sollen, fehlt die Antwort am Ende dieses Kapitels.

Pflegende arbeiten schon immer im Team. Als wir uns dazu entschieden haben, dieses Buch zu schreiben, haben wir auch beschlossen, im Team zu arbeiten. Wir wollten, dass die richtigen Geschichten erzählt werden und dass die wichtigsten Personen einen Einfluss darauf haben, worüber wir schreiben. In diesem Buch finden Sie immer wieder Kommentare und Geschichten von unseren Expert*innen aus eigener

Erfahrung. Dies sind Menschen mit Langzeit-Krankheiten oder komplexen Erkrankungen, die uns freundlicherweise bei dem Buch unterstützt haben und Sie bei den entsprechenden Themen an ihren Gedanken teilhaben lassen. Der NMC fordert, dass die Expert*innen aus eigener Erfahrung in die Ausbildung von Pflegestudent*innen und Pflegeauszubildenden integriert werden (Nursing and Midwifery Council, 2018).

Neben realen Erfahrungen unserer Expert*innen aus eigener Erfahrung, die wir nachstehend vorstellen, enthält das Buch Fallstudien mit fiktionalen Personen, mit deren Hilfe wir bestimmte Probleme aufzeigen wollen.

Unsere Expert*innen aus eigener Erfahrung

Diese Menschen haben sich die Zeit genommen, dieses Buch zu lesen, zu kommentieren und mit uns zusammenzuarbeiten. Dies sind ihre Geschichten. Einige haben es vorgezogen, ein Pseudonym zu benutzen.

Rosemary und Harry mit Hermione und Eddie

Harry hat Haemophilie. Diese erbliche Blutkrankheit macht aus Familien oft Expert*innen im Umgang mit den Blutungen. Er hat eine kleine Schwester namens Hermione und lebt bei seiner Mutter und seinem Vater. Seine Mutter Rosemary arbeitet Teilzeit und sein Vater Eddie Vollzeit. Sie werden von ihren Familien unterstützt und arbeiten mit einem pädiatrischen Team aus Spezialist*innen zusammen. Es gibt keine Fotos von Harry und Hermione, um deren Identität zu schützen.

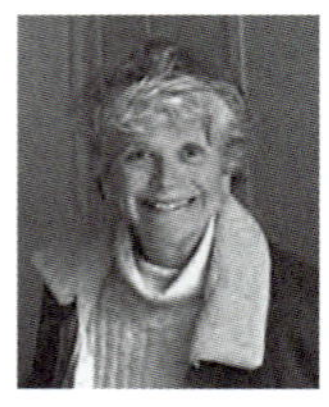

Bettie

Bettie ist eine Pflegeperson im Ruhestand, die ihre Ausbildung Ende der 1980er Jahre in Birmingham absolviert hat. Sie hat klinische Erfahrung in ITUs (Intensivpflege), im OP-Bereich sowie in der Allgemeinmedizin und hat als Pflegeperson pharmazeutische Unternehmen beraten. Wegen gesundheitlicher Probleme ging sie in den Ruhestand. Sie ist verheiratet, hat zwei erwachsene Kinder, die jetzt ihr eigenes Leben führen. Sie hat viele Hobbys im künstlerischen Bereich, reist gerne, fährt leidenschaftlich gerne Ski und begeistert sich für das Theater. Sie sagt, man kann eine junge Frau aus der Pflege entfernen, aber niemals die Pflege aus der jungen Frau!

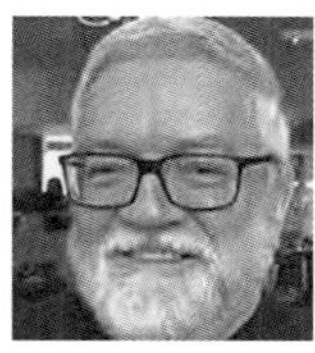

John

John hat verschiedene Langzeit-Erkrankungen, die eine ständige, gewissenhafte Behandlung erfordern. Dazu zählen eine Schilddrüsenunterfunktion, eine ischämische Herzerkrankung, eine Nierenerkrankung (Stadium 3), ME/CFS und Fibromyalgie. Infolge dieser Krankheiten, die seine Energie stark einschränken, benutzt er einen Elektrorollstuhl.

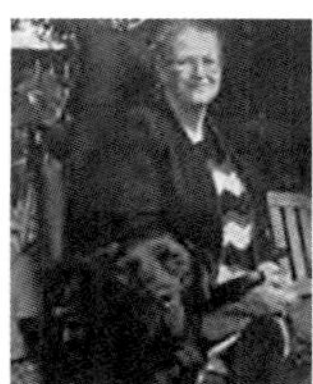

Colette

Colette ist eine Mutter von zwei erwachsenen Kindern und Großmutter eines Mädchens; sie wurde Witwe nach 40 Jahren Ehe. Sie hat eine Krankheit, die EDS heißt (Elhors-Danlos Spektrumstörung). Diese Krankheit ist selten und wird verursacht von einem Fehler in einem für Proteinsynthese zuständigen Gen. Ihr Hauptproblem sind ihre Gelenke und ihre Sehnen sind ständig entzündet – so ähnlich wie bei einer wiederholt auftretenden Rückenzerrung, aber bei ihr werden immer alle Gelenke in Mitleidenschaft gezogen (Ellbogen ausgenommen), und zwar fast tagtäglich. Sie ist gelenkig, aber ihre Sehnen ziehen sich nicht zusammen, weshalb sie anfällig ist für eine Subluxation oder Verrenkung der Gelenke. Die Körperbereiche um ihre Gelenke sind oft überempfindlich. Ihr Hund Cayde unterstützt sie.

Mark

Mark ist Experte aus eigener Erfahrung; bei ihm wurde eine „leichte Lernbehinderung" diagnostiziert. Mark hat sein Leben lang im Südwesten von England gelebt, zuerst bei seinen Eltern und später als junger Erwachsener in einem lokalen Wohnheim für Menschen mit Lernbehinderungen. 2013 bezog Mark eine eigene Wohnung in der Nähe seiner Familie und der Kirche, wo er ohne fremde Hilfe lebt. Er bekommt acht Stunden pro Woche je nach Bedarf eine 1:1-Unterstützung von einem erfahrenen Helfer, der von ihm direkt angestellt und direkt bezahlt wird. Dies war wichtig für Mark, um unabhängig zu sein und Kontrolle über sein Leben zu haben.

Als Experte aus eigener Erfahrung arbeitet Mark als Gastdozent an zwei Universitäten, zu denen auch die University of Gloucestershire gehört; er informiert über verschiedene gesundheitsbezogene und soziale Versorgungsprogramme. Er verreist ohne fremde Hilfe von seiner Wohnung in Somerset. Mark engagiert sich seit langem für Menschen mit Lernbehinderungen und ist Botschafter für Positive People Somerset und Discovery in Somerset. Vor kurzem hat er einen Makaton-Kurs (eine Zeichensprache) belegt, um andere besser unterstützen und sich für sie engagieren zu können.

Mark möchte, so lange es geht, andere weiter aufklären und sich für sie engagieren, um die Welt für Menschen mit Lernbehinderungen zu einem besseren Ort zu machen.

Kasten 1-1:
Komplexe Versorgung durch ein Pflegeteam in der häuslichen Umgebung

In unserem Buch finden Sie immer wieder Beispiele und Kommentare von einem auf komplexe Versorgung spezialisierten Team von Gesundheitsexpert*innen, die gemeinsam die Versorgung von Menschen mit komplexen gesundheitlichen Bedürfnissen managen. Diese Dienste sind fokussiert auf Personen, die häufig medizinische Grundversorgung oder dringende Versorgung in Anspruch nehmen; dann wird ein fallabhängiger Ansatz benutzt. Ein auf komplexe Versorgung spezialisiertes Team hat freundlicherweise an diesem Buch mitgearbeitet und Fallstudien sowie seine Expertise beigesteuert.

Definitionen

Bei der Beschäftigung mit der Übung 1.1 ist Ihnen vermutlich aufgefallen, dass die Definition ziemlich schwierig war. Aus diesem Grunde kursieren auch so viele Definitionen, Strategien und Richtlinien, die von verschiedenen Regierungen stammen. Daher haben es die betroffenen Patient*innen deutlich schwerer, weil sie nicht zu einer bestimmten Kategorie gehören, die als Goldstandard für Komplexität gelten könnte.

Das Wort „Komplexität" kommt von dem lateinischen Begriff „komplexus" und bedeutet, dass Dinge miteinander verknüpft werden können und dann interagieren (oder auch nicht). Die Folgen dieser Interaktionen sind gekennzeichnet durch Unvorhersagbarkeit, Ungewissheit und Ambiguität (Mehr- oder Doppeldeutigkeit) (Lysdahl & Hofmann, 2016).

Es gibt unterschiedliche Begriffe, deren Komponenten und Anwendungen sich überlappen, was es schwierig macht, genau zu erkennen, wer zu welcher Personengruppe gehört. Medizinisch gesehen bezeichnet der Begriff eine „Ko-Morbidität" von Krankheiten als primäres prägendes Merkmal (Maree et al., 2020). Dies liegt daran, dass das medizinische Modell dominiert und somit die Wahrnehmung des Patienten bzw. der Patientin durch das medizinische Team an erster Stelle steht, was dem personenzentrierten Versorgungsansatz widerspricht.

Der Begriff „Multimorbidität", der ebenfalls große Übereinstimmungen mit komplexer Versorgung aufweist, kann sich entweder auf 2+ oder 3+-Krankheiten beziehen. Diesen Sachverhalt bildet der Begriff „komplexe Multimorbidität" ab, d.h. bei einer Person sind drei oder mehr verschiedene Organsysteme betroffen, ein sicherer Hinweis darauf, dass es sich um Patient*innen handelt, die mehr gesundheitliche Versorgung brauchen, weniger Lebensqualität haben und unter gravierenden Krankheiten leiden (Harrison et al., 2014). Diese Begriffe verleiten dazu, die Krankheit in den Mittelpunkt unserer Arbeit zu stellen, besser wäre jedoch, wir würden Begriffe verwenden, die den Menschen in den Mittelpunkt stellen: eine Person, die außer einer Krankheit noch viele andere Faktoren hat, die das Leben erschweren, wie z. B. Wohnen, Finanzen, Familiendynamiken oder Zugang zu Dienstleistungen.

Diese erweiterte Sichtweise, die solche Dinge wie soziale Unterstützung, Wohnsituation und finanzielle Situation in den Blick nimmt, führt dazu, dass wir diese Dinge mitberücksichtigen, aber nicht sie in den Mittelpunkt der Diskussion rücken, sondern die Person. Kliniker*innen haben so die Möglichkeit, auf andere Dinge zu achten wie die sozialen Determinanten der Gesundheit, die für die Patient*innen oft wichtiger sind als eine bestimmte Langzeit-Erkrankung (Maree et al., 2020).

Manning und Gagnon (2017) haben sich mit diesem Konzept auseinandergesetzt und gezeigt, dass der Begriff „komplexe Patient*innen" eine Vielzahl von Begriffen beinhaltet (**Abb. 1-1**). Sie bezeichnen diese Begriffe als Ersatz-Begriffe, die die Reise von dem Konzept der Komorbidität aus den 1970er Jahren zu der umfassenderen, systembasierten Definition komplexe Patient*innen widerspiegelt, eine, die die Person im Kontext ihrer Krankheiten, sozialen Beziehungen und umgebungsspezifischen Faktoren wahrnimmt. In jedem Spezialbereich werden unterschiedliche Definitionen benutzt. In den Kapiteln 8, 9, 10 und 11 finden Sie dazu mehr Informationen.

Jede dieser Definitionen enthält Hinweise zur Nutzung der gesundheitlichen Dienstleistungen. Der Zugang zur Gesundheitsversorgung hängt davon ab, dass bestimmte Faktoren vorhanden sind. Diese können so simpel sein wie der Transport zu einem ambulanten Termin, die Fähigkeit, sich mit den Informationen der Gesundheitsfachberufe auseinanderzusetzen, oder das Wissen, welche Dienstleistun-

Kasten 1-2:
Die Definitionen des Medical Research Council

Hier steht die Komplexität von Interventionen im Vordergrund. Die Dimensionen der Komplexität beinhalten:

- Anzahl und Interaktionen zwischen den Komponenten innerhalb der experimentellen und der Kontrollinterventionen
- Anzahl und Schwierigkeit der Verhaltensweisen, welche diejenigen benötigen, die die Intervention durchführen oder erhalten
- Anzahl der Gruppen oder Organisationsebenen, für die die Intervention bestimmt ist
- Anzahl und Variabilität der Ergebnisse
- Grad der Flexibilität oder Passgenauigkeit der zulässigen Intervention

(Medical Research Council, 2019, S. 7)

gen zur Verfügung stehen. Gesundheitssysteme dienen dazu, akute einzelne Krankheiten zu behandeln, und tun sich schwer mit Maßnahmen, die auf Komplexität abzielen (Maree et al., 2020). Sie ignorieren die bedeutsamen Zusammenhänge mit sozialer Versorgung und sozialen Sicherheitsnetzen, die wesentliche Bestandteile eines Lebens mit komplexen Versorgungsbedürfnissen sind.

Es gibt keine allgemein gültige Definition für komplexe Versorgung, doch alle sind sich darin einig, dass komplexe Versorgung neben den medizinischen Bedürfnissen der Patient*innen deren Perspektive, Situation, Umgebung und soziale Beziehungen berücksichtigen muss. Alle Definitionen haben viele Gemeinsamkeiten. Sie stimmen darin überein, dass komplexe Versorgung personenzentriert sein muss, dass die angestrebten Ziele mit den Betroffenen besprochen werden müssen und dass diese befähigt werden müssen, ihre Krankheiten selbst zu managen. Sie berücksichtigen, dass es strukturelle Hemmnisse gibt und dass der Umgang mit Systemen ein Hemmnis darstellt. Komplexe Versorgung zielt darauf ab, das „Schubladendenken" zu überwinden, das zwischen gesundheitlicher und sozialer Versorgung sowie zwischen medizinischen Spezialgebieten und deren Lokalisation besteht. Sie ist datenorientiert, sodass statistische Zahlen wie Krankenhauseinweisungen zur Ausgangsbasis für Veränderungen genutzt werden, die wiederum die Lebensqualität der Patient*innen verbessern (Humowiecki et al., 2018).

In diesem Text werden wir die Definition von Grembowski und Mitautoren benutzen: „Das Missverhältnis zwischen den Bedürfnissen der Patient*innen und den Dienstleistungen" (Grembowski et al., 2014, S. 8). Die **Abbildung 1-1** stellt einige der Faktoren dar, um die es bei der komplexen Pflege geht (Kuipers et al., 2011). Diese Definition ist abgestimmt auf Menschen mit einzelnen gesundheitlichen Problemen, die Schwierigkeiten haben, die benötigte Versorgung von dem gesundheitlichen und dem sozialen System und verwandten Diensten zu bekommen (s. die folgende Fallstudie von Gloria).

Fallstudie Gloria

Gloria ist 36 Jahre alt; sie lebt mit ihren beiden Kindern in einer vorübergehenden Unterkunft. Sie leidet seit Jahren an schwerem Asthma, das in letzter Zeit schlimmer geworden ist. Sie hat diese Krankheit schon seit ihrer Jugend und hat sie stets mit Unterstützung ihrer niedergelassenen Pflegeperson und ihrem Arzt selbst behandelt. Sie hat aufgehört zu rauchen, aber vor einiger Zeit wieder angefangen. Josh ist zehn Jahre alt und Olivia fünf. Die Kinder fehlen sehr häufig in der Schule und Olivia ist seit kurzem inkontinent. Die ihnen angebotene Wohnung, die sie akzeptiert haben, ist ein kleines Zimmer mit Frühstück und Annehmlichkeiten, die alle nutzen dürfen. Sie mussten ihr Zuhause verlassen, weil sie misshandelt wurden und sie besitzen nur noch einige wenige Habseligkeiten.

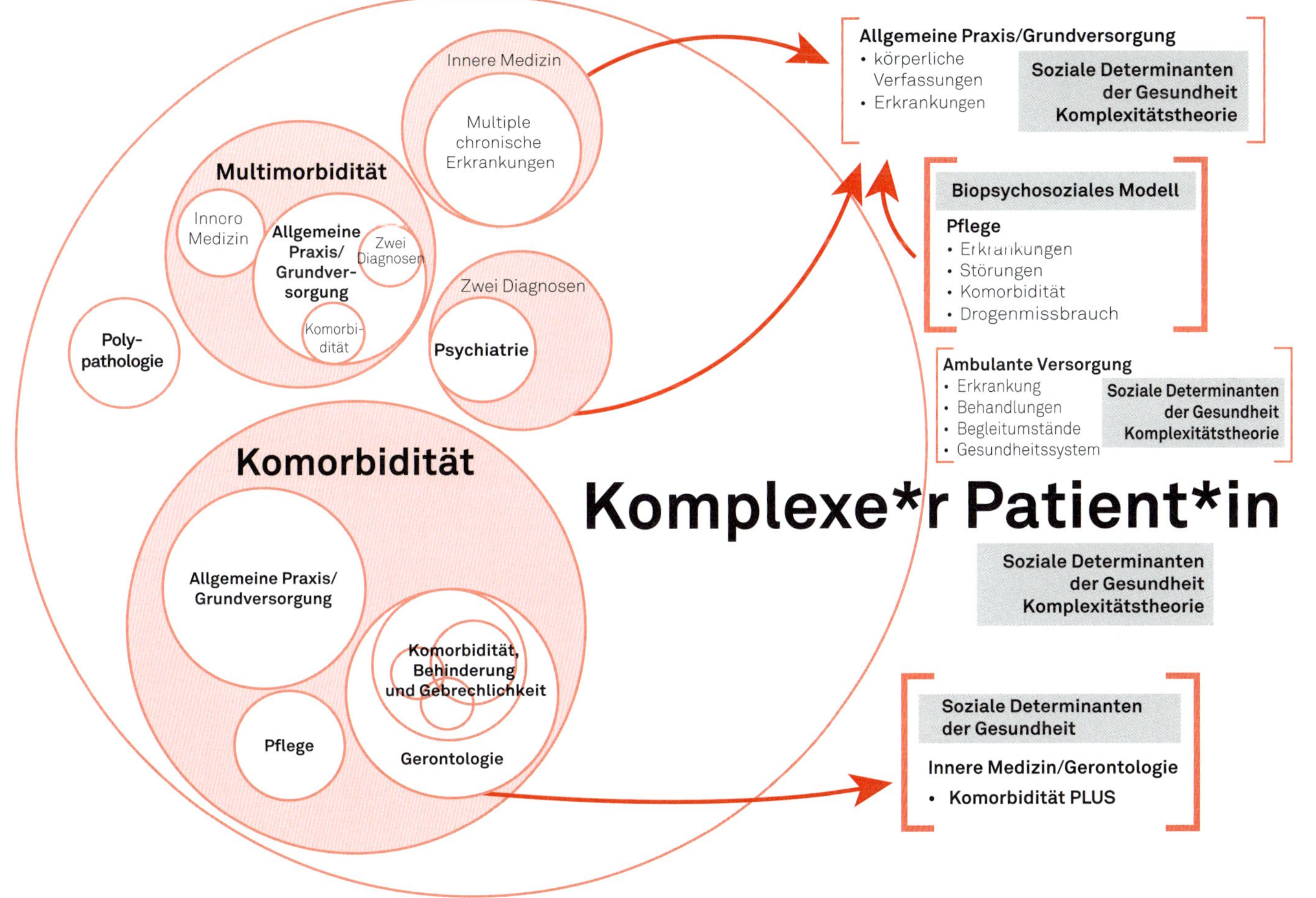

Abbildung 1-1: Definitionen, die im Rahmen der gesundheitlichen Versorgung verwendet werden (Manning & Gagnon, 2017)

Übung 1-2: Teamarbeit

Lesen Sie die Fallstudie über Gloria und ihre Kinder und beantworten Sie die folgenden Fragen:

- Was an dieser Situation ordnet den Fall eher der Kategorie „komplexe Pflege“ als der Kategorie „Langzeit-Krankheiten“ zu?
- Inwiefern wirkt sich Glorias Situation auf den Umgang mit ihrer Gesundheit aus?
- Welche Stellen müssen Ihrer Meinung nach involviert werden?

Eine kurze Antwort finden Sie am Ende des Buchs.

Der Nuffield Trust (Quality Watch, 2021, 2023) verweist darauf, dass es keine koordinierten verlässlichen Statistiken über Menschen gibt, die in schwierigen Situationen leben, insbesondere im Bereich soziale Versorgung. Der Mangel an finanzieller Unterstützung ist neben der Verfügbarkeit von Versorgungspaketen die Hauptursache für dieses Informationsdefizit (**Kap. 3**). Diese Trennung von Gesundheitsversorgung und sozialer Versorgung wird noch dadurch verschlimmert, dass es keine Zusammenarbeit zwischen den beiden Bereichen gibt und auch Anreize fehlen, dies zu ändern. Der Mangel an Daten verhindert, dass qualitativ hochwertige Dienstleistungen entwickelt werden, und beeinträchtigt Fortschritte in der Versorgung. Einige Systeme tragen jetzt Informationen zusammen, etwa das National Social Care Data Portal for Wales, doch der Nuffield Trust weist darauf hin, dass es schwierig ist, Daten aus verschiedenen Systemen zu vergleichen, da Begriffe wie „Zugang“ unterschiedlich definiert werden – in einem System kann dies bedeuten, dass die Person überwiesen wurde, und in einem anderen, dass sie die Versorgung erhalten hat. Im deutschsprachigen Raum können Senioren- und Pflegesozialplanungen hilfreich sein, um an Daten zu kommen. Diese Daten liegen jedoch regional in sehr unterschiedlicher Qualität und Tiefe vor.

Da komplexe Versorgung ein in der Praxis etablierter Bereich ist, gibt es in vielen Ländern Teams, die bei ihrer Arbeit die Grenzen von Systemen überwinden, um Menschen mit komplexen Problemen zu unterstützen. Es ist äußerst schwierig, präzise, realistische und überzeugende Daten über Anzahl, Herkunft und Ursachen der komplexen Probleme zu ermitteln. Dies wird zusätzlich erschwert durch die Begriffe, die diese Teams verwenden, um die von ihnen behandelte Patientenkohorte zu klassifizieren. In den Vereinigten Staaten kursieren häufig Begriffe wie „Handhabung komplexer Versorgung“ und in Australien „Handhabung chronischer Versorgung“. Im Vereinigten Königreich gibt es keine klaren Vorschriften für komplexe Versorgung, weil viele Teams sich für den Zugang zu den von ihnen betreuten Fällen auf Krankenhauseinweisungen als Anhaltspunkte fokussiert haben. Wir werden in diesem Text immer wieder Beispiele und Kommentare eines Teams benutzen, dessen

Anliegen es ist, die systemimmanenten Hindernisse für den Umgang mit diesen Patient*innen zu überwinden.

Sozioökonomische Faktoren wirken sich auf die Multimorbiditätsraten aus: Diese sind deutlich höher in unterprivilegierten Populationen, besonders solchen mit psychischen Gesundheitsproblemen; die Anzahl der Krankheiten hat mehr Einfluss auf die Inanspruchnahme der Gesundheitsdienste als die Krankheiten als solche (Naylor et al., 2012) (**Kap. 2**).

1.2 Die Kosten der Gesundheitsversorgung

Menschen mit chronischen komplexen Krankheiten werden eher ins Krankenhaus eingewiesen und das auch mehrfach. Es ist schwierig festzustellen, wie viele dieser Wiedereinweisungen Menschen mit komplexen Krankheiten betrifft; in England betrug die Anzahl der Wiedereinweisungen innerhalb von 30 Tagen nach der Entlassung 865.625 (die Zahlen beziehen sich auf die Jahre 2017–2018), wobei es sich größtenteils um ältere Menschen handelte. Im deutschsprachigen Raum ist es jeder fünfte Patient (18 %), der innerhalb von 30 Tagen erneut ins Krankenhaus eingewiesen wird.

Man kann diese Wiedereinweisungen durch einfache Interventionen verringern, etwa durch Kontakt zu einem Pflegeteam der Gemeinde, also bspw. einem ambulanten Pflegedienst/Spitex (Vernon et al., 2019) (erinnern Sie sich an unser Team für komplexe Versorgung?). Diese Kontakte, die je nach Bedarf durch unterstützende Maßnahmen wie Überweisungen an den Hausarzt oder Beratung in puncto Medikation erweitert werden können, konnten die Wiedereinweisungen von 15,67 % auf 9,24 % ($p = 0{,}011$) reduzieren. Eine Metaanalyse hat die Auswirkungen diverser Modelle aufgezeigt, die dies anhand der Reduzierung von Notfalleinweisungen, allgemeinen oder krankheitsspezifischen Wiedereinweisungen belegen (Damery et al., 2016). Für diese Interventionen waren multidisziplinäre Teams mit krankheitsspezifischer Expertise sowie Pflegespezialist*innen oder Apotheker*innen zuständig, welche die Interventionen aus ihrer jeweiligen Sicht durchführten. Diese waren weitaus wirksamer, wenn die Durchführung in der häuslichen Umgebung erfolgte.

Die Dinge haben sich verändert und die Versorgung erfolgt häufiger in der Gemeinde, wo kenntnisreiche Gesundheitsexpert*innen Anleitung, Unterstützung und Aufklärung in puncto Selbstmanagement anbieten können, was den Akutsektor (Klinik/Spital) entlastet. Die Zunahme von Expert*innen aus eigener Erfahrung ist ein Zeichen für diesen Wandel, der sich darin zeigt, dass Betroffene oder deren Familien als Fürsprecher*innen und Manager*innen ihrer Versorgung agieren und mit dem für die Gesundheitsversorgung zuständigen Team und anderen partnerschaftlich zusammenarbeiten (**Kap. 4**).

Leben mit komplexen gesundheitlichen Bedürfnissen bedeutet eine Kostensteigerung in allen Lebensbereichen, angefangen von Krankenhauskosten, Zahnbehandlungen, Inanspruchnahme von Notfalldiensten, Anpassung an die häusliche Umgebung bis hin zu Terminen im Bereich der Grundversorgung (Soley-Bori et al., 2020). Es ist bekannt, dass Menschen, die in unterprivilegierten Umgebungen leben, ein höheres Risiko haben, dass ihre Gesundheit sich verschlechtert, dass sie häufiger gesundheitliche Probleme und ein höheres Risiko haben, früher zu sterben. Ein Vergleich von wohlhabenden und unterprivilegierten Bereichen hat ergeben, dass sekundäre Versorgungskosten um 27 % und soziale Versorgungskosten um 47 % gestiegen sind (Jayatunga et al., 2019).

Die Kosten können Aufklärung, Verschreibungen oder Fahrten zum Krankenhaus beinhalten und daher ist es fast unmöglich, die Kosten für komplexe Versorgung genau zu beziffern. Wir können jedoch von anderen Zahlen extrapolieren und uns ein Bild von den Auswirkungen verschaffen, sowohl auf die gesundheitlichen Dienstleistungsanbieter als auch auf die Betroffenen und deren Familien.

1.2.1 Leben mit einer Behinderung

Einige Organisationen haben ausgerechnet, wie viel das Leben mit einer Behinderung kostet; die Kosten sind vergleichbar mit einem Leben mit komplexen Krankheiten (Scope, 2019). Wenn wir Menschen auffordern, sich um ihre Gesundheitsversorgung zu kümmern – sei es Selbstmanagement, Terminwahrnehmung oder Kauf verordneter Medikamente – dann erwarten wir von ihnen, dass sie die Kosten selbst bezahlen. Ein Fünftel der Erwachsenen mit einer Behinderung hatten zusätzliche Kosten von mehr als 1.000 £ monatlich, selbst wenn sie Ausgleichszahlungen für diese Kosten bekamen (Scope, 2019). Die komplexen Probleme der Betroffenen und deren Situation hindern die Betreuer*innen und Familien daran, ihre berufliche Tätigkeit und ihre Ausbildung fortzusetzen. Dies entspricht einer Erwerbsunfähigkeitssteuer, die dazu führt, dass 100 £ Einkommen nur noch 68 £ wert sind. Dies gilt auch für Familien mit behinderten Kindern; ein Viertel dieser Familien haben monatliche Kosten von mehr als 1.000 £, durchschnittliche Kosten von 528 £ monatlich bei einem behinderten Kind und 823 £, wenn es zwei und mehr sind. In Deutschland gibt es darum einen sogenannten *Behindertenpauschbetrag*. Dieser Pauschbetrag bietet für Menschen mit Behinderungen steuerliche Entlastungen; er ist abhängig vom Grad der Behinderung (GdB). Im Jahr 2023 lag er zwischen 384 € (GdB 20) und 2.840 € (GdB 95 und 100). Mehr Informationen regelt § 33b des Einkommensteuergesetz (EstG).

Wie sich komplexe Krankheiten auf die berufliche Tätigkeit auswirken, ist vergleichbar mit den Auswirkungen von Langzeit-Erkrankungen (Naylor et al., 2012):

Die Betroffenen haben weniger Chancen, eingestellt zu werden, dies gilt umso mehr für die letzte Kategorie. Das Fehlen am Arbeitsplatz tritt häufiger bei Menschen mit mehreren Krankheiten auf als bei Menschen mit nur einer Krankheit, und, wenn beides zusammenkommt, werden die Chancen auf eine Einstellung noch geringer (Naylor et al., 2012).

1.2.2 Vergünstigungen

Der Wohlfahrtsstaat soll Menschen, die keine Arbeit haben, aber Arbeit suchen, praktische Hilfe und finanzielle Unterstützung anbieten. Er unterstützt diejenigen, die wenig verdienen, eine Behinderung haben, Kinder großziehen, im Ruhestand leben, jemanden betreuen oder selbst krank sind. Die Auseinandersetzung mit diesem komplexen System ist oft frustrierend und erfordert meistens Kenntnisse, Arbeit und Zeit. Für Menschen mit wenig Energie ist dies eine Herausforderung, insbesondere wenn das System sich häufig verändert.

Es gibt eine Vielzahl von Ansprüchen, die Ihre Patient*innen geltend machen können; die Arten der Unterstützung sind ebenfalls komplex (**Kap. 3**). Bei Kindern und Menschen mit Lernbehinderungen ist dies schwieriger, weil ein Kind bereits viele Dinge versäumt hat; es vergeht einige Zeit, bis dies wahrgenommen wird und dann erst wird finanzielle Unterstützung beantragt. Dies kann die Kinder und ihre Familien, die Beziehungen zu ihren Teams und ihr künftiges Wohlergehen nachhaltig beeinflussen. Es folgen einige Beispiele für finanzielle Unterstützung, die Ihre Patient*innen in Anspruch nehmen können, aber die Liste ist nicht vollständig, weil die finanzielle Unterstützung sich häufig verändert, was die Situation zusätzlich erschwert.

In Deutschland gibt es finanzielle Unterstützungen durch Geld- und Sachleistungen, die z. B.

- durch das Neunte Sozialgesetzbuch (SGB IX) abgedeckt sind, bspw. Leistungen für ein Persönliches Budget (§ 29 SGB IX),
- durch einen Pflegegrad im Elften Sozialgesetzbuch (SGB XI) geregelt sind oder die
- Hilfen zur Pflege nach dem Zwölften Sozialgesetzbuch (§§ 61–66 SGB XII) erforderlich machen.

Leistungen zur Teilhabe am Arbeitsleben (SGB IX) umfassen insbesondere

- „Hilfen zur Erhaltung oder Erlangung eines Arbeitsplatzes einschließlich Leistungen zur Aktivierung und beruflichen Eingliederung,
- eine Berufsvorbereitung einschließlich einer wegen der Behinderung erforderlichen Grundausbildung,

- die individuelle betriebliche Qualifizierung im Rahmen Unterstützter Beschäftigung, die berufliche Anpassung und Weiterbildung, auch so weit die Leistungen einen zur Teilnahme erforderlichen schulischen Abschluss einschließen,
- die berufliche Ausbildung, auch so weit die Leistungen in einem zeitlich nicht überwiegenden Abschnitt schulisch durchgeführt werden“ (Auszug aus § 49 SGB IX).

Weiterhin können Hilfsmittel über die Krankenversicherung (SGB V) abgedeckt werden. Beratungs- und Koordinationsangebote bestehen über den gesetzlichen Anspruch auf eine kostenfreie, neutrale und unabhängige Pflegeberatung (§ 7a SGB XI), die für gesetzlich Versicherte in den meisten Bundesländern durch Pflegestützpunkte (§ 7c SGB XI) erbracht wird. Privatversicherte nutzen die kostenfreie Pflegeberatung der Firma Compass Private Pflegeberatung GmbH, die wiederum kostenfrei unter der Telefonnummer 0800 101 88 00 erreichbar ist.

In der Schweiz werden Pflegeleistungen (stationär oder ambulant für Spitex) anteilig von den Krankenkassen und der öffentlichen Hand bezahlt. Kantonal unterschiedlich liegt allerdings die Höhe des Selbstbehalts für Patient*innen.

Übung 1-3: Kritisches Denken

Lesen Sie die Studie über Gloria und beantworten Sie die folgenden Fragen:

- Auf welche Leistungen hat sie Anspruch?
- Welche Kosten wird sie verursachen im Vergleich zu Menschen, die nicht behindert sind?

Eine kurze Antwort finden Sie am Ende des Buchs.

Die folgenden Fallstudien vermitteln einen Eindruck von den Auswirkungen finanzieller Mittel auf Menschen mit komplexen Problemen oder deren Eltern bzw. Betreuer*innen.

Fallstudie Simeon

Simeon, ein 47-jähriger Transgendermann, leidet an primärer fortschreitender Multipler Sklerose; er hat Schwierigkeiten mit seiner Versorgung und seiner Mobilität. Früher hat er für beides großzügige Zahlungen für den Eigenbedarf bekommen. In diesem Jahr wurde sein Antrag wegen seiner Mobilität abgelehnt. Dass er Rechtsmittel in Anspruch nehmen musste, hat ihn sehr belastet und seiner Gesundheit geschadet; er konnte seine Familie nicht um finanzielle Unterstützung bitten, solange sein Antrag lief (was sehr hilfreich gewesen wäre), somit zeigte sein Antrag direkte Auswirkungen. Sein Fall wurde überprüft und sein Antrag bewilligt.

Genauso wie konkrete, nachvollziehbare Kosten, z.B. die Anschaffung von Geräten oder die Begleichung von Rechnungen, können auf Familien andere, versteckte Kosten zukommen. Es können unverhofft Krankheiten auftreten, die sie finanziell stark belasten.

Fallstudie Harry

Harry leidet an Häemophilie und es kann passieren, dass er plötzlich anfängt zu bluten. Es ist klar, dass er eine Behandlung braucht, wenn beispielsweise eine Zahnextraktion ansteht, aber da er ein Kind ist, muss man damit rechnen, dass er sich beim Spielen oder im Alltag verletzt. Für Rosemary und ihre Familie war es wichtig, dass er nicht in Watte gepackt wird, um ihn zu schützen, sondern dass er sich wie ein normales Kind verhält. Sollte Harry in der Schule stürzen und sich den Kopf aufschlagen (wie es vielen Kindern passiert!), müsste er in ein Kinderkrankenhaus gebracht werden, wo man sich mit Hämophilie auskennt, damit er dort untersucht und möglicherweise auch behandelt wird.

Übung 1-4: Kritisches Denken

In der obigen Fallstudie kann es passieren, dass Rosemary ihren Arbeitsplatz sofort verlassen und ihr Kind ins Krankenhaus bringen muss, ohne Vorwarnung oder vorherige Ankündigung. Welche Folgen hat dies für die finanzielle Situation dieser Familie?

Eine kurze Antwort finden Sie am Ende des Buchs.

1.3 Richtlinien

Es gibt keine NICE-Richtlinie für komplexe Versorgung, aber bestimmte Möglichkeiten, eine Krankheit zu kontrollieren und die Symptome zu behandeln mit dem Ziel, die Lebensqualität der Patient*innen zu verbessern. Ursache der Komplexität der Versorgung kann eine einzelne Krankheit sein oder mehrere Krankheiten, die interagieren; die NICE-Multimorbiditätsrichtlinie zielt darauf ab, die Versorgung von Erwachsenen mit Multimorbidität zu optimieren, was kompliziert sein kann, da behandlungsbedingte Belastungen und ungeplante Versorgung reduziert werden sollen (Scherer et al., 2023). Diese Richtlinien zeigen den Wert von gemeinsamer Entscheidungsfindung, bei der es darum geht, was in puncto Behandlung, gesundheitliche Prioritäten, Lebensstil und Ziele wichtig ist.

Richtlinien geben den Standard vor, der darauf abzielt, den Patient*innen die beste Versorgung anzubieten sowie Lücken und verbesserungsbedürftige Bereiche auf nationaler Ebene ausfindig zu machen. Die NICE-Richtlinie (2016) „Transition from Children's to Adult Services" („Übergang von Dienstleistungen für Kinder zu Dienstleistungen für Erwachsene"; 2023) hat zu der Forderung geführt, zu planen, wie junge erwachsene Patient*innen den Übergang bewerkstelligen: So haben die Patient*innen die Möglichkeit, sich an den Entscheidungen und Korrekturen ihrer zukünftigen Versorgung zu beteiligen. Heute wird eine frühe Planung für den Übergang durch gesetzliche Vorgaben untermauert und durch Gesetze abgedeckt, die die Gesundheit, soziale Betreuung und Aufklärung regeln (**Kap. 10**).

Es hat verschiedene Pilotprojekte gegeben, die einen maßgeschneiderten Ansatz für die Behandlung einer Person mit einem komplexen Versorgungsbedürfnis realisiert haben. Im Jahre 2014 hat das Pilotprojekt „Health 1000" für die Praxis ein engagiertes multidisziplinäres Team zusammengestellt, das aus Fachleuten des NHS und Freiwilligen bestand: Allgemeinmediziner*innen, Pflegenden, Physiotherapeut*innen, Beschäftigungstherapeut*innen, Apotheker*innen und Sozialarbeiter*innen. In Gloucestershire arbeitet das komplexe Versorgungsteam auf ähnliche Art und Weise: Für die gesundheitliche Versorgung und die soziale Betreuung ist ein multidisziplinäres Team verantwortlich. In **Kapitel 6** erfahren Sie mehr über diese Arbeitsweise.

Die aktuelle S3-Leitlinie „Multimorbidität – Living guideline" von September 2023 kann heruntergeladen werden (https://register.awmf.org/assets/guidelines/053-047l_S3_Multimorbiditaet_2023-10.pdf). Eine Überarbeitung der S3-Leitlinie ist für Herbst 2024 angedacht.

Übung 1-5: Evidenzbasierte Praxis und Forschung

Da es keine Richtlinie über den Umgang mit komplexer Versorgung gibt, was würden Sie in eine Richtlinie schreiben, wenn Sie eine formulieren müssten?

Eine kurze Antwort finden Sie am Ende des Buchs.

Pflegende versorgen Patient*innen in ganz verschiedenen Situationen. Sie betreuen sie im Bereich der Akutversorgung, wo entweder ihre Krankheit oder ein Problem ganz anderer Art behandelt wird. Sie arbeiten in der Akutversorgung von Erwachsenen und Kindern. Die Pflegenden arbeiten auch in der Gemeinde, wo sie mit ihnen in der Praxis von Allgemeinmediziner*innen, in spezialisierten ortsansässigen Teams oder in der gemeindenahen Pflege arbeiten.

Bei Dienstleistungen für Kinder zeichnet sich im Rahmen des allgemeinen Fokus auf personenzentrierte Versorgung eine Hinwendung zur familienzentrierten Versorgung ab (**Kap. 10**). Familiendynamiken können während des gesamten Lebensverlaufs einer Person Teil von komplexen Problemen sein, aber für Familien mit Kindern steht dies mehr im Mittelpunkt. Einen Großteil der Versorgung müssen die Eltern leisten, und deshalb tragen sie die Verantwortung für die Versorgung der Bedürfnisse ihres Kindes; wir, die Gesundheitsfachberufe, können zu dem Zeitpunkt, wenn wir mit ihnen arbeiten, nur auf das reagieren, was wir vorfinden (**Kap. 10**). Oft können wir Krankheitsverläufe nicht vorhersagen und, was die Gesundheit von Kindern anbelangt, erkennen wir Probleme erst dann, wenn Schäden bereits entstanden sind, im Gegensatz zu Erwachsenen, die eine Krankheit in höherem Lebensalter entwickeln, wo die Schäden zu erkennen sind.

Intensivere Versorgung hat oft gegenteilige psychosoziale Auswirkungen; familienzentrierte Unterstützung versucht, die Familie und ihre Lebenslage zu stärken und zu unterstützen (Woodgate et al., 2015). Das Bedürfnis, als „gut" wahrgenommen zu werden, kann sich auf unterschiedliche Art und Weise auf die Familien auswirken, unter anderem darauf, wie sie sich in der Klinik präsentiert – viele unserer Patient*innen kommen in ihrer Sonntagskleidung in die Klinik und vermitteln dann einen völlig anderen Eindruck als in der häuslichen Umgebung.

Gelegentlich ist in der Literatur zu lesen, dass die Zeit, die für das Management von Krankheiten aufgewendet wird, von 30 Minuten bis zu zwei Stunden täglich in Anspruch nehmen kann (Yen et al., 2013); andere Studien kommen zu dem Schluss, dass die für die Selbstversorgung aufgewendete Zeit vom Einkommen abhängt (Forbes et al., 2016). Dies lässt sich übertragen auf das Leben mit einer komplexen Krankheit, denn ein höheres Einkommen bietet mehr Möglichkeiten, die Unterstützung von bezahlten Dienstleistungen in Anspruch zu nehmen. Ohne ein solches Einkommen müssen Sie wahrscheinlich sehr viel Zeit, Geld und Energie für das Management Ihrer Gesundheit aufwenden.

Fallstudie: Das Team für komplexe Versorgung

Im Vereinigten Königreich findet man vielerorts Teams für komplexe Versorgung. Sie wollen Menschen helfen, Krankenhausaufenthalte zu vermeiden, und dies tun sie, indem sie klinischen und sozialen Input wie „Das Jahr der Versorgung" anbieten (Planung der Versorgung) (mehr darüber in Kapitel 4).

In Gloucestershire gibt es integrierte Gemeindeteams (ICTs), wo Gemeindepflegepersonen, Beschäftigungstherapeut*innen, Physiotherapeut*innen, Sozialarbeiter*innen und reablement workers (Rehabilitationskräfte) in einem Team zusammenarbeiten, das für einen lokalen Bereich zuständig ist. Diese Teams arbeiten Seite an Seite mit Allgemeinmediziner*innen, um Menschen an ihrem Wohnort oder in der Gemeinde zu versorgen. Sie arbeiten mit den Stationsteams in den Krankenhäusern der Gemeinde in ganz Gloucestershire und landesweit mit den Spezialdiensten, Freiwilligenorganisationen und anderen Dienstleistungsanbieter*innen zusammen, um die Menschen in der Gemeinde einschätzen, behandeln und unterstützen zu können.

Im Großraum Manchester ist das komplexe Versorgungsteam in einem Netzwerk (eine Gruppe von Allgemeinmediziner*innen, die eine Population von 30.000–50.000 Menschen versorgen) organisiert; es besteht aus Pflegepersonen, die auf komplexe Versorgung spezialisiert sind, Versorgungskoordinator*innen, Apotheker*innen, auf psychische Gesundheitsprobleme spezialisierte Pflegepersonen für Erwachsene und Kinder, Sanitäter*innen, „social prescribers" sowie einer auf Krebs und Frühdiagnosen spezialisierten Pflegeperson. Wie das Team in Gloustershire arbeiten sie Seite an Seite mit dem Allgemeinmediziner.

Dies sind lediglich zwei Beispiele für Teams dieser Art. Im NHS gibt es noch viel andere (**Kap. 5**).

Auch im deutschsprachigen Raum gibt es inzwischen gute Erfahrungen mit „Social Prescribing" („soziale Verschreibung"), bei dem bspw. ganz bewusst Aktivitäten unter Einbezug der Gemeinschaft in der Region koordiniert werden. Hintergrund ist, dass beinahe jede fünfte Konsultation der Primärversorgung nicht aufgrund medizinischer Notwendigkeiten in Anspruch genommen wird (z.B. wegen Einsamkeit). Hier gibt es insbesondere in Österreich wertvolle Erfahrungen zur Stärkung einer kommunalen Gesundheitskompetenz. Das Bundesministerium für Soziales, Gesundheit, Pflege und Konsumentenschutz in Österreich hat im Jahr 2021 ein Handbuch zum Social Prescribing publiziert (Antosik et al., 2021).

Übung 1-6: Aufgabe

- Nachdem Sie das erste Kapitel gelesen haben, denken Sie zurück an Ihren ersten Eindruck. Inwiefern haben die neuen Informationen Ihre Einschätzung der komplexen Versorgung verändert?
- Haben Sie bei der ersten Einschätzung den erweiterten Kontext berücksichtigt?

Da Sie bei dieser Übung selbst nachdenken sollen, fehlt die Antwort am Ende des Buchs.

In der komplexen Versorgung unterscheiden sich die Menschen in Bezug auf ihre Krankheiten, Situationen und demografischen Gegebenheiten. Wir haben es mit Kindern und Erwachsenen zu tun, mit psychischer und körperlicher Gesundheit und mit Menschen, die in Situationen leben, die medikalisiert sind. All diese Menschen, wo auch immer sie sind, müssen sich im Bereich der gesundheitlichen Versorgung mit komplizierten Systemen auseinandersetzen, für die es weder ein Handbuch noch eine Landkarte gibt. Sie müssen wichtige Begriffe, die in diesen Systemen benutzt werden, verstehen und sie brauchen einen guten Berater, der ihnen helfen kann, die von ihnen angestrebten Bedürfnisse zu erreichen. Dieses Bedürfnis erfüllen oft für die Koordination der Versorgung zuständige Teams, für die es unterschiedliche Bezeichnungen gibt. Wie im Bereich der Langzeit-Erkrankungen können die Bezeichnungen (für die Patient*innen und für das System) massive Auswirkungen haben, wenn es darum geht, die Kosten für die Gesundheitsversorgung zu reduzieren und die Lebensqualität zu verbessern.

Übung 1-7: Entscheidungsfindung

Wenn Sie an Ihre aktuelle oder frühere Beschäftigung denken, was könnte der Anlass für eine Überweisung an ein Team sein, das fähig ist, eine komplexe Versorgung durchzuführen?

Da Sie bei dieser Übung selbst nachdenken sollen, fehlt die Antwort am Ende des Buchs.

1.4 Zusammenfassung, Ausblick und Weiterführendes

In diesem Kapitel wurde das große Thema „komplexe Versorgung“ vorgestellt und definiert, was darunter zu verstehen ist. Wir haben Sie mit Personen bekannt gemacht, denen Sie in dem Buch immer wieder begegnen werden und die uns beim Schreiben dieses Buchs freundlicherweise mit ihrem Wissen, ihren Erfahrungen und Erkenntnissen unterstützt haben. Im nächsten Kapitel geht es um den Kontext der komplexen Versorgung und um die sozialen und politischen Determinanten der Gesundheit. Weiterführende Hinweise und Webseiten werden in dem nachfolgenden Kasten zusammengefasst.

Weiterführende Literatur und Webseiten

Antosik, J., Rojatz, D., Ecker, S. & Weitzer, J. (2021). *Social Prescribing. Auswertung der Bedarfs- und Vermittlungsdoku.* Bundesministerium für Soziales, Gesundheit, Pflege und Konsumentenschutz (Österreich). Verfügbar unter https://jasmin.goeg.at/id/eprint/2227/1/Auswertungsbericht_fin_bff.pdf
Hier ist das Handbuch zum Social Prescribing vom österreichischen Bundesministerium für Soziales, Gesundheit, Pflege und Konsumentenschutz zu finden.

Kollak, I. & Schmidt, S. (2023a). *Fallübungen Care und Case Management* (3. Aufl.). Springer Verlag.
Am Beispiel von sechs Fallgeschichten stellt das Buch ausführlich vor, wie komplexe Fälle bei Krankheit, Behinderung, nach einem Unfall und bei Pflegebedürftigkeit strukturiert koordiniert werden können. Die unterschiedlichen Krankengeschichten zeigen, wie Patient*innen eine passende Versorgung finden.

Kuluski, K., Ho, J. W., Hans, P. K. & Nelson, M. L. A. (2017). Community care for people with complex care needs: bridging the gap between health and social care. *International Journal of Integrated Care*, *17*(4), 2. https://doi.org/10.5334/ijic.2944
Dieser Artikel informiert über den Unterschied zwischen gesundheitlicher und sozialer Versorgung.

NICE (2016). *Transition from children's to adults' services for young people using health or social care services (NICE guideline).* Available from https://www.nice.org.uk/guidance/ng43/resources/transition-from-childrens-to-adults-services-for-young-people-using-health-or-social-care-services-pdf-1837451149765

Scherer, M., Lühmann, D., Muche-Borowski, C., Schäfer, I. & Hansen, H. (2023). *S3-Leitlinie: Multimorbidität – Living Guideline.* DEGAM. Verfügbar unter https://register.awmf.org/assets/guidelines/053-047l_S3_Multimorbiditaet_2023-10.pdf

National Institute for Health and Care Excellence. (2016). *Multimorbidity: clinical assessment and management.* Available from https://www.nice.org.uk/guidance/ng56
Diese beiden Richtlinien liefern Empfehlungen zum Umgang mit Patient*innen, die von Multimorbidität betroffen sind.

Webseiten

Bottery, S., Lamming, L., Blythe, N., Downes, N. & Lennon, E. (2023). *Independent Care (Education) and Treatment Reviews.* The King's Fund. Available from https://www.kingsfund.org.uk/insight-and-analysis/reports/independent-care-treatment-reviews-commissioners-clinicians
Diese Webseite diskutiert die Arten von Dienstleistungen für Menschen mit komplexen Bedürfnissen und informiert darüber, welche Indikatoren wichtig sind.

The King's Fund. (n. d.). *Co-ordinated care for people with complex chronic conditions.* Available from https://www.kingsfund.org.uk/insight-and-analysis/projects/co-ordinated-care-for-people-with-complex-chronic-conditions
Informieren Sie sich über die Projekte, die durchgeführt wurden, um die Koordination der Versorgung von Menschen mit komplexen chronischen Krankheiten zu praktizieren.

2 Komplexe Versorgung in Abhängigkeit vom Kontext

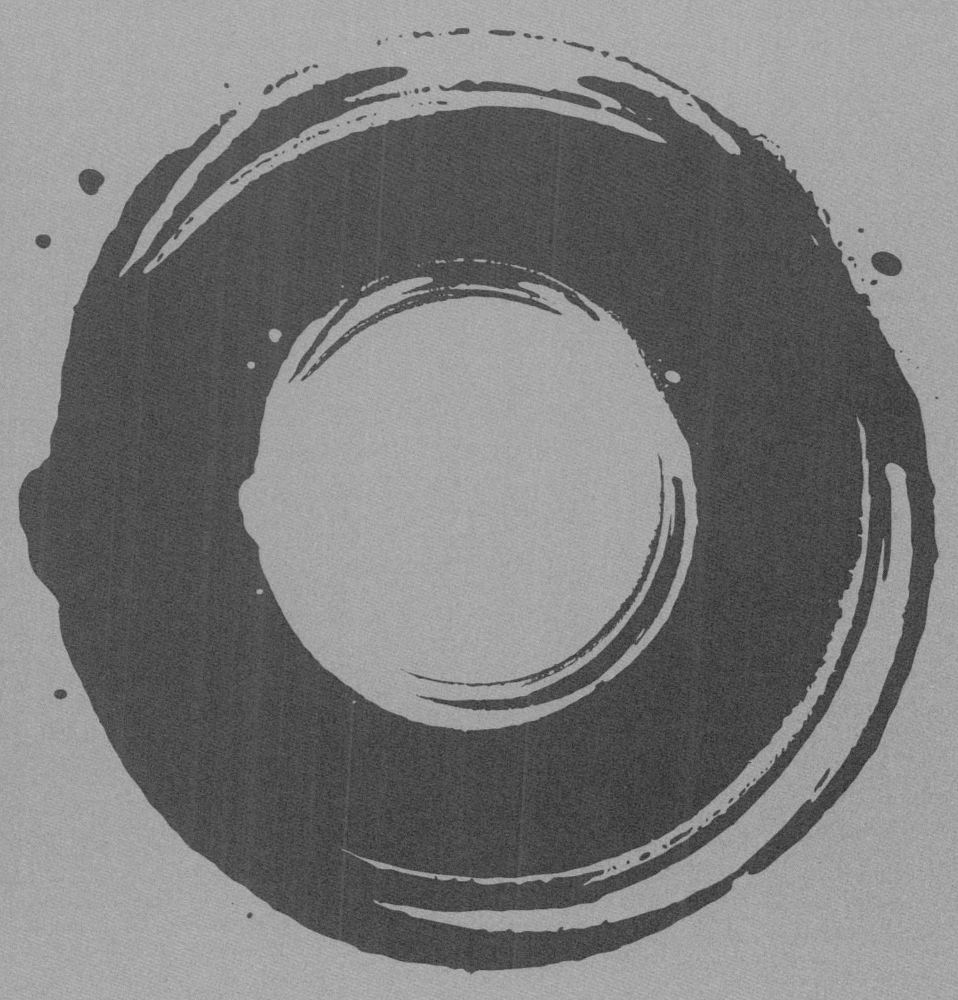

In diesem Kapitel beschäftigen wir uns mit Problemen von Menschen mit komplexen Bedürfnissen und gehen dabei auf soziologische, politische, psychologische und biologische Determinanten ein. Ein weiterer zu beleuchtender Aspekt ist der Einfluss von Medikation und der Umgang damit auf das Leben von Betroffenen.

Nach der Durcharbeitung dieses Kapitels wissen Sie, wie sich soziale, politische und allgemeine Probleme der betroffenen Personengruppe direkt oder indirekt auf ihre Gesundheit auswirken, welche biologischen und psychologischen Ursachen zu berücksichtigen sind und können die existierenden Strategien, Maßnahmen und ausgleichenden Faktoren zur Unterstützung der Betroffenen identifizieren.

2.1 Einleitung

Thematisiert wurden bislang die Definitionen komplexer Versorgung und die Kosten, die ein Leben mit komplexen Bedürfnissen verursacht. Jetzt geht es um den sozialen und politischen Kontext, die biologischen und psychologischen Ursachen komplexer Bedürfnisse sowie Faktoren im Bereich der Pflege, die einen Einfluss haben können, etwa zu viele Medikamente, Strategien und Maßnahmen. Cajal bringt die zu diskutierenden Themen auf den Punkt: Jede Krankheit hat zwei Ursachen. Die erste ist pathophysiologisch; die zweite politisch (Brant, 1993, S. 12).

Wir sollten die anderen Faktoren – soziale, ökonomische, mit der Gesundheitsversorgung zusammenhängende, verhaltensspezifische, genetische und umgebungsbedingte – behandeln, ohne auf die Zukunft, die Vergangenheit und sämtliche Systeme einzugehen (Dawes, 2020). Da komplexe Krankheiten solche sind, bei

Fallstudie: Howard

Howard ist 84-jähriger Mann. Er wurde regelmäßig ins Krankenhaus eingeliefert, weil er häufig stürzte und Probleme hatte, sich in der häuslichen Umgebung um seine Bedürfnisse zu kümmern. Mehrere Dienste kümmerten sich um ihn, aber er wurde an das auf komplexe Versorgung spezialisierte Team überwiesen, das ihn intensiver betreuen sollte. Als das Team Howard besuchte, wurden einige wichtige Probleme und Interventionen identifiziert: Er war schon lange depressiv und sozial sehr isoliert. Es brauchte einige Besuche, bis er zugab, dass er Hilfe brauchte und die angebotenen Dienste und Interventionen akzeptierte. Seine Wohnung befand sich im ersten Stock und er hatte Probleme mit den Treppen. Er hatte weder die Möglichkeit, seine Kleidung zu waschen, noch gab es Dinge, mit denen er seine Wohnung sauber machen konnte. Er lebte allein, da er seine Partnerin vor einiger Zeit verloren hatte. Er gab zu, dass er sehr einsam war.

denen das System den Bedürfnissen der Person nicht gerecht wird, ist dieser Teil wichtig, um die Ursachen hinter den Problemen zu verstehen.

Angesichts der Notwendigkeit, den größeren Kontext in Betracht zu ziehen, müssen wir die soziologischen Aspekte der Gesundheit kennen, da die Zeit, die die Person mit den Gesundheitsdiensten verbringt, nur einen sehr geringen Teil ihres Lebens ausmacht, verglichen mit der Zeit, die sie mit komplexen Bedürfnissen lebt. Wir beleuchten die Auswirkungen dieser beachtlichen Einflüsse in der Gesellschaft und wie sie auf das Leben unserer Patient*innen einwirken. Die Erfahrungen von Howard dienen uns dabei als Beispiel.

2.2 Die Auslöser im Bereich der komplexen Versorgung

Ein Auslöser fungiert als Katalysator für Veränderungen in der Gesellschaft. Ein Katalysator kann etwas ganz Einfaches sein, z. B. eine Maßnahme der Regierung, die bestimmt, welche Art von Schutzausrüstung getragen werden muss oder eine Veränderung der NMC-Richtlinien. Es liegt an der Person, ob sie dies als psychologisch oder körperlich wahrnimmt. In diesem Kapitel geht es um Auslöser, die in der komplexen Versorgung eine Rolle spielen.

2.2.1 Soziologische Auslöser

Die Soziologie erforscht die Interaktion zwischen Individuen, sozialen Umgebungen und der Gesellschaft (Barry & Yuill, 2016). Diese Faktoren prägen unsere Überzeugungen und Verhaltensweisen und sie vermitteln uns, was in unserer Gesellschaft und Kultur als eine angemessene Reaktion auf eine Situation gilt. Wahrscheinlich haben Sie schon gehört, dass es im Gesundheitswesen verschiedene Modelle gibt, an denen wir uns orientieren. Zwei Beispiele dafür sind das medizinische Modell und das soziale Modell. Das medizinische Modell beschäftigt sich mit Krankheiten, mit der Pathophysiologie und ihren jeweiligen biologischen Ursachen. Es konzentriert sich auf Abweichungen vom ‚Normalen' sowie auf die entsprechenden Zeichen und Symptome, die das medizinische Team wahrnimmt (Gabe & Monaghan, 2013). Das soziale Modell verfolgt andere Ziele; es betrachtet die Einstellungen und Strukturen in der Gesellschaft, die Menschen mit medizinischen Problemen benachteiligen und harmoniert mit dem Equality Act (2010). (Gleichstellungsgesetz zur Bekämpfung von Benachteiligung und Diskriminierung). In Deutschland trat im Jahr 2006 das Allgemeine Gleichstellungsgesetz (AGG) in Kraft, das Benachteiligung aus Gründen der Herkunft, Geschlechts, Religion, Weltanschauung, Behinderung, Alter oder sexuellen Identität verhindern oder beseitigen soll. In der Schweiz beziehen sich die Artikel in der Bundesverfassung auf die Gleichbehandlung aller Menschen, wodurch die Gleichbehandlung (zumindest im Gesetz) hinreichend verankert ist. Ein gesondertes Gleichbehandlungsgesetz gibt es in der Schweiz nicht.

Das biopsychosoziale Modell wurde von Engel entwickelt, danach aber verändert, weil bemängelt wurde, es sei zu vage und ihm fehle die wissenschaftliche Grundlage (Bolton & Gillett, 2019). Es gibt jedoch inzwischen Beweise, die es bestätigen: Soziale Determinanten der Gesundheit belegen den Zusammenhang zwischen negativen sozialen Erfahrungen in der Kindheit, die die Gesundheit beeinträchtigen, und dem Lebensstil, der in puncto Gesundheit immer stärker auf Risiken oder schützende Faktoren fokussiert ist (Bolton & Gillett, 2019).

Kommt beides zusammen, können die eingetretenen Schäden sich verschlimmern; bei Frauen mit dunkler Hautfarbe überschneiden sich Rasse und Geschlecht, was bedeutet, dass ihr soziales und kulturelles Kapitel geringer ist als das von weißen Frauen oder Männern mit dunkler Hautfarbe. Die Rasse erhöht oder verringert die Wahrscheinlichkeit, dass schwere psychische Krankheiten diagnostiziert werden, und dies wird häufig dargestellt als ein Phänomen, dessen Ursache die Folge individueller Entscheidungen ist und nicht etwa systembedingter oder interpersoneller Rassismus (Nazroo et al., 2020). Die weltweiten Unterschiede führen auf jeder Ebene – der sozialen, der ökonomischen und der politischen – zu negativen Ergebnissen, was die Gesundheit anbelangt. Die Menschen werden unterschiedlich behandelt, d.h. Personen mit dunkler Hautfarbe werden, wenn es um gesundheitliche Belange geht, eher zwangsweise eingewiesen und mithilfe der Polizei behandelt. Die Arbeit von Nazroo et al. (2020) hat gezeigt, dass Ungleichbehandlung (othering) und Unterschiede eine direkte Folge der strukturellen Gegebenheiten in unserer Gesellschaft sind. Ein Beispiel: Das Haupthemmnis für eine sichere gesundheitliche Behandlung (z.B. eine Hormontherapie) von Transgenderpersonen ist die Tatsache, dass es kaum erfahrene Anbieter in diesem Bereich gibt (Safer et al., 2016). Diese Personengruppe wird im Gesundheitsbereich mit vielen Ungleichbehandlungen und Stigmata konfrontiert und die Wartezeit von 18 Monaten auf den ersten Termin in einem spezialisierten Zentrum macht das Ganze noch schlimmer.

Denken Sie an die Bristol Social Exclusion Matrix (werfen Sie einen Blick auf diese Arbeit von Wissenschaftler*innen der Bristol University), die zeigt, wie sich Ressourcen auf unsere Möglichkeit der Teilhabe und auf unsere Lebensqualität auswirken. Soziale Exklusion beeinträchtigt die Chancen der Menschen, am sozialen, ökonomischen, politischen oder kulturellen Leben teilzunehmen und mit anderen in Kontakt zu treten. Die Matrix gilt für alle vier Stadien des Lebens, Kindheit, Jugend, Erwachsene im Erwerbsalter und spätere Lebensphase. Die drei Bereiche der Matrix können große Bedeutung haben und Einfluss auf das Leben von Menschen nehmen. Jemand, der viele Ressourcen hat, kann am Leben teilhaben, hat eine bessere Lebensqualität und für ihn gilt genau das Gegenteil.

Auch hier gibt es wieder Übergänge, denn diese Diskriminierung akkumuliert sich im Laufe des Lebens. Je früher die Diskriminierung beginnt, desto größer sind die Auswirkungen auf das restliche Leben (Holman & Walker, 2020). Holman und Walker stellen außerdem fest, dass politische Kontexte inklusive wirtschaftlicher Einschränkungen, Neoliberalismus und kommerzieller Interessen in direktem Zusammenhang mit Ungleichheiten stehen. Ein Beispiel bietet der Bereich der höheren Bildung – hier offenbart sich der Unterschied zwischen Menschen aus privilegierten und solchen aus nicht privilegierten Verhältnissen. Denken Sie an öffentliche Tafeln, motorisierte Transportmöglichkeiten oder die Chance, sicher durch eine Pandemie zu kommen (Lieferung von Essen, Homeoffice). Letzteres zeigt, dass Armut und soziale Exklusion relativ sind, sozusagen eine gleitende Skala. Townsend und Autorenteam (2020) beschreiben dies subjektiv so: Menschen, die nicht über die Ressourcen verfügen, um an den Aktivitäten teilnehmen zu können, die in der Gesellschaft, in der sie leben, normal sind. Seine Deprivationsindikatoren reichen von an einem Tag in den letzten vierzehn Tagen nichts zu essen zu haben bis hin zu ohne Kühlschrank auskommen zu müssen. Betrachten wir das Jahr 1968, dann hat es keine großen Veränderungen gegeben, was den Mangel an solchen Bedürfnissen in unserer Gesellschaft angeht! Laut Marmot-Bericht ist lediglich ein Drittel der Gesundheit auf die üblichen biologischen Risikofaktoren zurückzuführen, der Rest auf die Gesellschaft (Marmot et al., 2020).

Übung 2-1: Aufgabe

Lesen Sie die Statistik von Michael Marmot zum Thema Wahlmöglichkeiten. Welche anderen Determinanten der Gesundheit könnten Menschen daran hindern, Entscheidungen zu treffen? Stellen Sie einen Zusammenhang mit der Bristol Social Exclusion Matrix her.

Denken Sie bei dieser Übung selbst nach; aber Sie finden eine kurze Antwort am Ende des Buchs.

Es kommt also auf die Bedeutung des gewählten Modells an: Das medizinische Modell ist auf dieses Drittel der Faktoren fokussiert, während das soziale Modell die Gesundheit einer Person in den sozialen Kontext stellt. Das biopsychosoziale Modell konzentriert sich auf die Faktoren wie schlechte Unterbringung, Erfahrungen, die im Leben gemacht werden, und andere Auslöser, die neben den biologischen Systemen zum Problem für Menschen werden. Es wird offensichtlich, dass Ungleichheit den Zusammenhalt der Gesellschaft verringert, ihre Funktionalität beeinträchtigt, sie weniger demokratisch und wirtschaftlich und weniger erfolgreich und weniger gesund macht. Michael Marmot hat einen Zeitungsartikel veröffentlicht, in dem er geltend macht, dass die Kürzung der Zuwendungen für Betroffene in diesem Jahr und die Inflation die Menschen auf jeder Ebene beeinträchtigen, dass aber Veränderungen wie die Bezahlbarkeit von Wohnungen, Transportmöglichkeiten und Nahrungsmitteln positive Auswirkungen auf die Gesellschaft und die Gesundheit haben (Marmot, 2022).

Der Einfluss des sozialen Status auf die Gesundheit und Lebenserwartung wird auch für den deutschsprachigen Raum sehr regelmäßig untersucht (und leider auch bestätigt). So gibt es hinreichend Belege, dass Menschen mit niedrigem Sozialstatus vermehrt chronisch erkrankt sind, eine geringere Lebenserwartung haben und viel häufiger psychosomatische Beschwerden vorliegen. Interessierte schauen sich die (in der Regel sehr aktuellen) Daten zum Gesundheitsmonitoring des Robert Koch-Instituts an, die auf der Webseite unter www.rki.de zusammengefasst werden.

Übung 2-2: Kritisches Denken

Lesen Sie noch einmal die Geschichte von Howard und überlegen Sie, welche sozialen Determinanten der Gesundheit Einfluss auf sein Leben nehmen.

Denken Sie bei dieser Übung selbst nach; aber Sie finden eine kurze Antwort am Ende des Buchs.

2.2.2 Politische Auslöser

Da Ungleichheit ein wesentlicher Auslöser ist, sind die politischen Determinanten der Gesundheit genauso wichtig wie die sozialen Determinanten; beide sind so eng miteinander verzahnt, dass sie schwer voneinander zu trennen sind. Bei den politischen Determinanten geht es um das System, Beziehungen, Ressourcen sowie relevante Interaktionen und Prozesse. Das Modell von Dawes konzentriert sich darauf, wie diese Auslöser in puncto Abstimmung, Regierung und Politik interagieren. Diese Themen sind nicht neu, denn die Literatur lässt sich bis zum Jahr 2001 zurückverfolgen: Die Forscher*innen haben versucht, den Fokus nicht mehr auf die Person oder die biologischen Aspekte hinter dem Problem zu richten, sondern die Aufmerksamkeit auf den Einfluss der Regierungspolitik zu lenken (Mackenbach, 2014). Wenn wir die politischen Determinanten nicht untersuchen, ignorieren wir einen wichtigen Faktor der sozialen Determinanten von Gesundheit und die Ungleichheiten, die mit beiden zusammenhängen – wir haben sie in einem Modell dargestellt, um ihre enge Verknüpfung aufzuzeigen (**Abb. 2-1**). Doch Mackenbach mahnt: Gute Evidenz bedarf der Kontrolle, und die ist sehr schwierig in einem landesweiten, strategiebestimmten und politisch geprägten Gesundheitswesen. Man kann nicht ein-

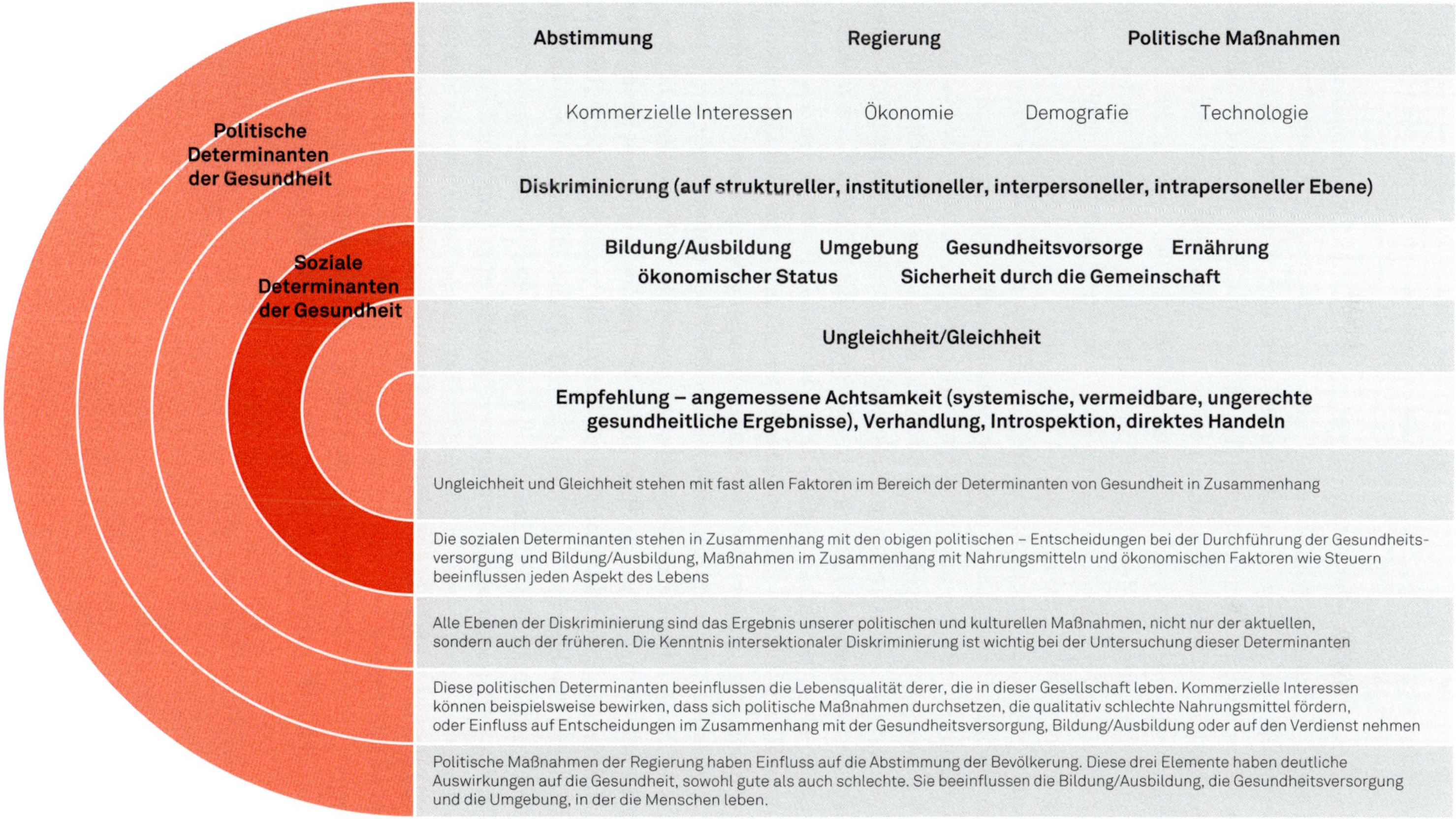

Politische Determinanten der Gesundheit

Soziale Determinanten der Gesundheit

Abstimmung **Regierung** **Politische Maßnahmen**

Kommerzielle Interessen Ökonomie Demografie Technologie

Diskriminierung (auf struktureller, institutioneller, interpersoneller, intrapersoneller Ebene)

Bildung/Ausbildung Umgebung Gesundheitsvorsorge Ernährung ökonomischer Status Sicherheit durch die Gemeinschaft

Ungleichheit/Gleichheit

Empfehlung – angemessene Achtsamkeit (systemische, vermeidbare, ungerechte gesundheitliche Ergebnisse), Verhandlung, Introspektion, direktes Handeln

Ungleichheit und Gleichheit stehen mit fast allen Faktoren im Bereich der Determinanten von Gesundheit in Zusammenhang

Die sozialen Determinanten stehen in Zusammenhang mit den obigen politischen – Entscheidungen bei der Durchführung der Gesundheitsversorgung und Bildung/Ausbildung, Maßnahmen im Zusammenhang mit Nahrungsmitteln und ökonomischen Faktoren wie Steuern beeinflussen jeden Aspekt des Lebens

Alle Ebenen der Diskriminierung sind das Ergebnis unserer politischen und kulturellen Maßnahmen, nicht nur der aktuellen, sondern auch der früheren. Die Kenntnis intersektionaler Diskriminierung ist wichtig bei der Untersuchung dieser Determinanten

Diese politischen Determinanten beeinflussen die Lebensqualität derer, die in dieser Gesellschaft leben. Kommerzielle Interessen können beispielsweise bewirken, dass sich politische Maßnahmen durchsetzen, die qualitativ schlechte Nahrungsmittel fördern, oder Einfluss auf Entscheidungen im Zusammenhang mit der Gesundheitsversorgung, Bildung/Ausbildung oder auf den Verdienst nehmen

Politische Maßnahmen der Regierung haben Einfluss auf die Abstimmung der Bevölkerung. Diese drei Elemente haben deutliche Auswirkungen auf die Gesundheit, sowohl gute als auch schlechte. Sie beeinflussen die Bildung/Ausbildung, die Gesundheitsversorgung und die Umgebung, in der die Menschen leben.

Abbildung 2-1: Politische und soziale Determinanten der Gesundheit (Quelle: Dawes, 2020; Marmot & UCL Institute of Health Equity, 2014)

fach ein Land in zwei Teile teilen und gute soziale Unterkünfte in dem einen Teil anbieten und in dem anderen nicht, ohne dass es dazu kommt, dass die Menschen in den besseren Teil umziehen.

In einer Gesellschaft gibt es keinen einfachen direkten Zusammenhang zwischen einem höheren Kostenaufwand und einer Verbesserung der Gesundheit. Der Zusammenhang mit politischen Maßnahmen zeigt sich in unserem adaptierten Konzept der politischen Determinanten der Gesundheit. Das Konzept von Dawes stellt verschiedene politische Determinanten der Gesundheit dar, die miteinander in Wechselwirkung stehen und sich auf die Gesundheit der Bevölkerung des Landes auswirken. Eine politische Ideologie, die gesellschaftliche Probleme und den Umgang mit ihnen aufzeigt, bestimmt somit das Timing und Verhalten nicht nur der Politik, sondern auch deren Gestaltung (Bryant, 2013).

Viele Pflegeforscher*innen interessieren sich für die politischen Determinanten der Gesundheit und untersuchen, inwiefern Maßnahmen der Regierung und politische Maßnahmen direkt oder indirekt mit Ungleichheit und gesundheitlichen Ergebnissen zusammenhängen. Wenn davon die Rede ist, dass Menschen vulnerabel sind, denken wir sofort an Risiko, Beeinträchtigung oder Gebrechlichkeit – dies lässt die systembedingten Ungleichheiten außer Acht, die die Situation erschaffen, in der die Person sich befindet (Aday, 2001, zitiert in Dickman & Chicas, 2021). Dickman und Chicas äußern sich dazu und verweisen darauf, dass das Vokabular im Zusammenhang mit „vulnerablen" Populationen auch Pflegepersonen mit einbezieht, die während der Covid-19-Pandemie als Held*innen und Engel bezeichnet wurden, was den Eindruck erweckte, als würden wir bereitwillig unser Leben aufs Spiel setzen, es sozusagen opfern. Begriffe wie vulnerable Population können das Potenzial dieser Gruppe schwächen, sie ihrer Autonomie berauben und dazu führen, dass man ihr mit Herablassung und Paternalismus begegnet und sie an den Rand des politischen Einflusses drängt. Pflegende sind in einer guten Position, wenn es darum geht, sich für die Veränderungen einzusetzen, die unsere Patient*innen brauchen und die Ungleichheiten in unseren Systemen zu korrigieren. Laut Dickman und Chicas (2021) sollte dies eher eine partnerschaftliche Arbeit sein, bei der die Patient*innen nicht als interessante Subjekte betrachten werden, mit denen man Studien treiben kann. Doch die sozialen und politischen Determinanten beinhalten eine Vielzahl von diversen anderen Auslösern, z. B. die biologischen oder die psychologischen.

Übung 2-3: Kritisches Denken

Lesen Sie noch einmal die Geschichte von Howard. Welche politischen Determinanten der Gesundheit nehmen Einfluss auf sein Leben?

Denken Sie bei dieser Übung selbst nach, aber Sie finden eine kurze Antwort am Ende des Buchs.

2.2.3 Psychologische Auslöser

Cheng und Autorenteam (2019) behaupten, dass es für Menschen in psychologischer Hinsicht wichtig ist, in der Gesellschaft eine Rolle zu haben; dies führen sie auf das Bedürfnis zurück, produktiv zu sein, ganz gleich, ob es sich um Hausarbeit oder Berufstätigkeit handelt. Der Wunsch nach Beziehungen ist ebenfalls ein wichtiges psychologisches Bedürfnis; im Fall von Howard sind wir der Frage nachgegangen, wie ein Mensch sich fühlt, der sozial sehr isoliert lebt und wie Kontakt und Aktivität sich auf sein Wohlbefinden auswirken. Beziehungen zu Freund*innen und Familienmitgliedern sind wichtig, doch für Menschen mit komplexen Schwierigkeiten ist eine gute Beziehung zu ihren Gesundheitsfachpersonen genauso wichtig. Daher ist es von entscheidender Bedeutung, über die Situation dieser Menschen im Team zu diskutieren und schwierige Entscheidungen zu erörtern. Das Gefühl, vom Team respektiert und angenommen zu werden, ist die Voraussetzung für solche wichtigen Gespräche; es brauchte einige Zeit, bis Howard es zuließ, von seinem Team Hilfe

Fallstudie: Bettie

Nachdem ich jahrelang vom Gemeindeteam, das für psychische Probleme zuständig ist, behandelt worden war und verschiedene Diagnosen bekommen hatte, verschrieb mir ein Facharzt für Psychiatrie Clozapine. Ich informierte mich über dieses Medikament und beschloss, es nicht zu nehmen, weil ich das Gefühl hatte, es würde mir nicht helfen. Als ich wieder zu ihm ging und ihm dies sagte, meinte er, „Sind Sie ganz sicher, dass Sie krank sind, wenn Sie sich weigern, die Tabletten zu nehmen?“ Bei diesem Besuch erzählte ich ihm auch, ich sei überzeugt, dass meine Kinder, siebzehn und vierzehn Jahre alt, mich hassen. Später erfuhr ich, dass die Teammitglieder die sozialen Dienste kontaktiert und gesagt hatten, ich sei eine Belastung für sie. Sie hatten weder meinen Hausarzt noch meinen Mann oder die Schule meiner Kinder kontaktiert. Ich fühlte mich zu keinem Zeitpunkt als Teil der Teammitglieder, sondern, als sei ich unter ihrer Kontrolle. Da ich als Kind jahrelang sexuell missbraucht worden war, wurde ich behandelt, als sei ich das Problem, anstatt eine Frau mit Problemen. Ich wurde verurteilt und beschuldigt und wie eine Kriminelle behandelt und nicht als Opfer eines Kriminellen. Was mein Misstrauen noch vergrößerte, war die Tatsache, dass meine medizinischen Unterlagen an einen Elektroladen in der Stadt gefaxt wurden, in der ich wohnte. Das Gesundheitsteam hatte meinem Hausarzt die falsche Faxnummer genannt. Das Team entschuldigte sich bei meinem Hausarzt und bei dem Elektroladen, aber nicht bei mir, der Patientin. Wie sollte ich Vertrauen zu solchen Leuten haben? Diese Behandlung war der Grund für mich, aus dem System auszusteigen und bei einer wohltätigen Stiftung Hilfe zu suchen, die mir das Gefühl gab, Teil des Teams zu sein und mich respektierte. Viel wichtiger aber war, dass ich diesem Team vertraute.

anzunehmen. Vergleichen Sie die im Folgenden geschilderten Erfahrungen von Bettie; sie fühlte sich von ihrem Team nicht respektiert und hintergangen.

Familien sind sehr wichtig für Menschen mit komplexen Problemen. Ob sie unterstützend und hilfreich oder Anlass für Konflikte sind, sie haben Auswirkungen. Dass Familien in der Lage sind, die Notwendigkeit und die Auswirkungen der komplexen Bedürfnisse zu verstehen, kann ein wichtiger Aspekt im Leben der Betroffenen sein (**Kap. 7, 8, 9, 10**).

Von Bedeutung ist auch, wie die Betroffenen ihre Situation und Krankheit wahrnehmen; psychologisch gesehen müssen ihre Wahrnehmungen nicht unbedingt mit denen anderer Menschen, inklusive Team und Familie, übereinstimmen. Eine Sache, die andere als nichtig empfinden, kann von diesen Menschen als unüberwindbar wahrgenommen werden und umgekehrt. Ihre Emotionen können Einfluss auf ihre Bewältigungsprozesse nehmen; sie können traurig, ängstlich oder deprimiert sein, aber auch sehr überzeugt, wenn es um andere Dinge geht wie Gebete, Ablenkung oder Humor. Informationen sind wichtig für sie und das für die Gesundheitsversorgung zuständige Team sollte dieses Bedürfnis ernst nehmen und gemeinsam mit der Person überlegen, wie viel sie wissen will und wie diese Informationen vermittelt werden sollen (Cheng et al., 2019). Dies ist wichtig bei komplexen Krankheiten, da die Informationen und Prioritäten sich zusammen mit der Situation und den Bedürfnissen der Person im Laufe der Zeit verändern.

Wenn wir dies auf die verschiedenen Gruppen übertragen, können wir sehen, welche Auswirkungen dies hat. Ein Kind, das heranwächst, hat im Alter von vier bis fünfzehn Jahren Bedürfnisse ganz unterschiedlicher Art. Menschen mit psychischen Problemen machen die Erfahrung, dass sie zu unterschiedlichen Zeiten andere Bedürfnisse haben. Eine Person mit einer Lernbehinderung kann, wenn sich ihre Fähigkeiten verändern, andere Bedürfnisse entwickeln. In jedem Fall gilt, dass die Bedürfnisse, was Entscheidungsfindung und Information anbelangt, sich im Laufe der Zeit verändern. Psychologische Bedürfnisse entwickeln sich und daher muss sich auch unser Verhalten entsprechend verändern.

In einigen Bereichen, z. B. im Bereich der psychischen Gesundheit, sind psychologische Faktoren die Ursache der komplexen Probleme. Dies gilt nicht nur für psychische Probleme, sondern auch für Bereiche, in denen es um Stigmatisierung geht. Wenn unsere Gesellschaft bestimmte Erkrankungen als gefährlich wahrnimmt oder wenn diese Erkrankungen mit mehr Vorurteilen behaftet sind als andere, dann heißt das, dies geschieht häufig. In allen Bereichen gelten bestimmte Erkrankungen als „negativ“, hierunter fallen HIV, Hepatitis C, emotional instabile Persönlichkeitsstörungen oder Verhaltensweisen, die Aufmerksamkeit erregen sollen, was selbst das für die Gesundheitsversorgung zuständige Team missbilligt.

2.2.4 Biologische Auslöser

Komplexe Versorgung kann dann notwendig sein, wenn zwei oder mehr Krankheiten behandelt werden müssen (Komorbidität oder Multimorbidität). Die Menschen leben nicht nur länger, sondern Krankheiten, die früher nicht behandelt werden konnten, sind heute chronisch. Ein Drittel der Patient*innen, die als Notfälle ins Krankenhaus eingeliefert werden, haben fünf oder mehr Krankheiten, früher traf dies lediglich auf ein Zehntel aller Einlieferungen zu; dies hat laut dem Health and Care White Paper (Department of Health and Social Care, 2021), das weiter hinten in diesem Kapitel vorgestellt wird, Auswirkungen auf die Politik für die integrierten Versorgungssysteme.

Komplexe Probleme können durch die Krankheiten selbst hervorgerufen werden. Psychische und körperliche Gesundheit stehen in Wechselwirkung miteinander; Menschen mit psychischen Krankheiten haben ein erhöhtes Risiko für Korpulenz, Diabetes und kardiovaskuläre Erkrankungen. Depressionen verschlimmern Diabetes, zum einen, weil die Medikamente sich gegenseitig beeinträchtigen, und zum anderen, weil sie direkt zu einem Anstieg des Glukosespiegels führen (National Institute for Health and Care Research, 2021). Antiretrovirale Therapien für HIV und psychotrope Drogen lösen Veränderungen im Körper aus, die das Risiko für Diabetes und kardiovaskuläre Erkrankungen erhöhen.

Dieser Anstieg der Komorbiditäten wird auch in anderen Ländern beobachtet (25% in den USA, 37% in Australien), und wie man aus Untersuchungen und persönlichen Erzählungen weiß, reduziert das Leben mit multiplen chronischen Krankheiten die Lebensqualität und steigert die Kosten. Laut Sells und Kollegen (2009, zitiert in Cheng et al., 2019) ist das Leben mit multiplen chronischen Krankheiten vergleichbar mit einer „regelrechten Kaskade von medizinischen, emotionalen und sozialen Nöten“ (Cheng et al., 2019, S. 2). Dies gilt für chronische Langzeit-Krankheiten, aber auch für Menschen mit komplexen Bedürfnissen, da sie mit den gleichen Systemen konfrontiert sind. Sie müssen versuchen, ein „normales“ Leben zu führen, auf ihr Verhalten zu achten, ihre Medikamente richtig einzunehmen und in einer Gesellschaft zurechtzukommen, die nicht auf ihre Bedürfnisse abgestimmt ist. Die Arbeit von Cheng und Kollegen wurde in den USA durchgeführt, wo die Kosten für die Gesundheitsversorgung möglichst gering ausfallen sollten, aber die Menschen im Vereinigten Königreich sowie im deutschsprachigen Raum haben die gleichen Schwierigkeiten.

2.3 Medikation bei komplexen Problemen

Setzt man sich mit den biologischen und psychologischen Auslösern im Bereich der Gesundheit auseinander, geht es um das Individuum und um die Art und Weise, wie diese Auslöser dessen Leben beeinflussen. Bei jeder Krankheit gibt es Auslöser, die auf die Medikation zurückzuführen sind. Diese Auslöser können evidenzbasiert, politikbasiert oder die Folge einer Auseinandersetzung sein. Nehmen wir z.B. das Thema Verschreibungen; egal ob es um Konkordanz (Vereinbarung darüber, welche Medikamente wann und in welcher Menge eingenommen werden), um die Einnahme unterschiedlicher Medikamente (es werden mehrere Medikamente eingenommen, die sich gegenseitig beeinträchtigen können) oder die Nebenwirkungen von Medikamenten geht, sie beeinflussen die Person durch ihre Wirkung.

Wenn ein Medikament verschrieben wird, geht man davon aus, dass die Person gewillt und in der Lage ist, es wie vorgeschrieben einzunehmen. Diese Übereinkunft zwischen dem Patienten und der Person, die das Medikament verschreibt, nennt man Konkordanz oder Compliance. Wir benutzen den zweiten Begriff nicht, weil er impliziert, dass die Betroffenen das tun, was man ihnen sagt, und dass es viele Belege dafür gibt, dass Personen, die in den Prozess der Entscheidungsfindung über ihre Gesundheitsversorgung einbezogen werden, dazu tendieren, die Medikamente vorschriftsmäßig einzunehmen (Ng et al., 2018). Daher ist es wichtig, bei den Arztterminen, bei denen die Vorgehensweise besprochen wird, zu kommunizieren und Vertrauen aufzubauen – eine gute Beziehung zum Therapeuten/zur Therapeutin ist wichtig. Patient*innen, die sich einbezogen fühlen, haben eine positivere Einstellung gegenüber der Medikation und glauben, dass sie eine informierte Entscheidung bezüglich ihrer Behandlung getroffen haben. Diese informierte Entscheidung sollte sich auch auf die von den Medikamenten ausgehenden Risiken beziehen. Johns Äußerungen (Übung 2-4) und Betties Geschichte (die zweite Fallstudie in diesem Kapitel) belegen, dass eine Änderung der Medikation leicht zu einem Risiko für die Gesundheit und das Wohlbefinden der Patient*innen werden kann, wenn wir sie nicht ganzheitlich betrachten. Doch Aufmerksamkeit kann vor weiteren Medikationsfehlern schützen, wie der Fall von John zeigt.

Fallstudie: John

Mir wurde ein Medikament zur Behandlung meiner Depression verschrieben. Es hat die Wirkung der Beta- und Kalziumblocker, die ich wegen meiner Herzerkrankung nehme, beeinträchtigt; dies hätte beinahe fatale Konsequenzen für mich gehabt. Zum Glück hat mein Apotheker dies bemerkt und ich bekam ein anderes Medikament.

Übung 2-4: Aufgabe

Wie der oben beschriebene Fall von John zeigt, wurde einem Patienten ein falsches Medikament verschrieben, doch ein größeres Problem konnte verhindert werden. Einfache Maßnahmen vonseiten des für die Gesundheit zuständigen Teams können viel bewirken.

Denken Sie an die Fälle aus Ihrer Praxis und überlegen Sie, wo potenzielle Wechselwirkungen von Medikation und Erkrankungen im Gesundheitssystem möglicherweise nicht wahrgenommen werden.

Da Sie bei dieser Übung selbst nachdenken sollen, fehlt die Antwort am Ende des Buchs.

Viele Medikamente, die über lange Zeit eingenommen werden, beeinträchtigen die körperliche Gesundheit und fügen den biologischen Systemen weitere Schäden zu: Die Einnahme von Antipsychotika über längere Zeit erhöht das Risiko für Diabetes und Herzprobleme (Correll et al., 2015) und die antiretroviralen Therapien gegen HIV steigern die Insulinresistenz, erhöhen den Lipidspiegel im Blut und verursachen eine zentrale Fettanhäufung (Thienemann et al., 2013). Das bedeutet, jedes Medikament für sich genommen kann schon Schäden verursachen. Wird dann immer noch ein weiteres Medikament eingenommen, spricht man von Polypharmazie (Masnoon et al., 2017). Dieser Begriff hat, wie viele andere Dinge, wenn es um Gesundheit geht, viele Definitionen, doch eine allgemein akzeptierte sind fünf oder mehr Medikamente täglich; die Unterscheidung zwischen angemessenen und unangemessenen Medikamenten ist wichtig. Manche Medikamente wurden verschrieben gegen die Nebenwirkungen von Medikamenten, die nicht mehr vorhanden sind – aber sie werden weiter eingenommen, weil keine Überprüfung stattfindet. Doch einige Medikamente fördern das Wohlbefinden der Patient*innen, die sie einnehmen, und diese abzusetzen würde Probleme verursachen, die ihren Alltag beeinträchtigen.

Eine Überprüfung der Medikamente und eine rationale Betrachtung sind wichtige Elemente der Versorgung, in die die Betroffenen einbezogen werden müssen. Manchmal wehren sich Patient*innen gegen eine Veränderung der Medikation, oft auch aus gutem Grund. Gesetzt den Fall, Ihr Wohlbefinden und Ihre Funktionsfähigkeit wären von Ihren Medikamenten abhängig und jemand würde vorschlagen, eines davon zu verändern. Selbst eine geringfügige Veränderung, etwa das Aussehen des Medikaments, kann einen Einfluss darauf haben, ob die Patient*innen ihre Medikamente nehmen oder nicht (Lumbreras & López-Pintor, 2017). Menschen mit komplexen Versorgungsbedürfnissen behandeln ihre Krankheiten und Situationen an mehreren Fronten – eine Veränderung der Medikation fühlt sich für sie wie ein Risiko an, das eine mühsam austarierte Situation destabilisiert. Sie könnte jedoch auch eine willkommene Befreiung von Symptomen oder Nebenwirkungen bedeuten, die ihre Situation verschlimmert haben. Kollaborative Zusammenarbeit bei der Überprüfung der Medikation gehört zu den relevanten Aufgaben einer Pflegeperson.

Fallstudie: John

Ich habe drei Tabletten von dieser Sorte über mehrere Jahre eingenommen; dann hat der Apotheker bei einer chirurgischen Behandlung eine gründliche Überprüfung durchgeführt und festgestellt, dass die Einnahme völlig unnötig ist. Dies hat meine Medikamente drastisch reduziert!

Bei einer Überprüfung der Medikation muss auch festgestellt werden, ob die Betroffenen die Medikamente auch wirklich einnehmen; eigene Auskünfte sind schwierig, weil wir wissen, dass viele Patient*innen ihre Medikamente nicht vorschriftsmäßig einnehmen (Monnette et al., 2018). Das geschieht meistens nicht mit Absicht, sondern oft liegt es daran, dass die Patient*innen ihre Energie bei der Bewältigung eines Lebens mit komplexen Bedürfnissen sorgfältig einteilen müssen. Diese mangelnde Kooperationsbereitschaft kann viele Auswirkungen haben: es kann sein, dass ihre Krankheit sich verschlimmert, die Behandlung nicht wirkt, zusätzliche Krankenhauseinweisungen nötig sind und Todesfälle auftreten (Monnette et al., 2018).

Die Einschätzung dieser Kooperationsbereitschaft kann auf unterschiedliche Art erfolgen. Wie oft ein Rezept vom Hausarzt angefordert wird, gibt Aufschluss darüber, ob die Patient*innen mehr nehmen, als sie sollen. Es sagt aber nichts darüber aus, ob sie die Neuverschreibung rückgängig gemacht haben, die ihnen jeden Monat zugeschickt wird. Selbstauskünfte über das Verhalten sind oft nicht korrekt aus unterschiedlichen Gründen, beispielsweise aus Angst vor Konsequenzen. Geräte zur elektronischen Überwachung sind eine Möglichkeit, aber teuer und sie bestätigen oft bloß die Angaben der Patient*innen.

Was die Medikation älterer Menschen betrifft, gibt es Regeln und Richtlinien aus dem STOPP- START Toolkit: das „Screening Tool of Older People's potentially inappropriate Prescriptions" und das „ Screening Tool to Alert doctors to Right, i.e. appropriate, indicated Treatments" (O'Mahony et al., 2014). Lesen Sie die Übung 2-5 und vergleichen Sie dieses Tool mit Ihrer eigenen Praxis und Ihren eigenen Patient*innen, mit denen Sie gearbeitet haben.

Wie bereits zu Beginn dieses Abschnitts erwähnt, stammen Verbesserungen und Veränderungen in diesem Praxisbereich oft von Richtlinien und Arbeitsanleitungen, die mit der politischen und evidenzbasierten aktuellen Versorgung (care of the day) übereinstimmen. Die daraus resultierenden Richtlinien und Arbeitsanleitungen der jeweiligen Regierung in Großbritannien haben Auswirkungen im Bereich der

Übung 2-5: Evidenzbasierte Praxis

STOPP-START: Schauen Sie sich das oben erwähnte Toolkit an. Waren Ihnen bei Ihrer aktuellen oder vorigen Tätigkeit einige dieser Medikationen bekannt?
Überlegen Sie, wo Sie dies in der Praxis anwenden könnten. Als Pflegeperson in der Ausbildung ist es vermutlich heikel, eine Medikation infrage zu stellen, aber Sie haben die Möglichkeit, das, was Sie sagen wollen, als Frage zu formulieren.

Da Sie bei dieser Übung selbst nachdenken sollen, fehlt die Antwort am Ende des Buchs.

Gesundheit – allein in den letzten zehn Jahren wurden die Gesetze und politischen Initiativen in Großbritannien lanciert.

Diese Gesetze und Initiativen, z. B. der Marmot-Report, der die Unterschiede im Bereich der Gesundheit aufgezeigt hat, führten zu einer Vielzahl von Richtlinien und Arbeitsanleitungen. Dennoch sind diese Unterschiede im Jahre 2020 noch genauso spürbar wie 2010, als der Marmot-Report veröffentlicht wurde (Chouhan & Nazroo, 2020).

Einige Neuerungen haben die Entwicklung von Strategien weiter vorangetrieben. Im Vereinigten Königreich haben vor allem Besonderheiten wie die Mid Staffordshire NHS Foundation Trust Public Enquiry, auch bekannt unter dem Namen Francis-Report, zu Veränderungen in der Gesundheitsversorgung geführt. Was die nationale Strategie für den Bereich der Pflege anbelangt (NHS England, 2014) waren der Francis-Report, der Keogh-Report desselben Jahres und die Berwick-Review desselben Jahres das Motiv für den NHS, sich auf seine Grundwerte zu besinnen und Humanität wieder in den Mittelpunkt zu stellen (NHS England, 2014). Die Confidential Inquiry (vertrauliche Umfrage) zu frühzeitigen Todesfällen von Menschen mit Lernbehinderungen und Fälle wie der von Oliver McGowan sind Beispiele für diese Art von Katalysatoren im Bereich von Lernbehinderungen. Diese Fälle haben gezeigt, dass Menschen mit Lernbehinderungen häufig früher sterben und es war normal, dass nichts dagegen unternommen wurde (Heslop et al., 2013). Ein anderer Bericht, *Healthcare for All*, empfahl, dass alle Gesundheitsfachpersonen, die Menschen mit Lernbehinderungen betreuen, eine entsprechende Ausbildung erhalten sollten (Michael, 2008). Auch Oliver's Campaign arbeitete auf dieses Ziel hin und übernahm eine führende Rolle bei der Entwicklung eines Ausbildungsprogramms, das im ganzen NHS verbreitet wurde (Oliver's Campaign, n. d.).

Maintaining Momentum (Parliamentary and Health Service Ombudsman, 2018) hat darauf verwiesen, dass trotz Strategien wie der Five Year Forward View Fehler bei der Betreuung von Patient*innen verheerende Auswirkungen auf diese haben, Todesfälle inklusive. Die Ursache ist häufig die, dass ihre körperlichen gesundheitlichen Bedürfnisse nicht umfassend untersucht oder behandelt werden. Der NHS

England hat verlangt, dass körperliche und psychische Gesundheitsversorgung gleichwertig sind und beide zu einem integrierten Versorgungssystem zusammengefasst werden sollen (Naylor et al., 2016). Der King's Fund hat die Diskrepanz zwischen den Maßnahmen und der Realität bei den Dienstleistungen für Menschen mit psychischen Gesundheitsproblemen aufgedeckt; sie machen 23 % der Erkrankungen aus, erhalten aber nur 11 % des persönlichen Gesundheits-Budgets (Naylor et al., 2012).

Theis und White (2021) haben die Strategien der Regierung (1992–2020) überprüft und festgestellt, dass die daraus abgeleiteten Richtlinien so formuliert waren, dass deren Implementation verhindert wurde – man setzte darauf, dass die Menschen ihr Verhalten veränderten, und behielt die externen Faktoren bei. Wenn wir uns die sozialen und politischen Determinanten der Gesundheit vergegenwärtigen, wird klar, dass die Betroffenen viele dieser Faktoren gar nicht beeinflussen können. Dieses Prinzip, Richtlinien zu empfehlen, die sich kaum von den vorigen unterscheiden, legt nahe, dass die Folgen das Ergebnis der Absicht sind, die Implementation und Evaluation zu verhindern. Dies erklärt auch, warum die Determinanten der Gesundheit keine Rolle spielen (Byrne et al., 2020); werden Ungleichheiten einzeln und nicht in ihrer Gesamtheit, einschließlich der dafür verantwortlichen strukturellen und sozialen Faktoren, betrachtet, verringern sich die Chancen, echte Veränderungen herbeizuführen. Dennoch haben Veränderungen der Politik und der Strategien einen großen Einfluss auf die Faktoren, die sich auf die Versorgung auswirken; schauen wir uns als Beispiel den Ort an, an dem die Versorgung stattfindet.

Im deutschsprachigen Raum gab es in den letzten Jahren ebenfalls viele neue gesetzliche Regelungen und Weiterentwicklungen, die durch Initiativen unterschiedlicher Akteur*innen entstanden sind. So haben sich in Deutschland beispielsweise die Leistungen für pflegebedürftige Menschen deutlich verbessert, wurden Patient*innenrechte gestärkt und Angebote erweitert. Zum Beispiel wurde mit dem Rechtsanspruch auf eine am Case Management orientierte Pflegeberatung (§ 7a SGB XI) die Beratungslandschaft inklusiver einer personenorientierten Versorgungssteuerung deutlich verbessert. Kliniken sind für eine lückenlose sektorenübergreifende Versorgung zuständig und verpflichtet (§ 39 Abs. 1 SGB V). Weiterhin wurde ein flächendeckender Ausbau der Palliativ- und Hospizversorgung gefördert, konnten Leistungen ausgebaut werden und wurde die Sterbebegleitung ausdrücklich als Bestandteil des Versorgungsauftrags definiert. Hier ist eine Übersicht mit den wichtigsten Pflegegesetzen in Deutschland:

- Pflegeversicherungsgesetz (SGB XI)
- Hospiz- und Palliativgesetz
- Krankenversicherungsgesetz (SGB V)
- Patientenrechtegesetz
- Pflegestärkungsgesetz (PSG) I, II und III

- Pflege-Weiterentwicklungsgesetz
- Pflegezeitgesetz (PflegeZG)
- Familienpflegezeitgesetz (FPfZG)

In Österreich wurde gerade eine große Pflegereform auf den Weg gebracht, um Verbesserungen für pflegebedürftige Menschen, ihre Zugehörigen sowie Pflegende zu erzielen. Pflegebedürftige profitieren beispielsweise durch einen finanziellen Ausbau einer 24-Stunden-Betreuung (wie höhere Leistungen), durch zusätzliche Hausbesuche durch diplomiertes Pflegepersonal, um eine fortlaufende Begleitung sicherstellen sollen. Pflegende Angehörige erhalten einen deutlich höheren Bonus. In der Schweiz soll es im Jahr 2024 weitere Maßnahme und gesetzliche Regelungen geben, nachdem dazu im November 2021 eine Volksinitiative angenommen wurde.

Die Sozialpolitik wurde abgelöst durch „Versorgung in der Gemeinde“, was Gruppen von Menschen in der Langzeit-Versorgung betraf, d. h. Menschen, die in Einrichtungen lebten – einige davon waren Heime, in denen diese Menschen untergebracht waren – sollten in Wohnungen in der Gemeinde einquartiert werden. Diese Idee hielt sich lange Zeit, aber in den 1980er Jahren setzte die Thatcher-Regierung sie um, um den Graubereich der kontinuierlichen Versorgung von Gruppen zu regulieren, die sich nicht selbst versorgen konnten, etwa ältere Menschen, behinderte Menschen oder Menschen mit Langzeit- und psychischen Krankheiten. Das daraus resultierende Weißbuch förderte den unabhängigen (independent) Sektor, definierte die Rollen von Behörden und favorisierte häusliche Pflege, Tagespflege und sporadische Versorgung (respite care) anstatt Institutionen. Auch wenn wir heute anders über diese Heime oder die Philosophie der Versorgung sprechen, ändert dies nichts an der Situation der Patient*innen – manchmal ändert sich bloß der Wohnort, außer es gibt eine richtige Gemeinschaft, in die die Patient*innen einziehen können. Die daraus resultierenden „Einschätzungen der Bedürfnisse“ wurden heftig kritisiert, weil die Bedürfnisse der Betroffenen abgestimmt wurden auf die Ressourcen, welche die lokale Regierung ihnen anbot. Die Kontrolle über das einer Person zur Verfügung stehende Geld, d. h. eigenständige Kontrolle über die finanziellen Mittel, sollte verändert werden (NHS England, 2019b).

Das House of Care (mehr dazu später) ist ein weiterer politischer Akteur, der versucht, die Verantwortung für Menschen mit Langzeit- und komplexen Krankheiten zu verändern; dies bedeutet, es soll sichergestellt werden, dass der Mensch im Mittelpunkt steht, dass die durchgeführte Versorgung auf seine Bedürfnisse zugeschnitten ist und nicht alle die gleiche Versorgung erhalten (Coulter et al., 2013). Soziale Versorgung ist darin nicht enthalten und neuere Entwicklungen wie die Pläne zur Aufrechterhaltung und Transformation sowie integrierte Versorgungssysteme begannen, Gesundheit und soziale Versorgung in einem System zusammenzufassen (**Kap. 4**). Die Pläne zur Aufrechterhaltung und Transformation waren Maßnahmen, die 2015 vom NHS England angeordnet wurden; sie sollten die Ausgaben des NHS und die Art und Weise, wie mit sozialer Versorgung und den lokalen Behörden umgegangen wurde, überprüfen und verändern. Im Fokus standen die Gesundheit und das Wohlergehen der Bevölkerung, die Qualität der Dienstleistungen und die Effizienz der Gesundheitsversorgung (Alderwick et al., 2016). Zu der Zeit gab es Bedenken, die Effizienz der Gesundheitsversorgung könne im Fokus stehen, was für die beiden ersten Ziele ein Risiko darstellen könnte. Laut Alderwick und Autorenteam (2016) bedeutete der Kontext, dass die Organisation der Versorgung fragmentiert und die Zusammenarbeit angesichts begrenzter Ressourcen immer schwieriger wurde. Diese Fragmentierung war ein direktes Ergebnis des Health and Social Care Act. Es wurde deutlich, dass die Mitarbeiter*innen des NHS wegen der vielen kurzfristigen Maßnahmen von Veränderungen genug hatten.

Trotz dieser Bedenken starteten die integrierten Versorgungssysteme ab 2018 in vierzehn Regionen des Landes. In der Regel sind integrierte Versorgungsmodelle auf Case Manager*innen und eine regelmäßige Weitergabe von Informationen angewiesen. Case Manager*innen sind im Vereinigten Königreich nicht ungewöhnlich (sie arbeiten in 78 % der Hausarztpraxen) (Goodwin et al., 2014), aber die Weitergabe von Informationen ist oft ein Problem (7 % der Ärzt*innen berichten, andere Dienstleistungsanbieter würden Informationen nicht weitergeben und lediglich 38 % würden elektronische Berichte weiterleiten). Auch im deutschsprachigen Raum sind Case Manager*innen inzwischen stark vertreten. Sie arbeiten bspw. in Arztpraxen, Kliniken, Pflegestützpunkten, Beratungsstellen, bei Krankenkassen oder Versicherungen. Später im Buch kommen wir darauf noch einmal zurück.

Das Konzept des Teams für komplexe Versorgung war einer dieser Versuche, der eine enge Zusammenarbeit zwischen NHS und den Anbietern sozialer Versorgung vorsah. Eine Überprüfung der integrierten Versorgungssysteme ergab, dass Kran-

Übung 2-6: Teamarbeit

Lesen Sie den Fall von Howard (am Anfang des Kapitels) und beantworten Sie die folgenden Fragen:

- Was an dieser Situation deutet darauf hin, dass es bei dem Fall um den Bereich der komplexen Versorgung geht und nicht um das Management einer einzelnen Langzeit-Erkrankung?
- Welche Interventionen könnten Howard helfen?
- Welche Mitglieder des für die komplexe Versorgung zuständigen Teams wären Ihrer Ansicht nach die richtigen?
- An wen müssen die Informationen weitergegeben werden?

Eine kurze Antwort finden Sie am Ende des Buchs.

kenhauseinweisungen abnahmen, wenn die Organisationen auf unterschiedliche Versorgung, akute Dienstleistungen in Form von Hausbesuchen und auf intensive Unterstützung zu Hause setzten (Clarke et al., 2020). Nach mehrjähriger Beobachtung stellte sich heraus, dass Dienstleistungen dieser Art Zeit brauchen, um sich zu bewähren. Doch übertragen wir dies auf Menschen mit komplexen Bedürfnissen und schauen uns an, welche Veränderungen bei Howard zu verzeichnen sind, der von der Zeit mit dem für komplexe Versorgung zuständigen Team spürbar profitiert hat. Die Integration von Dienstleistungen, die ein Team für komplexe Versorgung ermöglicht, zeigt, dass diese von der personenzentrierten Versorgung zur funktionalen Integration innerhalb der normativen Integration reicht und die Fähigkeit der Organisationen, auf sinnvolle Art und Weise für diese Menschen zusammenzuarbeiten, verbessert.

2.4 Zusammenfassung, Ausblick und Weiterführendes

In diesem Kapitel wurden die Bedeutung des Kontextes und der Interaktionen zwischen unterschiedlichen Faktoren bezogen auf Menschen mit komplexen Versorgungsbedürfnissen untersucht. Herausgekommen ist, dass diese Gesetze, Richtlinien und Arbeitsanleitungen allesamt Auswirkungen haben auf jede Person, die das System der gesundheitlichen und sozialen Versorgung in Anspruch nimmt, ganz besonders aber auf Personen mit komplexen Bedürfnissen. Diese Faktoren sind häufig die Ursache der Schwierigkeiten, mit denen diese Personen konfrontiert sind; sekundäre, medikationsbedingte Probleme erschweren eine Abwägung ihrer Bedürfnisse und veränderte Zahlungen machen den Umgang mit ihren Bedürfnissen schwieriger und Veränderungen in puncto Finanzierung machen es schwieriger, mit den Systemen umzugehen. Die politischen Belange auf jeder Ebene und die kulturellen Veränderungen erzeugen Spannungen zwischen den Gruppen. Die Prävention wird erschwert, wenn man abwägen muss zwischen Symptomkontrolle und dem Risiko, Diabetes oder andere Krankheiten zu entwickeln.

Der sozioökonomische Status hat Einfluss auf das Risiko, multiple Krankheiten zu entwickeln. Komplexe Bedürfnisse existieren nicht isoliert, sondern in einem Netzwerk von miteinander verknüpften Schwierigkeiten, die die Situation entweder verschlimmern oder erleichtern. Wenn Pflegende in der Zukunft ihre Patient*innen unterstützen und sich für sie engagieren sollen, müssen wir dies wissen. Weiterführende Hinweise und Webseiten werden in dem nachfolgenden Kasten zusammengefasst.

Weiterführende Literatur und Webseiten

Cheng, C., Inder, K. & Chan, S. W. C. (2019). Erfahrungen von Patient*innen, die mit multiplen chronischen Krankheiten leben. *International Journal of Mental Health Nursing, 28*(1), 54–70. https://doi.org/10.1111/inm.12544

Dieser Artikel schildert Erfahrungen aus der Sicht eines Patienten. Das Wissen um die Erfahrungen von Menschen in dieser Situation hilft Ihnen, die Bedürfnisse dieser Menschen und Ihre Rolle in deren Leben besser zu verstehen.

Iderwick, H., Dunn, P., McKenna, H., Walsh, N. & Ham, C. (2015). *Sustainability and Transformation Plans in the NHS*. King's Fund.

Dieser Text informiert über Veränderungen im NHS, die Ihnen einen Gesamtüberblick verschaffen.

Mullainathan, S. & Shafir, E. (2013). *Scarcity: Why Having Too Little Means So Much*. Times Books.

Dieses Buch vermittelt, wie sich Armut im Leben von Menschen auswirkt und welche Rolle Beschäftigung in unserem Leben spielt.

Webseiten

Gesundheit Berlin-Brandenburg. (o. D.). *Kongress Armut und Gesundheit*. Verfügbar unter https://www.armut-und-gesundheit.de

Der Kongress „Armut und Gesundheit", der seit 1995 jährlich in Berlin stattfindet, stellt Themen zu sozialer Ungleichheit in den Mittelpunkt und bringt Akteur*innen aus Wissenschaft, Gesundheitswesen, Politik, Praxis und Selbsthilfe zusammen.

National Institute for Health and Care Research. (2021). *Multiple Long-term Conditions (Multimorbidity): Making Sense of the Evidence*. Available from https://evidence.nihr.ac.uk//collection/making-sense-of-the-evidence-multiple-long-term-conditions-multimorbidity/

Diese Zusammenstellung von Texten hilft Ihnen, die Probleme im Zusammenhang mit Multimorbidität zu verstehen.

Robert Koch Institut. (2024). *Gesundheitsmonitoring*. Verfügbar unter https://www.rki.de/DE/Content/Gesundheitsmonitoring/gesundheitsmonitoring_node.html

Diese Webseite zeigt Veränderungen und Trends von gesundheitlichen Lagen der Bevölkerung in Deutschland. Hilfreiche Hintergrundinformationen, Fakten und Zahlen verdeutlichen aktuelle Entwicklungen.

Robert Koch Institut. (o. D.). *Robert Koch Institut – Website*. Verfügbar unter https://www.rki.de/DE/Home/homepage_node.html

World Health Organization. (2024). *Social determinants of health*. Available from https://www.who.int/health-topics/social-determinants-of-health

Diese Webseite liefert Hintergrundinformationen über die sozialen Determinanten der Gesundheit, die jeden Aspekt der Gesundheitsversorgung beeinflussen.

3 Sozioökonomische Aspekte der komplexen Versorgung

In diesem Kapitel beschäftigen wir uns mit den sozioökonomischen Auswirkungen der komplexen Pflege. Dazu gehören Themen wie die Abhängigkeit von Unterstützung inkl. der Inanspruchnahme von Rechtsmitteln sowie die Kosten von Erwerbsunfähigkeit. Sozioökonomische Fragen haben auf allen Ebenen eine große Bedeutung für Menschen mit komplexen Problemen. Pflegende müssen die Auswirkungen auf das Leben ihrer Patient*innen kennen und einschätzen. Zudem müssen sie wissen, welche Unterstützungssysteme den Betroffenen helfen könnten, ökonomische Ungerechtigkeiten in der komplexen Versorgung abzumildern, und wie sie einzufordern sind.

Nach der Lektüre dieses Kapitels werden Sie die Auswirkungen der Unterstützungssysteme auf die Antragsteller verstehen, können die mit einer Behinderung einhergehenden Kosten erklären und Betroffene bei der Einforderung von Unterstützung begleiten.

3.1 Einleitung

Im vorigen Kapitel wurde der erweiterte Kontext eines Lebens mit komplexer Versorgung dargestellt inkl. politischer und soziologischer Determinanten der Gesundheit, Richtlinien und Maßnahmen. Jetzt betrachten wir einige, die bereits angewendet werden, und die Auswirkungen, die sie haben können. Thematisiert wird das Unterstützungssystem im Vereinigten Königreich und wie sich dieses auf Menschen mit komplexen Krankheiten auswirkt. Wir diskutieren die mit einer Behinderung einhergehenden Kosten sowie die anderen sozioökonomischen Faktoren, mit denen Menschen mit komplexen Problemen konfrontiert werden.

Je höher der sozioökonomische Status einer Person ist, desto weniger muss sie Gesundheitsprobleme, Krankheiten, Gebrechen und frühzeitigen Tod fürchten (Alvarez-Galvez, 2016). Umgekehrt gilt dies genauso – je größer die Gesundheitsprobleme einer Person sind, desto stärker wirken sie sich auf ihren sozioökonomischen Status aus. Die Befunde legen nahe, dass im Vereinigten Königreich das Einkommen ein wichtiger Faktor ist, wenn es um den Gesundheitszustand geht. Für den deutschsprachigen Raum gibt es sehr ähnliche Befunde. Die Analysen des Robert Koch-Instituts zeigen deutliche Zusammenhänge zwischen Einkommen und Gesundheit (Robert Koch Institut, o. D.). Personen mit niedrigem Einkommen und niedrigem Sozialstatus haben bspw. vermehrt psychischen Beschwerden, häufiger chronische Erkrankungen und insgesamt eine geringere Lebenserwartung.

Es gibt verschiedene Möglichkeiten, soziökonomische Aspekte und komplexe Bedürfnisse zu betrachten: Wir können die Kosten anschauen, die der NHS für einen Fall zahlt, die mit einer Behinderung einhergehenden Kosten oder die finanzielle Belastung für das Land und vieles andere mehr. Diskutiert wird hier die Geschichte von Bettie; im Anschluss daran nehmen wir weitere Aspekte in den Blick.

Fallstudie: Bettie

Bettie schildert ihre Situation aus ihrer Sicht und mit ihren eigenen Worten:
Als klar wurde, dass ich nicht länger als Krankenschwester arbeiten konnte, ein Beruf, den ich mehr als 22 Jahre ausgeübt habe, war ich verzweifelt. Ich war auch sehr erschöpft, hatte einen Zusammenbruch und landete schließlich in einem psychiatrischen Krankenhaus. Als Praxisschwester dort als Patientin behandelt zu werden, wo ich auch arbeite, war nicht unproblematisch; meine Arbeitgeber drängten mich nach meinem Zusammenbruch, meine Arbeit wieder aufzunehmen. Als ich meinen Arzt wegen psychischer Probleme aufsuchte, waren sie nicht in der Lage, mich als Patientin mit Bedürfnissen wahrzunehmen. Ich war für sie ein Teammitglied, auf das sie nicht länger verzichten konnten. Irgendjemand musste nachgeben, und das war ich, doch ohne mein Einkommen und mit einer Familie, die ich unterstützen musste, war ich gezwungen, mich zu erkundigen, ob ich Anspruch auf Unterstützung hatte. Der Antrag war mehrere Seiten lang und ich musste genau erklären, warum ich nicht arbeiten konnte, welche Symptome ich hatte und wie diese sich äußerten. Ich fühlte mich wie vor Gericht und musste alle meine schmerzhaften, traumatischen Erfahrungen noch einmal durchleben. Ich wusste, dass ich in der Vergangenheit nichts Falsches getan hatte, das mich in diese Situation gebracht hatte, und ich wusste, dass es nicht falsch war, Hilfe bei einem System zu beantragen, in das ich jahrelang eingezahlt hatte, trotzdem fühlte ich mich schuldig. Zum Glück gelang es mir, einen Antrag zu stellen, dass ich Arbeit suche und Unterstützung beantrage, doch nach einem Jahr wurde ich aufgefordert, ins Benefits Office zu kommen, damit sie mich persönlich sehen und meinen Antrag einschätzen konnten. Wieder hatte ich das Gefühl, dass ich beurteilt wurde und dass man mir nicht glaubte. Auch jetzt noch rechne ich jedes Mal, wenn die Post durch den Briefkastenschlitz fällt, damit, dass ich einen Brief bekomme, in dem man mir mitteilt, dass ich keine Unterstützung mehr erhalte.

Dieses Szenario zeigt, wie schnell jemand von einer stabilen finanziellen Position trotz Arbeit in eine finanzielle Schieflage geraten kann. Wir merken, welche Gefühle ins Spiel kommen, wenn es darum geht, einen Antrag auf Unterstützung zu stellen, auf den die Menschen einen Anspruch haben, und wir sehen, wie komplex das System selbst ist.

Übung 3-1: Kritisches Denken

Lesen Sie Betties Geschichte noch einmal und überlegen Sie, wie es sich anfühlt, einen Job zu haben, den Sie lieben, und dann erleben zu müssen, was Bettie erlebt hat. Bedenken Sie auch, wie belastend es ist, die Formulare auszufüllen, um Geld zu bekommen, obwohl Sie sich nicht gut fühlen.

Da Sie bei dieser Übung selbst nachdenken sollen, fehlt die Antwort am Ende des Buchs.

Nach Day und Shaw (2022) empfinden Menschen, die finanziell unterstützt werden, Angst und Unbehagen; hinzu kommen die Folgen der Tatsache, dass sie in den Medien als „Schmarotzer“ dargestellt werden, die mehr Probleme angeben, als sie haben, und sich als behindert bezeichnen, um Anspruch auf Unterstützung zu erhalten. Rechnet man die Schwierigkeiten hinzu, die entstehen, wenn man sich mit einem System auseinandersetzt, das komplex ist und den Ruf hat, Leute, die PIP (Personal Independence Payment; das sind persönliche Unabhängigkeitszahlungen für Menschen mit einer langfristigen körperlichen oder geistigen Erkrankung) beantragen, zu zwingen, Rechtsmittel einzulegen, um Erfolg zu haben, dann wird klar, warum so ein Schritt einschüchternd wirkt.

3.2 Das Unterstützungssystem

Im vorherigen Kapitel wurde schon kurz die PIP erwähnt, doch in Kapitel 3.2 beschäftigen wir uns ausführlich damit. PIP hat die Disability Living Allowance (DLA) abgelöst, wurde aber im Jahre 2017 verändert, was heftige Proteste vonseiten der Patientengruppen entfacht hat, z. B. von MS Society, Parkinson's UK und Mind. In Schottland wurde PIP 2021 durch das Adult Disability Payment (ADP) ersetzt; die Folge davon war, dass es weniger persönliche Einschätzungen gab und sehr viele Beratungen von Menschen stattfanden, die wie geplant den PIP-Prozess durchlaufen hatten. PIP soll Menschen unterstützen, die wegen einer Behinderung oder Langzeit-Krankheit Extraausgaben haben. Employment and Support Allowance (ESA) unterstützt Menschen finanziell, die nicht arbeiten können; dazu braucht es eine work capability assessment (WCA), eine Einschätzung der Arbeitsfähigkeit.

Die direkten Einschätzungen gelten als zu förmlich und wenig menschenfreundlich, sodass die Antragsteller sich nicht respektiert und verstanden fühlen; die Zeitungsartikel über „Schmarotzer“ und die Folgen dieser Einschätzung haben den Antragstellern ihre Menschenwürde genommen (Day & Shaw, 2022). Statistiken des Tribunal Service zeigen, dass bei 73 % der Anträge auf PIP und ESA die frühere Verweigerung von Zuwendungen rückgängig gemacht wird und die Antragsteller mehr Unterstützung bekommen. Dieser Prozess setzt voraus, dass die Person über das Wissen und die Energie verfügt, dies zu tun; das System ist komplex und Widerspruch einzulegen ist ohne Unterstützung schwierig. Die Zeitspanne, in der der Antrag zurückgeschickt werden musste, betrug vier Wochen und das war zu kurz; viele glaubten, sie könnten die benötigten Unterlagen nicht beschaffen, oder meinten, dass sie Hilfe beim Ausfüllen des langen, komplizierten Antrags bräuchten (MS Society, 2019).

In Deutschland gibt es Hilfen in Form von Geld- und Sachleistungen, die in 13 Sozialgesetzbüchern verankert sind; bspw. für Prävention, Pflege, Assistenz sowie

Koordination und Beratung. Seit 2001 können Menschen mit einer Behinderung ein Persönliches Budget beantragen (§ 29 Absatz 1-4 SGB IX). Mit einem Persönliches Budget werden die Sachleistungen umgewandelt in eine „Geldleistung". Im Fokus des Persönliches Budgets stehen Leistungen zur Teilhabe, die es möglich machen sollen, in eigener Verantwortung ein möglichst selbstbestimmtes Leben führen zu können. Abgedeckt werden bspw. Leistungen zur medizinischen Rehabilitation (z. B. Hilfe bei der Pflege), Leistungen zur Teilhabe am Arbeitsleben (z. B. Arbeitsassistenz oder technische Arbeitshilfen) und Leistungen zur sozialen Teilhabe (z. B. Mobilitätshilfen).

Leistungsträger, bei denen ein Persönliche Budget beantragt werden kann, sind:

- Krankenkasse
- Pflegekasse
- Rentenversicherungsträger
- Unfallversicherungsträger
- Träger der Alterssicherung der Landwirte
- Träger der Kriegsopferversorgung/-fürsorge
- Jugendhilfeträger
- Sozialhilfeträger
- Eingliederungshilfeträger
- Integrationsamt
- Bundesagentur für Arbeit.

Sind mehrere Leistungsträger beteiligt, spricht man von einem Trägerübergreifenden Persönlichen Budget, wobei ein Träger zum „Beauftragten" wird und alle Schritte koordiniert.

Was generell Anträge betrifft, wird Folgendes erwartet: Wenn man einen Antrag auf Unterstützung stellt, sollte man sich vorher gut vorbereiten, um ihn zu verteidigen, oder die Energie und Ressourcen dafür bereitstellen. Dies bedeutet, Unterlagen anfordern und Beweise finden oder diejenigen, die für Ihre Versorgung verantwortlich sind, um Briefe bitten, die den Antrag unterstützen. Möglicherweise müssen Sie die finanziellen Ressourcen auftreiben, um überleben zu können, bis die Unterstützung bewilligt ist. Ein Pflege- oder Assistenztagebuch kann hilfreich sein, um Verläufe sichtbar zu machen und zu zeigen, wer mit welchem Aufwand unterstützt. Der Medizinische Dienst der Krankenversicherungen in Deutschland kann bspw. Resultate aus Pflegetagebüchern nutzen, wenn es um die Einschätzung von Pflegebedürftigkeit geht, eine sogenannte „Pflegebegutachtung".

Man sollte wissen, dass diese Zuwendungen so etwas wie Zugänge zu anderen finanziellen Unterstützungsmöglichkeiten sind, etwa zu Carer's Allowance und Mobility scheme. Dass Sanktionen (eine Strafe oder die Streichung der Zuwendungen) drohen, dass 10 % der Personen, die auf eine Umfrage von Mind's survey antworteten, sanktioniert wurden und dass 89 % der Personen, denen Sanktionen drohten, sich gesundheitlich schlechter fühlten (Mind, 2017).

Übung 3-2: Aufgabe

Denken Sie an Ihr Einkommen oder das Ihrer Familie. Was wäre, wenn Sie so krank würden, dass Sie morgen nicht mehr arbeiten könnten? Gehen Sie auf die Seiten für Zuwendungen und rechnen Sie aus, welche Zuwendungen Sie beantragen würden und ob diese für Ihre Lebenshaltungskosten reichen würden (inkl. Notfälle wie ein Schaden am Motor Ihres Autos oder Ihrer Waschmaschine).

Da Sie bei dieser Übung selbst nachdenken sollen, fehlt die Antwort am Ende des Buchs.

3.3 Der „Stiefel"-Vergleich von Vimes

Ein Autor ließ eine Person ihre Frustration über ökonomische Ungerechtigkeit einmal so zum Ausdruck bringen wie nachfolgend in der Stiefel-Theorie über soziale Ungerechtigkeiten von Captain Samuel Vimes (Pratchett, 2013, S. 35):

„Der Grund, weshalb die Reichen so reich sind, ist der, dass es ihnen gelingt, weniger Geld auszugeben.
Nehmen wir das Beispiel Stiefel. Man verdient 38 Dollar. Ein wirklich gutes Paar Lederstiefel kostet fünfzig Dollar. Doch ein bezahlbares Paar Stiefel, das eine Saison oder zwei hält und dann wie verrückt Wasser zieht, wenn die Pappe sich auflöst, kostet etwa 10 Dollar. [...]
Aber die Sache ist die: Gute Stiefel halten viele Jahre. Ein Mann, der 50 Dollar aufbringen kann, hat ein Paar Stiefel, das seine Füße auch noch in zehn Jahren trocken halten würde, wohingegen der arme Mann, der sich nur billige Stiefel leisten kann, in der gleichen Zeit Hundert Dollar für Stiefel ausgegeben und trotzdem nasse Füße bekommen hätte."

Jack Monroe benutzte sie für ihre Diskussion über den Verbraucher-Preisindex (der auch den Preis für Champagner beinhaltete) und verwies auf die Veränderung zwischen den Extrempunkten „arm" und „teuer" auf dem Markt. Das ist ein Preisschild für Armut und übertragen auf die Menschen mit komplexen Bedürfnissen ein Preisschild für Behinderung (Flood, 2022).

3.4 Das Preisschild für eine Behinderung

Das Leben mit einer Behinderung kostet mehr und vergrößert die Ungleichheit; das Preisschild für eine Behinderung *ist das zusätzliche durchschnittliche monatliche Einkommen, das eine Person mit einer Behinderung brauchen würde, um den gleichen Lebensstandard zu haben wie eine Person ohne Behinderung* (Scope, 2019, S. 1). Dies sind etwa 583 Dollar im Monat und 1.000 Dollar für eine von fünf. Eine von vier Familien bezieht diese 1.000 Dollar zusätzlich im Monat. Wenn Sie sich **Abbildung 3-1** anschauen, sehen Sie, dass die Menschen mit weniger gutem Gesundheitszustand (die längeren Linien) eher nicht in der Lage sind, sich andere Dinge oder Dienste zu leisten.

The King's Fund verwendet den Begriff „materielle Deprivation", was bedeutet, dass eine Person sich nicht die allernotwendigsten Dinge leisten kann (Naylor et al., 2012). Der untere Teil von **Abbildung 3-1** zeigt, dass 13 % der Studienteilnehmer es sich nicht leisten konnten, ihre Wohnung zu heizen, das sind drei Mal so viele wie bei den Menschen mit guter Gesundheit vor der Krise der Lebenshaltungskosten.

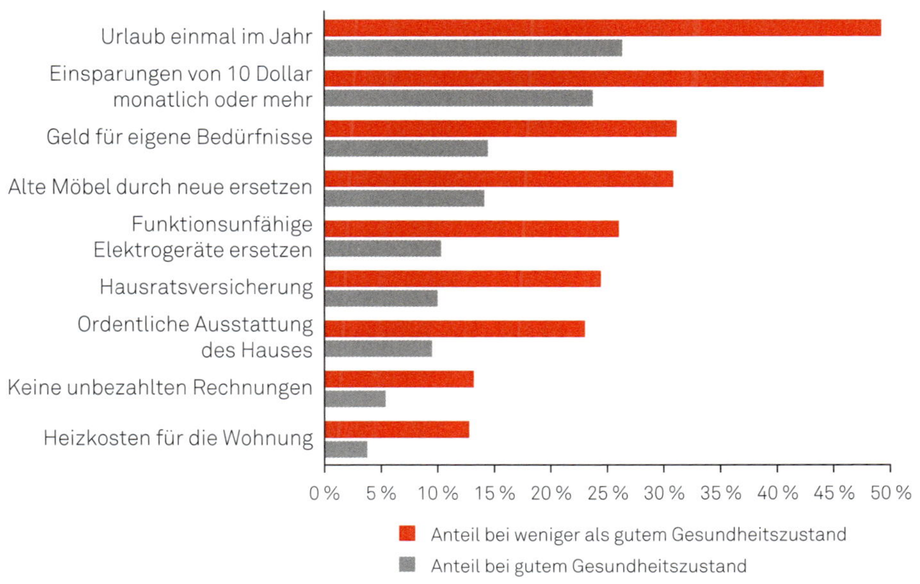

Abbildung 3-1: Materielle Deprivation (Ewbank et al., 2021)

Übung 3-3: Aufgabe

Das Unvermögen, die Kosten für grundlegende Bedürfnisse zu zahlen, z.B. die Rechnungen für Strom, Gas und Wasser, stellt eine massive Belastung für die Gesundheit und das Wohlbefinden dar. Menschen mit einer Atemwegserkrankung, die ihre Wohnung nicht richtig heizen können, laufen Gefahr, dass sich ihre Krankheit verschlechtert, und sie riskieren eine Infektion und Krankenhauseinweisung. Eine Person mit schlechter Mobilität kann stürzen, liegt vielleicht längere Zeit auf dem Boden und bekommt möglicherweise eine Lungenentzündung.
Schauen Sie sich Übung 3-2 noch einmal an, besonders das Ergebnis: Was wäre, wenn Sie ein komplexes Bedürfnis hätten?

Da Sie bei dieser Übung selbst nachdenken sollen, fehlt die Antwort am Ende des Buchs.

In der am stärksten benachteiligten Population von Schottland ist die Lebenserwartung im Vergleich zu den reichsten Gegenden bei Männern um dreizehn Jahre kürzer und bei Frauen um neun Jahre. Andere Publikationen bestätigen den Befund, dass der Gesundheitszustand benachteiligter Menschen im Gegensatz zu reicheren Gegenden längere Zeit schlecht ist, bevor sie sterben (Barnett et al., 2012; Scottish Government, 2020). Multimorbidität ist eng verknüpft mit sozioökonomischer Deprivation (Joseph Rowntree Foundation, 2015): Je ärmer eine Person ist, desto größer ist die Wahrscheinlichkeit, dass sie mit den beschriebenen Problemen konfrontiert wird, also Schwierigkeiten hat, Rechnungen zu bezahlen und die Wohnung zu heizen. Wie bereits erwähnt, treffen diese Befunde auch für den deutschsprachigen Raum zu.

Die Auswirkungen, die dies auf Familien mit Kindern hat, die komplexe Bedürfnisse haben, beschreiben Woodgate et al. (2015) sehr gut (**Kap. 10**). Es wird aufgezeigt, dass Urlaub, der Kontakt zu anderen, Arbeit und Zeit zu zweit weniger wahrscheinlich wird. Diese Studie hat, was die Ursache dieser Unterschiede betrifft, nicht nur ökonomische Faktoren berücksichtigt, sondern auch den Umkehrschluss erwähnt: Es ist teurer, mit komplexen Problemen und der Wahrscheinlichkeit zu leben, nicht arbeiten zu können. Dies heißt, dass die Eltern sich eine Arbeit aussuchen müssen, die für ihre Zwecke geeignet ist, so wie im Fall von Rosemary und ihrem Sohn Harry.

Übung 3-4: Kritisches Denken

Rosemary und Harry

Rosemary und Harry, ein Junge mit Hämophilie, wurden bereits vorgestellt. Eines der größten Risiken für Menschen mit Hämophilie ist eine Blutung. Dabei gibt es unterschiedliche Risikograde – eine Blutung in einem Gelenk ist sehr schmerzhaft, eine Blutung im Schädel kann tödlich sein. Die Familie hat beschlossen, Harry wegen seiner Krankheit nicht in seinen Aktivitäten einzuschränken; neben anderen körperlichen Aktivitäten betreibt er asiatische Kampfsportarten.

Kommt es zu einer Blutung, muss er zu einer Spezialbehandlung so schnell wie möglich in ein Zentrum gebracht werden, das eine Stunde entfernt liegt; dies kann jederzeit nötig sein. Rosemary und ihr Mann müssen im Voraus einplanen, dass einer von ihnen seinen Arbeitsplatz verlassen und Harry sofort ins Krankenhaus bringen muss.

Wie könnte sich dies auf Rosemarys Arbeit auswirken? Welche Eventualitäten müssen die Eltern einplanen, damit beide arbeiten können?

Eine kurze Antwort finden Sie am Ende des Buchs.

Einen Arbeitgeber zu haben, der damit einverstanden ist, dass die Arbeitnehmer*innen jederzeit sofort ihren Arbeitsplatz verlassen, ist unwahrscheinlich. Im Gesetz steht, dass Arbeitgeber*innen alles tun sollten, was sie können, um Menschen zu helfen, an ihren Arbeitsplatz zurückzukehren. Aber es steht auch darin, dass sie Arbeitnehmer*innen entlassen können, die ihrer Arbeit nicht nachkommen können (UK Government, n.d.). Rosemary hat Glück, dass sie qualifiziert ist, einen Beruf hat, der diese Flexibilität ermöglicht und dass sie bei einer Organisation arbeitet, die damit einverstanden ist, dass sie ihren Arbeitsplatz gegebenenfalls verlassen muss; viele wären es nicht.

Die Auswirkungen

Benachteiligte Menschen entwickeln eher komplexe Probleme. Menschen mit einem schlechten Gesundheitszustande sind wahrscheinlich nicht in der Lage, sich um dringliche Dinge zu kümmern, wie Heizen und Rechnungen bezahlen oder ein Kind mit komplexen Bedürfnissen zu versorgen.

Erweitern wir den Blickwinkel und beleuchten die Auswirkungen davon auf bestimmte Dinge, z.B. Krankenhauseinweisungen: Bei Menschen mit niedrigem Einkommen ist die Wahrscheinlichkeit größer, im darauffolgenden Jahr erneut ins Krankenhaus eingeliefert zu werden, und die Aufenthaltsdauer sowie die Möglichkeit zu sterben ist bei ihnen höher als bei Menschen mit höheren Einkommen (Schjødt et al., 2019). So war es in einem System, das dem im Vereinigten Königreich glich (die Person, die ein Rezept bekommt, muss eine Gebühr zahlen); bei Menschen mit niedrigerem Einkommen stand kaum etwas auf dem Rezept.

Dies gilt zwar für alle Langzeit-Krankheiten, doch Menschen mit komplexen Krankheiten leiden besonders unter den Auswirkungen; die Diskrepanz zwischen der Art und Weise, wie unsere Gesellschaft funktioniert, und ihren Bedürfnissen tritt hier deutlich zutage, wo grundlegende Bedürfnisse wie Ernährung, Unterkunft etc., nicht ohne große Anstrengungen zu beschaffen sind. Wir hören oft, Langzeit-Krankheiten seien ein „Tsunami", der verschärft wird durch die Auswirkungen der Pandemie, strukturellen Rassismus und die Determinanten der Gesundheit (Califf, 2021). Die von oben getroffenen Entscheidungen derjenigen, die für die Entwicklung von Strategien verantwortlich sind, beeinflussen jeden Aspekt des Lebens.

Die Kosten oder die soziale Versorgung einer Person mit mehreren Krankheiten, was auf viele Menschen mit komplexen Problemen zutrifft, sind die gleichen wie für zwei Personen mit je einer Krankheit. Nach Adomako-Mensah und Kollegen sind die Kosten sogar geringer. Sie begründen dies damit, dass die Person nur einen Termin braucht, was weniger Kosten verursacht verglichen mit zwei Personen, die zwei Termine benötigen (Adomako-Mensah et al., 2020). Möglich ist auch, dass die Versorgung sich überschneidet oder inadäquat ist; dass die Versorgung psychischer und körperlicher Probleme nicht integriert ist, ist ein großes Problem für Menschen mit komplexen Problemen. Sie haben oft beides, wobei die Wahrscheinlichkeit besteht, dass die psychischen Probleme größer werden, je mehr körperliche Probleme sie haben (Barnett et al., 2012). Nach unserer Auffassung gilt dies häufig auch umgekehrt, weil psychische Gesundheitsprobleme oft einhergehen mit einer Abnahme der körperlichen Gesundheit. Dies gilt eher für unterprivilegierte Regionen als für wohlhabende.

3.5 Kosteneffiziente Systeme

Was sind kosteneffiziente Systeme?
Es gibt verschiedene Bewertungsmöglichkeiten: Analyse der Kosten, Kosten-Nutzen-Analyse, Kosten-Gewinn-Analyse und Analyse der Kosteneffizienz. Jede Methode vergleicht die Wirkung einer Intervention mit deren Kosten, wobei die Ergebnisse gesondert bewertet werden. Die Kostenanalyse bewertet die Kosten in Form von Geld. Die Kosten-Nutzen-Analyse schaut auf gesundheitliche Vorzüge, z. B. gesund verlebte Jahre oder lebenswerte Lebensjahre. Die Kosten-Gewinn-Analyse vergleicht die Ausgaben mit den Ergebnissen. Die Analyse der Kosteneffizienz konzentriert sich auf eine Konsequenz und berechnet, wie effizient die Aktivität ver-

glichen mit den Alternativen ist – bewertet werden können die gewonnenen Lebensjahre, die Qualität der Lebensjahre, die Diagnose, die Reduzierung des Blutdrucks, Abnahme des Cholesterinspiegels etc. (Drummond et al., 2015). Dazu gibt es viele medizinische Studien, also randomisierte kontrollierte Versuche.

NICE-Definition: Lebenswertes Lebensjahr

Die Bewertung des Gesundheitszustands einer Person oder einer Gruppe; verglichen werden die Vorzüge, also die Dauer des Lebens, mit der Qualität des Lebens. Ein lebenswertes Lebensjahr ist ein Lebensjahr, in dem die Person vollkommen gesund ist; berechnet wird, wie viele Jahre den Patient*innen noch bleiben, nachdem sie eine bestimmte Behandlung oder Intervention bekommen haben; dabei wird jedem Jahr ein auf die Lebensqualität bezogener Wert (auf einer Skala von 0 bis 1) zugeordnet. Die Bewertung orientiert sich oft an den Fähigkeiten der Person, die Aktivitäten des täglichen Lebens zu bewältigen, und an der Abwesenheit von Schmerzen und psychischen Störungen (National Institute for Health and Care Excellence, n.d.).

Diese Bewertung der Kosteneffizienz kann entweder genutzt werden für „coverage decisions" oder „ration care" (die Entscheidung, welche Versorgung durchgeführt wird oder nicht), aber sie wird immer herangezogen bei der Auswahl von Aktivitäten, bei denen die Ressourcen sinnvoll genutzt werden können. Das kann z.B. Präventivmedizin sein (Zervixabstriche, Impfprogramme oder Tests); sie wird in der Regel von NICE praktiziert mit dem Ziel, den gesundheitlichen Nutzen mit eingeschränkten Ressourcen zu maximieren (Cylus et al., 2016).

Innerhalb des NHS ist es üblich, eingesparte Bettenbelegungstage zu nutzen: D.h., wie viele dieser Einheiten lassen sich einsparen durch ein Team, das eine Einweisung verhindert. Zur Erinnerung: das von uns gemessene Ergebnis ist eine Zielvorgabe, an der sich die Mitarbeiter*innen des NHS orientieren. Die vier-Stunden-Regel im Bereich der Notfallversorgung ist ein Beispiel dafür; eine differenziertere Vorgabe für dringlichere Krankheiten wie eine Sepsis wäre eine bessere und wirksamere Maßnahme und Entscheidungsgrundlage (Campbell et al., 2017).

Bei einem Vergleich der Gesundheitssysteme wird meistens verglichen, wie viel des Bruttoinlandsprodukts (BIP) für die Gesundheit ausgegeben wurde und in welchem Umfang die Todesfälle zurückgegangen sind. Wie Studien belegen, ist der NHS ein System mit einer guten Kosteneffizienz im Vergleich zu anderen, wie etwa den Vereinigten Staaten (Pritchard & Wallace, 2011). Die deutschsprachigen Länder haben im Vergleich hohe Ausgaben für Gesundheit. Deutschland, Österreich und die Schweiz geben im Schnitt etwa 12 Prozent ihres BIP für Gesundheit aus, wobei die Covid-Pandemie die Ausgaben für Gesundheit in allen OECD-Ländern in die Höhe getrieben hat.

3.6 Teams für komplexe Versorgung und Dienste

Übertragen auf die Menschen mit komplexen Problemen, erkennt man die Motivation für die Entwicklung von Teams, die sie in der Gemeinde unterstützen und unnötige Krankenhauseinweisungen verhindern sollen. Wichtig sind die Aneignung bestimmter Fähigkeiten und die Beseitigung aller Hemmnisse durch Fachleute, die die Integration von gesundheitlicher und sozialer Versorgung verhindern.

Fallstudie: Bettie

Das Team für komplexe Versorgung sollte sich um Bettie kümmern. Sie hatte diverse Gesundheitsprobleme wie Diabetes, grauer Star, Geschwüre am Bein, Soor und Übergewicht. Bettie hatte Schwierigkeiten, die Aktivitäten des täglichen Lebens zu bewältigen, und versäumte regelmäßig Arzttermine. Des Weiteren hatte sie Schwierigkeiten, ihre Wohnung sauber zu halten, die extrem schmutzig war; auf dem Boden befanden sich die Ausscheidungen ihrer Katze. Bettie verbrachte die meiste Zeit in ihrer Wohnung und lag im Bett.

Übung 3-5: Kritisches Denken

Welche Fähigkeiten und Gesundheitsfachpersonen sind im Fall von Bettie relevant?

Eine kurze Antwort finden Sie am Ende dieses Buchs.

Pflege und Kosteneffizienz

Laut Nursing and Midwifery Council (NMC) bedeuten Investitionen in die Pflege ein kosteneffizienteres Gesundheitssystem (Crisp et al., 2018). Die Pflege spielt in der Präventionsmedizin, die gekennzeichnet ist durch Screenings und Gesundheitsvorsorge, eine zentrale Rolle. Crisp und Kolleg*innen bezeichnen dies als universelle Gesundheitsvorsorge und verweisen darauf, dass sie wichtig ist, um Menschen zu helfen, ein gesundes Leben zu führen und sich wohlzufühlen, ganz zu schweigen von den Vorteilen für die globale Sicherheit im Gesundheitswesen und die Vorkehrungen für eine Epidemie, etwas, das wir in der Pandemie festgestellt haben.

Geld ist nicht die einzige Motivation im Bereich der Versorgung, aber es kann zu erheblichen Schäden bei Individuen und Patient*innengruppen führen. Es gibt viele berüchtigte Skandale, über die man sich informieren kann. Beginnen Sie mit dem Skandal, bei dem es um kontaminiertes Blut geht, oder mit dem, wo Gleichgültigkeit zum Tod geführt hat, denn diese beiden Fälle zeigen die Rolle, die Gesundheitsfachpersonen bei solchen Schäden spielen können, im Guten wie im Schlechten (Haemophilia Society, 2024; Mencap, 2012; UK Parliament, 2013).

Fallstudie: Michael

Michael ist zwanzig Jahre alt. Bei ihm wurden schwere Lernbehinderungen, Autismus und Epilepsie diagnostiziert; er hat drei Mal in der Woche tonisch-klonische Anfälle. Michael lebt in einem Pflegeheim mit fünf anderen Menschen zusammen, die auch Lernbehinderungen haben; das Pflegeheim liegt in einer modernen Wohnsiedlung. Er besucht ein örtliches Tageszentrum, zu dem er und elf andere „Klient*innen“ in einem Minibus gefahren werden. Er ist in einer Klasse mit zehn anderen Schüler*innen, die unterschiedlich ausgeprägte Lernbehinderungen und körperliche Behinderungen haben und die alle verbal und auf andere Art und Weise kommunizieren. Eine(r) der Schüler*innen in der Klasse hat mindestens einmal am Tag kurze, aber geräuschvolle Ausbrüche, die manchmal mit körperlicher Gewalt einhergehen, die sich gegen andere Schüler*innen und die Mitarbeiter*innen richtet (die Mitarbeiter*innen haben ein gutes Training bekommen, um damit umgehen zu können).

Michael spricht in kurzen Sätzen, meistens als Reaktion auf eine Bitte oder Aufforderung oder wenn er sich nach jemandem erkundigt oder um etwas bittet. Er kann ein paar einfache Wörter lesen und schreiben, bis zwanzig zählen und mit Zahlen umgehen. Er kennt sich mit Geld aus und weiß, dass Scheine (5 £, 10 £ etc.) „größer“ sind als Münzen, hat aber Schwierigkeiten zu kontrollieren, ob das Wechselgeld stimmt. Michael wählt seine Kleidung selbst aus, aber die ist für ihn meistens „zu alt“ und unmodern. Er kauft seine Kleidung mit Unterstützung seiner Hauptbetreuerin Freda, die 58 Jahre alt ist und ihn kennt, seit er ein Baby war.

Michael spricht sehr laut, was ihm Spaß zu machen scheint. Michael springt herum, dreht sich im Kreis und wedelt mit den Händen, wobei er manchmal einen hohen Schrei ausstößt, was ihm offensichtlich Spaß macht. Auf dem Spielplatz sitzt Michael gern auf einer Schaukel, was er anscheinend genießt. Michaels Verhalten kann eskalieren und zu Ausbrüchen führen, wobei er schreit und Dinge zerstört, aber er ist niemals gewalttätig gegenüber anderen geworden. Die Mitarbeiter*innen sind dafür ausgebildet, ihn in solchen Situationen zu unterstützen.

Michaels Verhaltensweisen eskalieren eher, wenn er müde ist (manchmal schläft er nachts nicht) und unmittelbar vor oder nach einem epileptischen Anfall (es sei denn, er schläft danach sofort ein). Michael ist gerne für sich und nimmt an Gruppenaktivitäten im Tageszentrum nicht teil. Er mag es, wenn alles ordentlich und sauber ist und seine Kleidung und sein Eigentum liegen fein säuberlich geordnet an ihrem Platz.

Michael braucht Zeit, um sich an neue, belebte, geschäftige und laute Umgebungen zu gewöhnen oder an andere Menschen, die laut sind und sich schnell bewegen, aber dies gelingt ihm mit Unterstützung und Zeit. Michael lässt sich nicht gerne anfassen, akzeptiert aber eine feste Hand auf seinem Arm oder Ellbogen, die ihn irgendwohin führt, aber nur, wenn er die betreffende Person kennt und ihr vertraut. Michael mag Videos und Musik von Kylie Minogue und ist begeistert von Harry Potter. Er schaut sich auch gerne Bücher, Zeitschriften und Filme an. Michael reagiert positiv auf Routine und Struktur und mag vertraute Aktivitäten und Menschen.

Michael hat wenig Kontakt zu seiner Familie (manchmal besucht ihn sein Bruder), aber es gibt Menschen, die ihm wichtig sind und auf die er positiv reagiert:

- Freda, seine Hauptbetreuerin;
- Kevin, eine auf Lernbehinderungen spezialisierte Pflegeperson der Gemeinde; er kennt Michael schon lange und besucht ihn drei oder vier Mal im Jahr, um sich auf den neuesten Stand zu bringen, über die Lage der Dinge zu sprechen und um Kontakt zu halten;
- Bob, der Michaels Hauptbetreuer war, als dieser noch jung war und zum ersten Mal die Dienste der (Kurzzeit)versorgung (respite care) in Anspruch nahm und als er ein junger Mann war und im Pflegeheim lebte. Bob hat in all den Jahren den Kontakt zu Michael aufrechterhalten und besucht ihn einmal im Monat, um mit ihm auszugehen. Er nimmt an Besprechungen teil und fungiert dann offiziell als Michaels Fürsprecher. Michael mag Bob sehr und ist völlig entspannt, freundlich und kommunikativ, wenn er mit Bob zusammen ist.

Übung 3-6: Entscheidungsfindung

Wenn wir mit Menschen arbeiten, die komplexe Bedürfnisse haben, müssen wir die Durchführung der Gesundheitsversorgung an deren individuelle Situation anpassen. Lesen Sie Michaels Fallstudie und überlegen Sie, welche Anpassungen Sie vornehmen müssen, wenn Sie diese Menschen behandeln. Wie finden Sie heraus, dass diese Anpassungen die richtigen sind?

Eine kurze Antwort finden Sie am Ende des Buchs.

3.7 Der Kampf gegen Ungleichheiten im Gesundheitsbereich

In unserem Gesundheitssystem gibt es immer noch Ungleichheiten und Unterschiede, obwohl die Gesundheitsversorgung universell und am Berührungspunkt unabhängig ist. Dies zeigen die Probleme, die von der Politik ignoriert werden. Salway und Autorenteam (2020) verweisen auf das Risiko Hepatitis B bei Menschen, die aus Ostasien eingewandert sind, oder Gesetze zum Schutz vor weiblicher Genitalverstümmelung, was bspw. in einigen Regionen des Vereinigten Königreichs zu negativen Klischeevorstellungen über die somalische Community geführt hat. Selbst bei so grundlegenden Dingen wie der Zahnpflege gibt es Unterschiede: Menschen mit Lernbehinderungen haben häufiger Zahnprobleme (Wilson et al., 2019). Ungleichheiten ziehen sich durch das ganze Gesundheitssystem. Nehmen Sie als Beispiel das Preisschild für eine Behinderung bei Menschen mit komplexen Problemen und dass diese eher von Deprivation (mangelnde Umsorgung) betroffen sind.

Pflegende müssen bedenken, wie sich dies auf ihre Patient*innen auswirkt; Menschen mit komplexen Schwierigkeiten werden eher mit Problemen dieser Art konfrontiert. Nach McFarland und MacDonald (2019) ist dafür die Pflege zuständig: sie soll über Gesundheit aufklären, Gesundheit und Genesung fördern und den Schutz der Gesundheit unterstützen. Wir arbeiten überall an der Frontlinie der Gesundheitsversorgung, führen ganzheitliche Versorgung durch in fast allen Situationen, mit denen ein Mensch konfrontiert wird, angefangen von der Geburt bis zum Tod. Wenn wir in dieser Rolle mit Menschen arbeiten, die komplexe Probleme haben, müssen wir als Teil in einem Team arbeiten, um diese Unterschiede und Ungleichheiten sowohl auf individueller als auch auf nationaler Ebene in Angriff nehmen zu können. Für uns als Pflegende ist es wichtig, zu wissen, welche Ressourcen unseren Patient*innen zur Verfügung stehen, und weitere Unterstützung für sie einzufordern. Bei diesem Engagement für unsere Patient*innen in unserem Bereich sollten wir bedenken, wie sich ungleiche und nicht zugängliche Dienstleistungen verglichen mit dem ganzen Vereinigten Königreich auswirken. Wir können uns für einen politischen Wandel einsetzen, indem wir Führungsrollen in der Politik und in Organisationen wie NHS England, Public Health England und der Weltgesundheitsorganisation übernehmen. Auch das Engagement in Berufsverbänden der Pflege und in (sofern in Ihrem Bundesland vorhanden) in Pflegekammern ermöglichen eine hohe Beteiligung an pflegepolitischen Diskussionen.

3.8 Zusammenfassung, Ausblick und Weiterführendes

Am Beispiel von Bettie und Rosemary wurde untersucht, wie sozioökonomische Aspekte sich auf ihr Leben auswirken. Betties Kampf mit dem Unterstützungssystem war eine Herausforderung, von der sie uns berichtet hat. Rosemary, deren Sohn eine Spezialabteilung aufsuchen muss, hat das Glück, einen Job zu haben, der es ihr ermöglicht, ihren Sohn dorthin zu bringen, wenn eine routinemäßige Behandlung ansteht.

Sozioökonomische Aspekte spielen bei Menschen mit komplexen Problemen auf allen Ebenen eine Rolle, eine, die nicht ignoriert werden kann und von den Pflegenden, die sich um diese Menschen kümmern, beachtet werden sollte. Weiterführende Hinweise und Webseiten werden in dem nachfolgenden Kasten zusammengefasst.

Weiterführende Literatur und Webseiten

Crisp, N., Brownie, S. & Refsum, C. (2018). *Nursing and midwifery: the key to the rapid and cost-effective expansion of high quality universal healthcare* [Report of the WISH Nursing and UHC Forum 2018]. World Innovation Summit for Health, Doah, Quatar.
Dieser Bericht gibt einen sorgfältigen Einblick in die Pflege und ist es wert, gründlich gelesen zu werden.

Day, W. & Shaw, R. (2022). When benefit eligibility and patient-led care intersect. Living in the UK with chronic illness: experiences of the work capability assessment. *Journal of Health Psychology, 27*(2), 456–469. https://doi.org/10.1177/1359105320953476
Diese Studie hat gezeigt, dass die Einbeziehung der Erfahrungen von Menschen in Situationen wie diesen sehr wichtig ist, um zu verstehen, worum es geht.

Webseiten

Bundesministerium für Arbeit und Soziales. (o. D.) *Persönliches Budget*. Verfügbar unter https://www.bmas.de/DE/Soziales/Teilhabe-und-Inklusion/Rehabilitation-und-Teilhabe/Persoenliches-Budget/persoenliches-budget.html
Das Bundesministerium für Arbeit und Soziales informiert ausführlich über die Leistungsform des Persönlichen Budgets. Eine Broschüre, die wichtige Informationen zusammenfasst, kann kostenfrei heruntergeladen werden. Beim Ministerium für Soziales, Gesundheit und Sport kann unter https://www.regierung-mv.de/Landesregierung/sm/Soziales/?id=4655&processor=veroeff ein Hörbuch mit zahlreichen Praxisbeispielen zum Persönlichen Budget bestellt werden.

Bundesministerium für Soziales, Gesundheit, Pflege und Konsumentenschutz (Österreich). (2024). *Gesundheitsberichte*. Verfügbar unter https://www.sozialministerium.at/Themen/Gesundheit/Gesundheitssystem/Gesundheitsberichte.html

Robert Koch Institut. (o. D.). *Gesundheitsmonitoring: Gesundheitsberichterstattung*. Verfügbar unter https://www.rki.de/DE/Content/Gesundheitsmonitoring/Gesundheitsberichterstattung/gbe_node.html

Die Gesundheitsberichterstattung des Bundes (GBE) zeigt Befunde zur gesundheitlichen Situation der Bevölkerung in Deutschland.

Schweizerisches Gesundheitsobservatorium. (2020). *Gesundheit in der Schweiz – Kinder, Jugendliche und junge Erwachsene. Nationaler Gesundheitsbericht 2020*. Verfügbar unter https://www.gesundheitsbericht.ch

Das Schweizerische Gesundheitsobservatorium veröffentlicht einen nationalen Gesundheitsbericht, der unter diesem Link eingesehen werden kann.

University of Wisconsin Population Health Institute. (2024). *Data & Documentation*. County Health Rankings & Roadmaps. Available from https://www.countyhealthrankings.org/health-data/methodology-and-sources/data-documentation

University of Wisconsin Population Health Institute. (2024). *2024 Measures*. County Health Rankings & Roadmaps. Available from https://www.countyhealthrankings.org/health-data/county-health-rankings-measures

Die Webseite ermöglicht eine gründliche Auseinandersetzung mit den Problemen; Sie finden dort Informationen aus der ganzen Welt.

University of Wisconsin Population Health Institute. (2024). *Social & Economic Factors*. County Health Rankings & Roadmaps. Available from https://www.countyhealthrankings.org/explore-health-rankings/measures-data-sources/county-health-rankings-model/health-factors/social-and-economic-factors

Williams, E., Buck, D., Babalola, G. & Maguire, D. (2022). *What are health inequalities?*. The King's Fund. Available from https://www.kingsfund.org.uk/publications/what-are-health-inequalities

Diese Webseite gibt neben anderen Themen einen sorgfältigen Einblick in die Unterschiede im Bereich der Gesundheit. Diese sind überwiegend evidenzbasiert und ausgewogen.

4 Strategien in der komplexen Versorgung

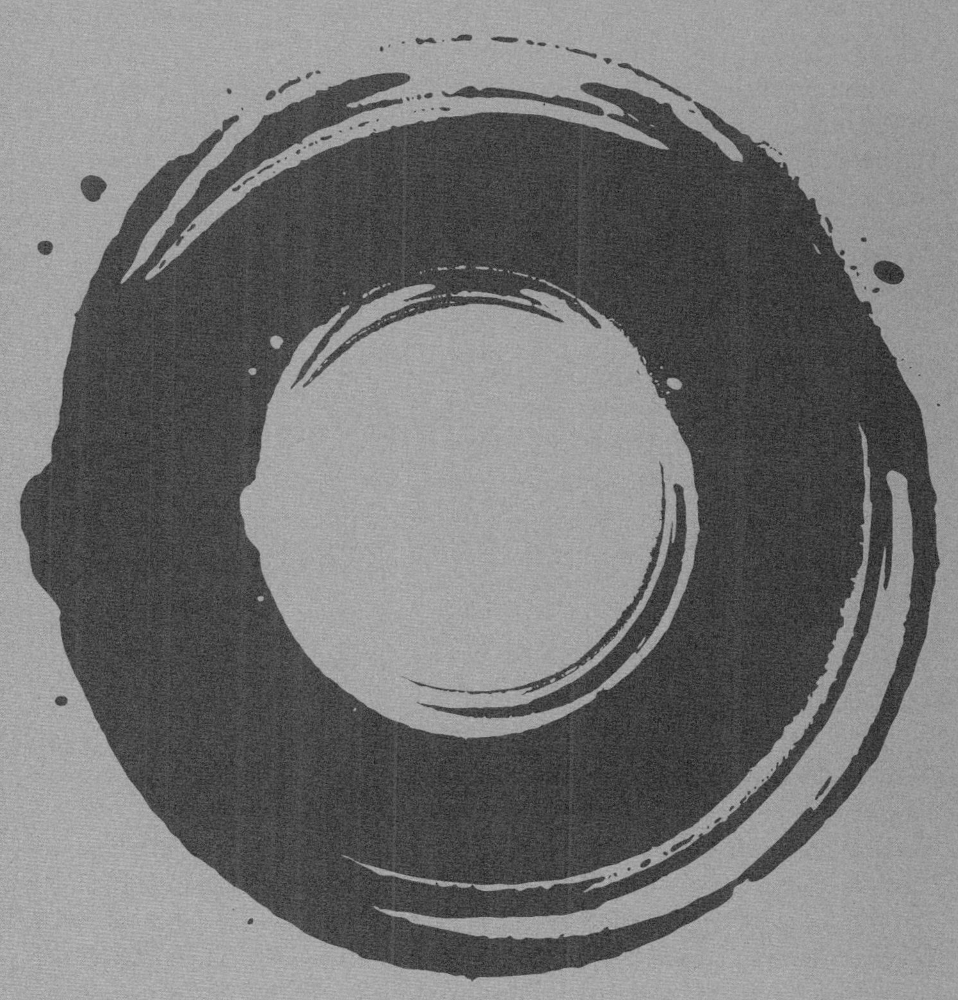

Der Pflegeprozess ist ein wichtiges Instrument, um die pflegerische Versorgung von Patient*innen mit den Prozessschritten Assessment, Pflegediagnose, Maßnahmenplanung und -ausführung sowie einer Ergebnisevaluation zielgerichtet durchführen zu können. Im Rahmen der Prozessschritte wird das Pflegemodell von Roper, Logan und Tierney (Roper et al., 2023) vorgestellt, das auf zwölf Lebensaktivitäten (LA) basiert. Bei strukturierenden Hilfsmitteln ist jedoch immer zu beachten, dass die Patient*innen mit ihren besonderen Bedürfnissen im Mittelpunkt stehen müssen. Weitere Themen sind der Einsatz der eigenen Person im therapeutischen Prozess und die Bedeutung einer gemeinschaftlichen Versorgung.

Nach Durchsicht dieses Kapitels verstehen Sie die Prinzipien des Pflegeprozesses im Zusammenhang mit der Versorgung sowie der Versorgungplanung für diese Patient*innengruppe und wissen, was Sie für sich tun müssen, um sich nicht selbst zu gefährden.

4.1 Einleitung

Pflegende sind oft in der häuslichen Umgebung von Menschen mit komplexen Problemen und beteiligen sich an deren Versorgung. In diesem Kapitel befassen wir uns im Rahmen der komplexen Versorgung mit folgenden Themen: Festlegung der Ziele, Anwendung des Pflegeprozesses und gemeinschaftliche Versorgung. Wir betrachten Ergebnisbewertung und Benchmarking angesichts unbekannter oder ungewisser Ziele und Optionen und sprechen über die Pflegeperson als therapeutisches Tool in der Praxis.

4.2 Der Pflegeprozess

Der Pflegeprozess wurde in den USA entwickelt und in den 1980er Jahren in das Vereinigte Königreich sowie im deutschsprachigen Raum eingeführt (Peate, 2019). Es handelt sich um einen zielgerichteten Prozess zur Durchführung der pflegerischen Versorgung, der aus den Schritten Assessment, Pflegediagnose, Planung und Durchführung der pflegerischen Maßnahmen sowie Evaluation der Ergebnisse besteht. Einfach ausgedrückt: Der Pflegeprozess ist eine Möglichkeit, die pflegerische Arbeit und die damit zusammenhängenden Aufgaben zu organisieren, um sicherzustellen, dass alle Bedürfnisse der Patient*innen berücksichtigt werden. Zunächst wird die Situation gezielt überprüft, dann ein Plan entwickelt und anschließend – die Vorgehensweise ähnelt der von wissenschaftlichen Untersuchungen – gemeinsam mit dem Patienten/der Patientin und dem Rest des Teams zu Ende geführt.

Ein Beispiel ist das Roper-Logan-Tierney-Pflegemodell (Roper et al., 2023) (**Abb. 4-1**). Es besteht aus zwölf Lebensaktivitäten (LA), die Pflegende bei ihren Assessments und Plänen für die pflegerische Versorgung nutzen können (Williams, 2017). Diese Lebensaktivitäten (LA) gehören zum Menschsein von der Geburt bis zum Tod. Komplexe Versorgungsbedürfnisse hindern Menschen jedoch daran, sie ohne fremde Hilfe durchzuführen. Man kann den Zusammenhang mit dem Pflegeprozess erkennen; die Nutzung dieser Aktivitäten für einen Gesamtüberblick über das Leben der Person ist hilfreich, solange dies nicht rein automatisch geschieht. [Eine Beschreibung, wie man Syndrompflegediagnosen im Rahmen des Pflegeprozesses nutzen kann, um komplexe Pflegesituationen zu analysieren und zu visualisieren, findet sich in Kapitel 12. Anm. d. Lek.].

Die Umsetzung dieses Ansatzes weist einige Schwierigkeiten auf – nicht zuletzt die, dass bei unserem Gesundheitssystem die Akutversorgung im Mittelpunkt steht, selbst in der Allgemeinpraxis, wo gelegentliche Interaktionen möglich sind. Zheng und Kollegen*innen (2019) haben in ihrer Studie mehrere Hemmnisse gefunden, angefangen von der Fähigkeit der Organisation, den ökonomischen Status des Patienten zu berücksichtigen, vorschnellen Entlassungen, mangelnder Kooperation bis hin zur Ausbildung des Personals. Die Autor*innen haben festgestellt: Je höher der Stress an dem untersuchten Ort war, desto geringer war die Wahrscheinlichkeit, dass der Pflegeprozess umgesetzt wurde, und je kenntnisreicher die Pflegenden waren, desto größer war die Wahrscheinlichkeit, dass er umgesetzt wurde. Der ökonomische Status der Patient*innen zeigte eines ganz deutlich: Je ärmer die Patient*innen waren, desto geringer war die Wahrscheinlichkeit, dass der Pflegeprozess im Rahmen der Versorgung zur Anwendung kam. Die Studie wurde in den USA durchgeführt, wo ein Großteil der Gesundheitsversorgung von den Nutzer*innen selbst bezahlt werden muss. Dennoch wird dieses System im Vereinigten Königreich sowie im deutschsprachigen Raum praktiziert, auch hier müssen Verschreibungen oder die Versorgung in der häuslichen Umgebung von den Nutzer*innen bezahlt werden, zumindest durch einen Teil an Eigenleistungen. Diese Einschränkungen haben Zamanzadeh und Mitautor*innen (2015) in ihrer Studie auch im Iran gefunden: Die Studie ergab, dass neben diesen Nachteilen auch die mangelnde Kenntnis des Pflegeprozesses erheblich zu diesen Einschränkungen beigetragen hat. Die Autor*innen vertreten die Ansicht, dass eine Erweiterung des Wissens und mehr Aufmerksamkeit dies verbessern kann.

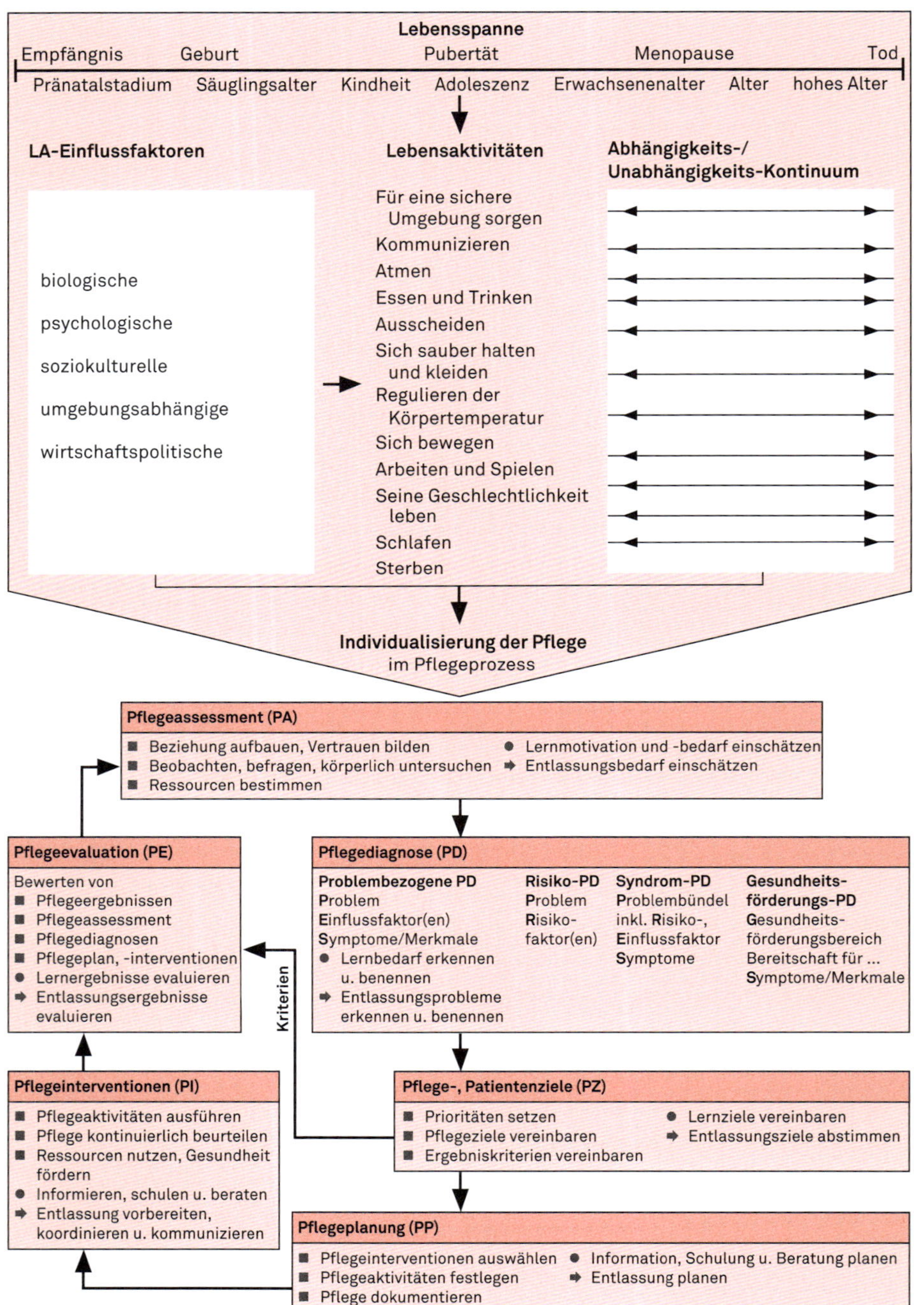

Abbildung 4-1: Das von Roper-Logan-Tierney entwickelte Pflegemodell sowie der Zusammenhang mit dem Pflegeprozess und Pflegediagnosen (Roper et al., 2023)

Fallstudie: Isabella

Isabella ist 58 Jahre alt und leidet an einer nicht identifizierten neurodegenerativen Störung (neurologische Erkrankungen decken sich nicht immer mit einer bekannten Diagnose). Sie lebt mit ihrer Ehefrau zu Hause und wird dort rund um die Uhr unterstützt. Da sie aufgrund ihrer Erkrankung keine Entscheidungen bezüglich ihrer Versorgung treffen kann, orientiert sich das Team an ihren früheren Versorgungsplänen und ihrer Fürsprecherin, ihrer Ehefrau. Zu ihrem Versorgungsteam gehören ein auf Neurologie spezialisiertes Team, ihr Hausarzt, die Gemeinde-Pflegepersonen und die Betreuungspersonen des Anbieters des Versorgungsprogramms, ihr Apotheker, eine Logopädin, ein Physiotherapeut und eine Beschäftigungstherapeutin.

Assessments sind ein wesentlicher Teil dieses Prozesses, das Fundament, auf dem der ganze Prozess aufbaut. Die Informationen für diesen Prozess stammen nicht nur von der Dokumentation und dem Team der Gesundheitsversorgung, sondern auch von der Person mit komplexen Problemen. Kritisches Denken ist wichtig für diesen Prozess und bei Ihrem Assessment müssen Sie alle Aspekte des Lebens der Person berücksichtigen – körperliche, emotionale, spirituelle, sexuelle, finanzielle, kulturelle und kognitive, denn dies ist Teil Ihrer Rolle. Menschen mit komplexen Bedürfnissen haben wahrscheinlich schon viele Assessments erlebt, die von vielen verschiedenen Gesundheitsfachberufen und Teams durchgeführt wurden, und die Erfahrungen, die sie dabei gemacht haben, beeinflussen ihre Interaktionen. Dies bedeutet, dass Sie bei der Versorgung dieser Personen anders vorgehen müssen als bei den Betroffenen mit relativ unkomplizierten Bedürfnissen. Die Erfahrungen und die Kenntnisse dieser Menschen sollten Sie unbedingt beherzigen und bei der Interaktion mit ihnen ihre potenziell traumatischen Erfahrungen berücksichtigen.

Übung 4-1: Aufgabe

Denken Sie an Isabellas Situation. Welche Erfahrungen hätten Sie vor dem Hintergrund Ihrer eigenen Bedürfnisse berücksichtigt, wenn Sie diese Art der Versorgung in Anspruch nehmen müssten? Wie viele Assessments würden Sie akzeptieren, bei denen immer nur die gleichen Informationen gesammelt werden?

Da Sie bei dieser Aufgabe selbst nachdenken sollen, fehlt die Antwort am Ende des Buchs.

4.2.1 Traumaorientierte Versorgung

Thompson-Lastad und Autorenteam (2017) zitieren einen Moderator, der sich auf einer Konferenz über den Umgang mit komplexer Versorgung wie folgt äußerte: Was wäre, wenn wir bei jeder Versorgung so tun würden, als hätte jeder schon einmal ein traumatisches Ereignis erlebt? Und diesen Ansatz verfolgen wir auch in unserem Buch: Wir gehen davon aus, dass alle Menschen mit komplexen Bedürfnissen schon einmal ein traumatisches Ereignis hatten. Chronischer Stress und Traumata beeinflussen den Gesundheitszustand, was bereits erwähnt wurde (**Kap. 2, 3**). Thompson-Lastad und Mitautoren verweisen auf die umfangreiche Literatur, die das überdurchschnittlich hohe Auftreten von traumatischen Ereignissen bei Menschen mit komplexen Versorgungsbedürfnissen bestätigt. Traumaorientierte Versorgung hat vier Merkmale: Worauf sie achten sollten (recognition); womit Sie sich auskennen sollten (knowledge); worauf Sie sich konzentrieren sollten (concern); was Sie respektieren sollten (respect) (Guest, 2021) (**Abb. 4-2**).

Fallstudie: Bettie

Betties eigene Worte:

Ich bin noch keinem Gesundheitsexperten, geschweige denn einer Pflegeperson begegnet, die sich für meine früheren traumatischen Erfahrungen interessiert hätte. Ich erinnere mich noch gut an eine Pflegeperson, die mein traumatisches Erlebnis, meinen Kummer und meine Befürchtungen einfach abgetan hat. Ihr Verhalten mir gegenüber grenzte an Grausamkeit und ich werde ihren Namen niemals vergessen. Was diesem Ansatz aus meiner Sicht fehlte, waren gemeinsame Entscheidungsfindung, Aufrichtigkeit sowie Förderung und Stärkung des Vertrauens der Menschen, die eine traumatische Erfahrung gemacht haben.

Thompson-Lastad und Autor*innen (2017) haben in den USA zwei Teams für komplexe Versorgung interviewt und untersucht, wie die Teammitglieder über die traumatischen Erfahrungen ihrer Patient*innen diskutieren und inwieweit ihnen dies hilft, den Lebenskontext der Patient*innen zu verstehen. Untersucht wurden auch die Abweichung von den Programmen für komplexe Versorgung und den Problemen der Menschen mit komplexen Bedürfnissen. Laut dieser Studie werden die oft kurzen Interventionen der Programme für komplexe Versorgung (**Kap. 5**) häufig von den Mitarbeiter*innen umgangen, die die Flexibilität der Programme nutzen, um sich mehr den systemischen Problemen der Patient*innen zu widmen; sie haben mehr Zeit für die Patient*innen und können Termine flexibler handhaben. Sie ließen sich mehr Zeit, eine Beziehung zu den Patient*innen aufzubauen trotz des von dem

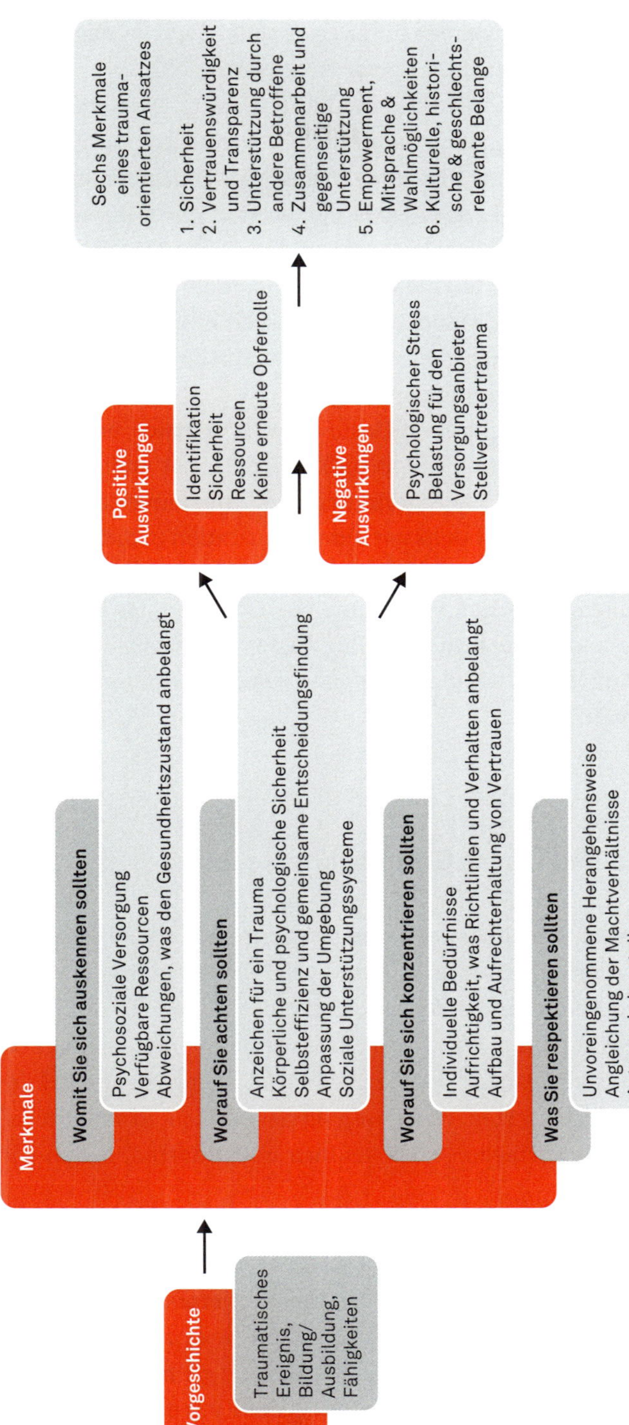

Abbildung 4-2: Traumaorientierte Versorgung (Quelle: Guest, 2021)

Konzept des Programms für komplexe Versorgung verursachten Drucks, das darauf abzielt, die Hospitalisierung dieser Patientengruppe zu reduzieren.

Ein wichtiger Befund der Thompson-Lastad-Studie (2017) war: Die Benennung des Traumas versetzt uns in die Lage, die strukturellen Probleme, die das Trauma verursachen, auf eine Art und Weise zu benennen, die den Patient*innen und den Menschen in unserem Umfeld zeigt, dass eines der wahren Bedürfnisse darin besteht, etwas gegen die existierende Ungleichheit zu tun. Diese Ansicht vertritt auch Guest (2021) in seiner Arbeit, die feststellt, dass traumaorientierte Versorgung dazu befähigt, Menschen mit einem Trauma zu identifizieren, den Personen in ihrem Umfeld Sicherheit zu gewähren, besseren Zugang zu Ressourcen zu ermöglichen und eine erneute Verletzung zu vermeiden.

Dieser Ansatz wird eher bei psychischen Gesundheitsproblemen und in der auf Lernbehinderungen spezialisierten Pflege praktiziert. Isobel und Edwards (2017) beschreiben die Prozesse und die Auswirkungen der Implementation dieses traumaorientierten Versorgungsmodells auf einer Akutstation in Sidney, dessen Gesundheitssystem dem im Vereinigten Königreich ähnlich ist. Die Definition der dort praktizierten traumaorientierten Versorgung berücksichtigt das Bedürfnis nach emotionaler und psychologischer Sicherheit, das Wissen um die Auswirkungen des Traumas und die Art und Weise, wie die Versorgung von den Betroffenen wahrgenommen wird (**Kap. 8, 9, 10**).

4.2.2 Auswirkungen auf klinische Gesundheitsfachberufe

Der Umgang mit den eigenen Verhaltensweisen und Bedürfnissen ist ein wesentlicher Teil der traumaorientierten Versorgung. Guest (2021) hat herausgefunden, dass die Mitarbeiter*innen Ähnliches empfanden, nachdem sie von den Erfahrungen ihrer Patient*innen gehört hatten. Wir wissen, dass wir unsere therapeutischen Beziehungen nutzen, um unseren Patient*innen zu helfen, und wenn wir unsere Person als therapeutisches Mittel einsetzen, und unsere Persönlichkeit, unser Urteilsvermögen und unsere Wahrnehmungen gezielt als Instrument nutzen, helfen wir ihnen (Yazdani et al., 2021).

Kwaitek und Kollegen (2005) verwiesen auf die Auswirkungen, die unsere Zuschreibungen (Meinungen über Geschehnisse) auf unser Verhalten und auf unsere Praxis haben. Speziell in der auf Lernbehinderungen spezialisierten Pflege und im Bereich psychischer Gesundheitsprobleme können Verhaltensweisen, die uns irritieren, dazu führen, dass wir Absichten oder Ziele unterstellen, die gar nicht existieren. Genau deshalb ist die reflektierte Praxis so wichtig: Innehalten, um uns unsere Fehleinschätzungen und Überzeugungen bewusst zu machen, die Einfluss auf unsere

Interaktionen nehmen, hilft uns, die momentanen Erfahrungen der Patient*innen auf eine Art und Weise zu betrachten, die hilfreicher und vernünftiger ist.

Ihre eigenen Erfahrungen beeinträchtigen die Interaktion mit Fehleinschätzungen und Überzeugungen. In der Pflege werden manchmal persönliche Erfahrungen offenbart, um den Beziehungsaufbau zu unterstützen (Steuber & Pollard, 2018). Dies kann schwierig werden, ohne den Fokus von dem Patienten/der Patientin abzulenken und den Moment Ihnen und Ihren Bedürfnissen zu widmen. Die Vorteile können die Risiken jedoch überwiegen, wenn Sie die Fähigkeit haben, etwas aus dem Moment zu machen; dann kann er helfen, das zwischenmenschliche Element der Beziehung zu stärken, das ungleiche Machtverhältnis zu reduzieren und den Patienten/die Patientin auf seiner/ihrer Reise zu begleiten. Steuber und Pollard (2018) verweisen auf die Notwendigkeit, dass Pflegende sich austauschen. Es gilt, diese Gewohnheit bei ihnen zu fördern und ihnen damit zu helfen, ihre Emotionen zu bewältigen.

4.2.3 Selbstmanagement

Der Einsatz der eigenen Person zu therapeutischen Zwecken ist ein gängiger und wichtiger Schritt bei allen Rollen im Bereich der Pflege. Koloroutis (2014) hat untersucht, welche Fähigkeiten wir brauchen, um dies zu tun, damit wir für unsere Patient*innen Teil des therapeutischen Prozesses werden können. Sie benennt drei Dinge: mit sich selbst ins Reine kommen, sich selbst gut kennenlernen und Mitgefühl mit sich selbst entwickeln. Diese Fähigkeiten kennzeichnen eine achtsame Praxis, die uns hilft, die Bedürfnisse unserer Patient*innen, den Einsatz unserer Person als therapeutisches Instrument und unser eigenes Wohlbefinden miteinander in Einklang zu bringen. Sie versetzen uns in die Lage, Mitgefühl gegenüber unseren Patient*innen und gegenüber uns selbst zu entwickeln. Die Autorin zeigt anhand von Beispielen auf, wie Sie dabei freundlich mit sich sprechen und Ihre eigenen Überzeugungen reflektieren können.

Übung 4-2: Aufgabe

Lesen Sie die folgenden Fragen und schreiben Sie in Ihrem Tagebuch über Ihre Gedanken.

- Welche Praktiker*innen respektiere ich? Was an deren Praxis löst dieses Gefühl in mir aus?
- Welche Informationen und Kenntnisse brauche ich und wie kann ich mir diese beschaffen?
- Welche Patient*innen finde ich schwierig und wie reagiere ich darauf?

- Welche Patient*innen mag ich und woran liegt es, dass ich ihre Versorgung als angenehm empfinde?
- Was habe ich von meinen Patient*innen gelernt?
- Welches ist meine Pflegephilosophie (d. h. welche Ihrer Überzeugungen setzen Sie in die Praxis um)?

Die Sie bei dieser Übung selbst nachdenken sollen, fehlt die Antwort am Ende dieses Buchs.

Unsere Fähigkeiten haben einen Einfluss auf unsere Patient*innen, auf die Situation, in der sie sich befinden, sowie auf die Einschränkungen und Vorteile unserer Tätigkeit. Letzteres bezieht sich auf einen Aspekt der Praxis, der für unsere Arbeit von großer Bedeutung ist. Doch es gilt zu bedenken, dass wir nicht allein arbeiten – wir arbeiten mit unseren Patient*innen und Kolleg*innen zusammen. Wir arbeiten auch mit Leuten außerhalb des Gesundheitssystems zusammen. Ein Beispiel hierfür ist die Zusammenarbeit zwischen Harrys Pflegespezialistin und der Schule – das multidisziplinäre Team ist wichtig, sowohl im Gesundheitsbereich als auch in anderen Organisationen. Es kommt äußerst selten vor, dass wir die einzige Person sind, die hinzugezogen wird (**Kap. 5**).

Fallstudie: Harry

Harry, ein Kind mit Hämophilie, kommt in die Schule. Eins von Rosemarys Problemen ist die Tatsache, dass sie oder ihr Ehemann sofort den Arbeitsplatz verlassen müssen, wenn Harry sich verletzt, um ihn in ein Spezialkrankenhaus zu bringen. Weil in der Schule niemand so gut wie Harrys Eltern weiß, ob eine Blutung dringend behandelt werden muss oder nicht, werden sie auf ihrer Arbeitsstelle angerufen und müssen telefonisch diese Entscheidung treffen.

Harrys Pflegespezialistin und Rosemary kontaktierten die Schule, um sie zu beraten; gemeinsam wurden ein Plan und Richtlinien entwickelt, sodass die Schule wusste, wie sie Harry unterstützen kann. Diese gemeinschaftliche Versorgung erleichterte Harry und seiner Familie den Schulbeginn.

Übung 4-3: Kritisches Denken

Können Sie sich angesichts der Fallstudie Harry weitere Implikationen vorstellen für ein Kind mit komplexen Bedürfnissen, das zur Schule geht? Obwohl Harrys Schwester Hermione noch nicht zur Schule geht, sollten Sie sie in Ihre Überlegungen einbeziehen.

Eine kurze Antwort finden Sie am Ende dieses Buchs.

4.3 Gemeinschaftliche Versorgung

Es existiert eine Fülle von Daten, die in allen Bereichen der Pflege gemeinschaftliche Versorgung befürworten (Bekelman et al., 2018; Camacho et al., 2018; Gilbody, 2006; Katon et al., 2010; Pfaff & Markaki, 2017; Talbott et al., 2021). Bei körperlichen Krankheiten wie Herzversagen hat eine gemeinschaftliche Versorgung der Symptome und der psychosozialen Probleme die negativen Auswirkungen wie Depressionen und Erschöpfungszustände aufseiten der Patient*innen reduziert (Bekelman et al., 2018). Bei der pflegerischen Versorgung psychischer Probleme hat gemeinschaftliche Versorgung Depressionen reduziert (**Kap. 7**) (Camacho et al., 2018; Gilbody, 2006). Menschen mit komplexen Problemen leiden oft an Depressionen und chronischen Krankheiten; Katon und Kollegen (2010) haben festgestellt, dass gemeinschaftliche Versorgung den Cholesterinspiegel, den Blutdruck und die Depressionswerte senkt. Die Lebensqualität und die Zufriedenheit mit der Versorgung haben sich verbessert. Dies konnte gezeigt werden am Beispiel junger Menschen mit einer Aufmerksamkeitsdefizit-Hyperaktivitätsstörung; in diesen Fällen hat die Zusammenarbeit zwischen den Teams die vorhandenen Schwierigkeiten zwischen den Schulen und der Gesundheitsversorgung beseitigt und damit die Unterstützung der Kinder und deren Familien verbessert (Talbott et al., 2021).

Angesichts dieser Daten leuchtet es ein, dass gemeinschaftliche Versorgung in allen Bereichen der Gesundheitsversorgung praktiziert werden sollte. Aber ist das so?

Übung 4-4: Aufgabe

Denken Sie an Ihre letzte Tätigkeit in der Praxis: Haben Sie dort Beispiele für gemeinschaftliche Versorgung gesehen? Wo haben Sie ungenutzte Möglichkeiten gesehen, die Gesundheitsversorgung Ihres Teams neu zu organisieren, um den Aspekt der Gemeinschaftlichkeit zu verstärken?

Da Sie bei dieser Übung selbst nachdenken sollen, fehlt die Antwort am Ende dieses Buchs.

In diesem Buch verwenden wir die Bezeichnung Team für komplexe Versorgung, dessen Modell auf Zusammenarbeit setzt. Diese Art der Versorgung überwindet die Grenzen zwischen Gesundheitsversorgung und sozialer Versorgung, identifiziert Hemmnisse, die die Bedürfnisse der Patient*innen einschränken, und umgeht sie. Es ist wichtig, dass die Patient*innen bei unserer Zusammenarbeit in das Team einbezogen werden. Dabei sollte es nicht um die Belange des für die Gesundheitsversorgung zuständigen Teams gehen, sondern um die Bedürfnisse der Person, die im

Mittelpunkt des Prozesses steht. Ein wichtiger Faktor dabei ist die Festlegung der Ziele; stehen diese fest, müssen wir unsere Versprechen umsetzen und handeln.

4.3.1 Implementation

In diesem Stadium wird der Pflegeplan in die Praxis umgesetzt. In der Literatur ist dies meistens eine Pflegeintervention (d.h. EEGs, Sauerstoff etc.), aber im Kontext der komplexen Versorgung können dies Vereinbarungen bezüglich der Versorgung, finanzielle Unterstützung, Geräte, Zugang zu Dienstleistungen oder Verbesserungen in der Wohnung sein (Toney-Butler & Thayer, 2020, 2023). Überweisungen an andere Dienste und die Zusammenarbeit innerhalb des multidisziplinären Teams sind wichtig in diesem Stadium.

4.3.2 Pflegeevaluation

Die Evaluation spielt eine große Rolle, weil die Beteiligten die Auswirkungen des Prozesses überprüfen und sich fragen können, ob sie gewirkt haben oder ob sie alles noch einmal überprüfen und einen zweiten Plan entwickeln sollen. Da das Leben der Menschen mit komplexen Bedürfnissen selten unkompliziert ist und ihre Bedürfnisse sich im Laufe der Zeit entwickeln, ist es unwahrscheinlich, dass ein einmaliger Prozessdurchlauf ausreicht.

Die Evaluation der Ergebnisse kann sehr unterschiedlich ausfallen, aber die Nutzung von patient-reported outcome measures (PROMs) – Ergebnisbewertung aus Sicht der Patient*innen – und patient-reported experience measures (PREMs) – Bewertung der Erfahrungen aus Sicht der Patient*innen – bietet die Möglichkeit, die Gespräche fortzusetzen, die im Verlauf des Pflegeprozesses hätten stattfinden sollen. Meistens sind dies Fragebögen, in denen es darum geht, wie die Patient*innen ihren Gesundheitszustand einschätzen oder welche Erfahrungen sie während der Durchführung ihrer Versorgung gemacht haben (Kingsley & Patel, 2017).

PROMs sind standardisierte, validierte Instrumente, die die Betroffenen ausfüllen sollen. Die Fragen beziehen sich darauf, wie sie ihre Gesundheit, die Auswirkungen auf die Aktivitäten des täglichen Lebens und die Lebensqualität einschätzen, und sie können krankheitsbezogen oder allgemein sein (Kingsley & Patel, 2017). PREMs sammeln Informationen über die Erfahrungen der Betroffenen und sind in der Regel Fragebögen, die sich auf die Kommunikation beziehen oder darauf, ob die Versorgung angemessen war. Diese Fragebögen sind nicht nur hilfreich, um Gespräche zu führen und die Auswirkungen der Versorgung zu bewerten, sondern sie können auch in der Forschung genutzt werden. Wenn es um die Ergebnisbewertung

Tabelle 4-1: Die Einsatzmöglichkeiten von PROMs und PREMs.

PROMs	PREMs
Bewerten die Qualität der Versorgung (Benchmarking)	Sammeln für die Mitarbeiter*innen Feedback über die Qualität der Versorgung
Bewerten die Effizienz der klinischen Interventionen (randomisierte klinische Versuche)	Bewerten die Effizienz der Prozesse
Bewerten die Kosteneffizienz (s. NICE-Richtlinien)	Informieren darüber, wie die Patient*innen Ihre Dienstleistungen wahrnehmen
Klinisches Audit	Verbessern die Qualität der patientenzentrierten Versorgung

geht, ist die Auswahl des richtigen Instruments entscheidend: Wer mit einem Instrument arbeitet, das nicht validiert ist, muss wissen, dass nicht getestet wurde, ob es das misst, was es messen soll. Beispiele finden Sie in **Tabelle 4-1**. Kingsley und Patel (2017) weisen darauf hin, dass es einen Zusammenhang zwischen der Erfahrung und den Ergebnissen gibt.

Übung 4-5: Aufgabe

Denken Sie an Ihre letzte Tätigkeit in der Praxis: Welche Instrumente wurden dort zur Einschätzung der Ergebnisse und Erfahrungen der Patient*innen eingesetzt? Vielleicht solche wie Barthel-Index, Waterlow oder zur Einschätzung gesundheitsbezogener Lebensqualität?

Da Sie bei dieser Übung selbst nachdenken sollen, fehlt die Antwort am Ende des Buchs.

PROMs sollten den Kontext der Situation einbeziehen und darauf basierende Entscheidungen offengelegt werden (Sawatzky et al., 2021). Die PROMs befähigen zu Diskussionen über Behandlungsmöglichkeiten, neue Ziele und die Fortsetzung oder die Inanspruchnahme weiterer Dienste oder Unterstützungsmöglichkeiten. Die Working Group on Health Outcomes for Older Persons with Multiple Chronic Conditions (2012) hat Instrumente entwickelt, die geeignet sind, die Ergebnisse von älteren Menschen mit multiplen chronischen Krankheiten einzuschätzen; das, was sie messen, wäre auch für die komplexe Versorgung hilfreich (**Tab. 4-2**). Die Einschätzung der einzelnen Bereiche kann mithilfe geeigneter validierter Instrumente erfolgen.

Tabelle 4-2: Bewertungen im Bereich der komplexen Versorgung

Thema	Absicht
Allgemeiner Gesundheitszustand	Der von der Person selbst wahrgenommene Gesundheitszustand sollte auch das Wissen und die Vorstellungen über ihren Gesundheitszustand beinhalten. Wie die Person ihren Gesundheitszustand wahrnimmt, kann sich deutlich davon unterscheiden, wie das Team diesen einschätzt.
Belastung durch das Symptom	Manchmal ist es schwierig, einem Symptom eine bestimmte Krankheit zuzuordnen, insbesondere bei einer ganzheitlichen Betrachtung der Gesundheit. Doch dann können Sie sich mehr auf die Symptome fokussieren, die der Patient/die Patientin als sein/ihr größtes Problem betrachtet, und dies intensiver untersuchen.
Körperliche Funktion und Mobilität	In der komplexen Versorgung sind damit die Aktivitäten des täglichen Lebens gemeint (LA) und nicht der Stil des Gangs bei schnellem Gehen.
Ergebnisse der psychischen Gesundheit	Angst und Depressionen sind typisch für Menschen mit komplexen Bedürfnissen; sie werden verursacht durch die Krankheiten selbst und die Situation, in der sie sich befinden.
Kognitive Funktion	Gedächtnis, Denkvermögen, Wahrnehmung, Schlussfolgern, Orientierung und Verhalten verändern sich im Laufe der Zeit. Menschen mit komplexen Bedürfnissen können an Demenz und Delirium leiden und diese können zusätzlich zu akuten Problemen auftreten.
Soziale Gesundheit	Soziale Unterstützung spielt eine wichtige Rolle für Menschen mit komplexen Bedürfnissen; Faktoren, die Einfluss darauf nehmen, sind wichtig in diesem Bereich.
Präferenzen und Ergebnisse Patient*innen	Obwohl die ursprüngliche Arbeitsgruppe dies als Manko in ihrem Entwurf identifiziert hat, sind diese ein wesentlicher Teil der komplexen Versorgung. Die Ziele der Person mit komplexen Bedürfnissen spielen eine wichtige Rolle bei der Bewertung der Ergebnisse.

Die Arbeitsgruppe Geriatrisches Assessment (AGAST) hat Instrumente für ein Basisassessment festgelegt, die körperliche Gesundheit sowie psychosoziale und funktionelle Fähigkeiten von Patient*innen abbilden. Am Ende des Kapitels finden Sie die Webseite zur AGAST, auf der die Instrumente kostenfrei heruntergeladen werden können.

4.3.3 Anmerkungen zu bestimmten Gruppen

Wenn Sie PROMs und PREMs bei Gruppen einsetzen, ist bei der Arbeit mit einer Gruppe Folgendes zu beachten: Diskretion bei Fragen, die unangenehm sind, Hilfe anbieten bei der Beantwortung, auf große Schrift oder viel Platz auf dem Formular achten (Jahagirdar et al., 2012). Den emotionalen Zustand und den Grad der Bildung Ihrer Patient*innen sollten Sie berücksichtigen, damit diese Assessments nicht noch mehr Leid und Traumata verursachen.

4.3.4 Grenzen

Viele dieser Instrumente wurden für die Forschung und nicht für die klinische Praxis validiert und bewerten daher nicht unbedingt das, was sie sollen. Sie sind sprach- und kulturspezifisch und die Validierung muss für jedes Merkmal getrennt erfolgen, sollte sich eins davon verändern (Kingsley & Patel, 2017).

Laut Sawatzky und Kollegen (2021) sollten Sie bei der Arbeit mit PROMs auf veränderte Reaktionen achten. Dies passiert, wenn zwischen den Assessments etwas geschehen ist, das den Kontext des Gesprächs verändert hat, etwa eine akute Episode bei einer Person mit chronischen Krankheiten oder eine Intervention wie eine kognitive Verhaltenstherapie, die den Blick der Person auf ihre Situation verändert hat. Dies gilt auch allgemein für Vereinbarungen, die den Umfang der Dienstleistung betreffen, beispielsweise ein Wechsel von einem weniger inklusiven und ganzheitlichen Gesundheitskonzept wie ein rein biologisches, zu einem, das auch auf das soziale Wohlbefinden abzielt.

4.4 Zusammenfassung, Ausblick und Weiterführendes

Der Pflegeprozess strukturiert Ihre Arbeit mit Menschen, die komplexe Bedürfnisse haben; er systematisiert einen Praxisbereich, in dem die Dringlichkeit der Bedürfnisse gelegentlich die Situation beherrscht. Ein wesentlicher Aspekt der Versorgung in diesem Bereich besteht darin, dafür zu sorgen, dass sowohl Ihre Patient*innen als auch Sie sicher sind, wenn Sie Ihr Wissen, Ihre Erfahrungen und Ihre Persönlichkeit als therapeutisches Instrument einsetzen. Die Patient*innen müssen immer im Mittelpunkt stehen genauso wie ihre Bedürfnisse und die Art und Weise, wie sie ihre Versorgung wahrnehmen. Im nächsten Kapitel gehen wir der Frage nach, wie Teams in diesem Bereich arbeiten. Weiterführende Hinweise und Webseiten werden in dem nachfolgenden Kasten zusammengefasst.

Weiterführende Literatur und Webseiten

Ead, H. (2019). *Application of the nursing process in a complex health care environment.* Canadian Nurse. Available from https://community.cna-aiic.ca/blogs/cn-content/2019/09/16/application-of-the-nursing-process-in-a-complex-he

Moule, P., Armoogum, J., Douglass, E. & Taylor, J. (2017). Evaluation and its importance for nursing practice. *Nursing Standard, 31*(35), 55–63. https://doi.org/10.7748/ns.2017.e10782
Dieser Artikel gibt einen guten Einblick in den Wert der Evaluation.

Toney-Butler, T.J. & Thayer, J.M. (2020). *Nursing Process.* StatPearls.

Toney-Butler, T.J. & Thayer, J.M. (2023). *Nursing Process.* StatPearls. Available from https://www.ncbi.nlm.nih.gov/books/NBK499937/
In diesem Artikel werden die Grundlagen des Pflegeprozesses beschrieben; wir empfehlen ihn als Lektüre für den Anfang.

Weitere deutschsprachige Empfehlungen zum Pflegeprozess

Abderhalden, C. (2023). Der Pflegeprozess. In D. Sauter, C. Abderhalden, I. Needham & S. Wolff (Hrsg.), *Lehrbuch Psychiatrische Pflege* (S. 347–378). Hogrefe.

Alfaro LeFevre, R. (2013). *Pflegeprozess und kritisches Denken.* Huber.

Doenges, M., Moorhouse, M.F. & Geissler-Murr, A.C. (2024). *Pflegediagnosen und Maßnahmen* (7. Aufl.). Hogrefe.

Gordon, M. & Georg, J. (2020). *Handbuch Pflegediagnosen* (6. Aufl.). Hogrefe. https://doi.org/10.1024/85794-000

Gordon, M. & Georg, J. (2024). *Pflegeassessment Notes* (2. Aufl.). Hogrefe.

Herdman, H., Kamitsuru, S. & Takao Lopes, C. (2022). *Pflegediagnosen – Definition und Klassifikation* 2021–2023. Recom. https://doi.org/10.1055/b000000516

Kuiper, R.-A., O'Donnell, S., Pesut, D.J. & Turrise, S.L. (2024). *Das OPT-Pflegeprozessmodell.* Hogrefe.

Townsend, M.C. & Morgan, K.I. (2024). *Pflegediagnosen und Pflegemaßnahmen für die psychiatrische Pflege* (4. Aufl.). Hogrefe.

Wilkinson, J.M. (2012). *Das Pflegeprozess-Lehrbuch.* Huber.

Webseiten

Buck, D., Wenzel, L. & Beech, J. (2021). *Communities and health.* The King's Fund. Available from https://www.kingsfund.org.uk/publications/communities-and-health
The King's Fund zeigt die Bedeutung auf, die Gemeinschaften für die Gesundheit haben. Beim Assessment Ihrer Patient*innen sollten Sie darauf achten, ob sie von ihrer Umgebung unterstützt werden.

Care Information Scotland. (2020). *Hospital Based Complex Clinical Care.* Available from http://careinfoscotland.scot/topics/how-to-get-care-services/hospital-based-complex-clinical-care/
Diese Webseite zeigt, wie Nutzer*innen Zugang zu Versorgungsdiensten bekommen.

DRG-Kompetenzteam Geriatrie. (2013). *Geriatrisches Assessment nach AGAST (1995).* Geriatrie-web-de. Verfügbar unter http://www.geriatrie-drg.de/dkger/main/agast.html
Die Webseite der Arbeitsgruppe Geriatrisches Assessment (AGAST) hat die Instrumente eines Geriatrischen Assessments zusammengestellt. Die Instrumente können kostenfrei heruntergeladen werden.

5 Multidisziplinäres Management

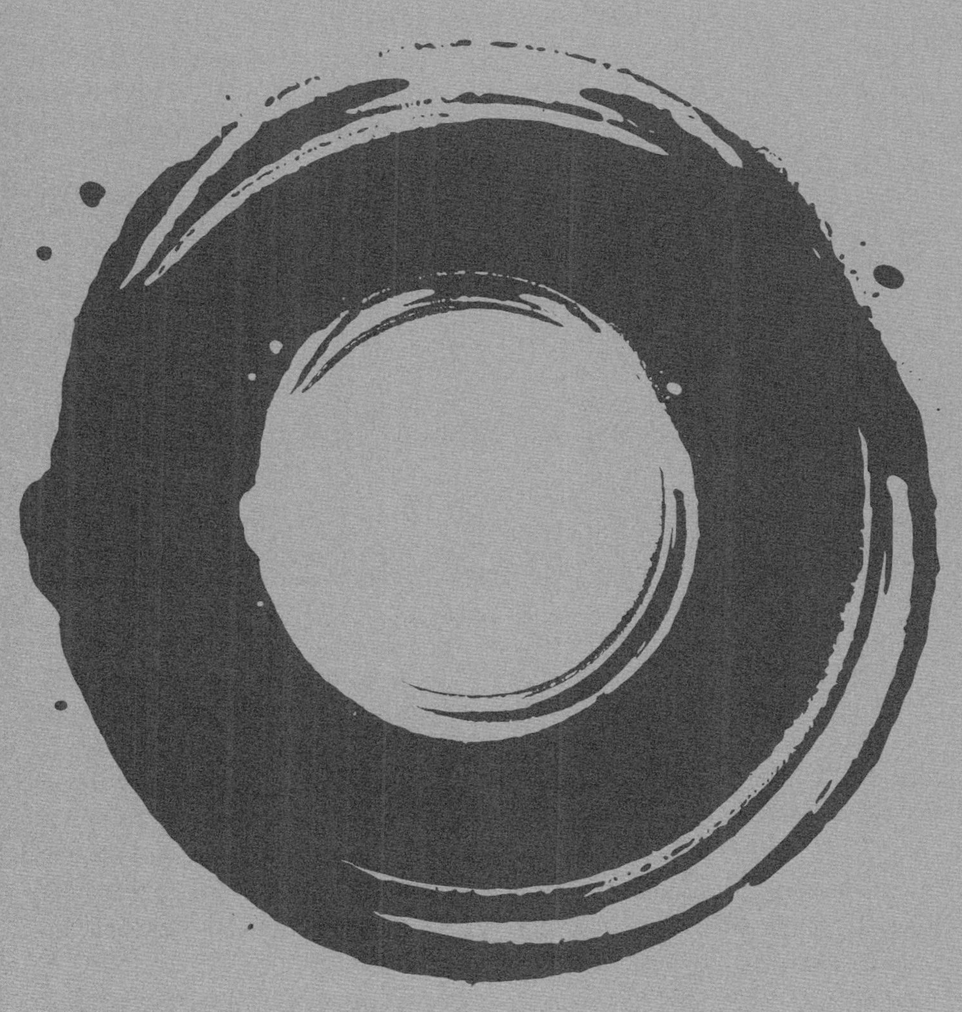

Dieses Kapitel beschäftigt sich mit der Arbeit und der Zusammensetzung eines multidisziplinären Teams und geht auf Pflegemodelle ein. Vorgestellt wird das House of Care-Modell, dass Menschen mit Langzeit-Krankheiten eine koordinierte Dienstleistung anbieten möchte.

Nach der Lektüre dieses Kapitels werden Sie die Grundlagen der multidisziplinären Arbeit verstehen und verschiedene Versorgungsmodelle identifizieren und diskutieren können. Sie kennen Vorzüge und Nachteile koordinierter Versorgung und können Beauftragung und integrierte Versorgungssysteme unterscheiden.

Im vorigen Kapitel ging es um Strategien, die wir nutzen können, und wie diese sich auf Menschen mit komplexen Bedürfnissen auswirken (oder auch nicht). In diesem Kapitel beschäftigen wir uns mit der Beauftragung von Dienstleistungen, die für die komplexe Versorgung relevant sind, mit den Modellen selbst und den Problemen, die beim Wechsel von einem Versorgungssystem zu einem anderen entstehen (z. B. von Dienstleistungen für Kinder zu denen für Erwachsene).

5.1 Das multidisziplinäre Team

Bevor wir „neue" Konzepte für den Umgang mit Patient*innen entwickeln, soll das multidisziplinäre Team vorgestellt und kurz auf die Phänomene eingegangen werden, die dazu geführt haben, dass es als eine der Lösungen für die Probleme im Bereich der komplexen Versorgung gefeiert wurde. Das multidisziplinäre Team besteht aus Ärzt*innen, Pflegepersonen, Beschäftigungstherapeut*innen, Physiotherapeut*innen, Sprech- und Sprachtherapeut*innen, Sozialarbeiter*innen etc.

Eine Möglichkeit zu untersuchen, warum multidisziplinäre Teams als Lösung betrachtet wurden, besteht darin, sich anzuschauen, wo Konzepte zur Qualitätsverbesserung Daten genutzt haben, um die Hotspots der Probleme von Menschen mit komplexen oder Langzeit-Krankheiten ausfindig zu machen. Gillespie und Reader (2018) sprachen von patientenzentrierten Erkenntnissen, bei denen Beschwerden die Probleme aufzeigten. Bei diesen Beschwerden ging es hauptsächlich um Aufnahme in oder Entlassung aus dem System der Gesundheitsversorgung, unabhängig davon, ob es sich dabei um ein geringfügiges Problem oder um eine Unterlassung handelte. Probleme, die mit klinischen Belangen, Beziehungen und dem Management zu tun hatten, machten jeweils ein Drittel der Beschwerden aus und bei einem Viertel ging es um größere Schäden. Man sieht also, dass mehr Kontakt zu verschiedenen Teams der Gesundheitsversorgung auch Schäden nach sich ziehen kann.

Heute sind multidisziplinäre Teams eine Selbstverständlichkeit, doch dies war nicht immer so. Nach Willcocks (2018) verbessert diese Arbeitsweise die Effizienz, die Sicherheit und das Wohlbefinden der Teammitglieder und reduziert gleichzeitig klinische Fehler und Hospitalisierung. Gründe für Veränderungen waren Gruppendynamiken und die Führungsrolle im Team, die je nach Bedarf immer von anderen Teammitgliedern übernommen wird. Willcocks (2018, S. 4) verweist in einem Zitat von Bergman darauf, dass die Mitglieder einer Organisation beweisen können, dass sie die Fähigkeit haben, eine Führungsrolle zu übernehmen, wenn „ sie gebraucht werden, wenn das Team ihre speziellen Fähigkeiten, Kenntnisse und ihre Expertise benötigt“ - eine kollaborative Sicht der Führungsrolle in einem Team oder einer Organisation, die jedem Mitglied des multidisziplinären Teams Sachverstand attestiert. Sie kennen die Herausforderungen bei der Zusammenarbeit mit anderen Bereichen wie etwa der Grundversorgung; möglicherweise sind auch Sie im Rahmen Ihrer Tätigkeitsbereiche damit konfrontiert worden, vorausgesetzt Ihr Arbeitsplatz hatte nur begrenzten Kontakt zu anderen Dienstleistungsanbietern. Pflegende spielen in diesem Bereich eine wichtige Rolle, doch es gibt auch andere verwandte Tätigkeiten in diesem Bereich, die offizielle und inoffizielle Verbindungen ermöglichen. Laut Willcocks (2018) fungieren Pflegespezialisten als „Grenzgänger“, weil sie Verbindungen zwischen dem multidisziplinären Team und den anderen Gruppen außerhalb davon knüpfen und aufrechterhalten. Aber sie weisen darauf hin, dass die einzelnen Spezialgebiete verschiedene Erwartungen haben: In einem Spezialgebiet ist es vielleicht üblich, dass ausschließlich medizinische Teams die Führung übernehmen, in einem anderen, dass jedes Teammitglied die Führung übernimmt, je nach aktuellem Erfordernis.

Die Art der Finanzierung hat einen Einfluss darauf, indem Anreize gesetzt werden, die Wettbewerb anstatt Zusammenarbeit fördern (Kotz & Dugdale, 2014), das Gleiche gilt für Strategien und Arbeitsanleitungen. Im Langzeit-Plan des NHS ist die Rede von integrierten Versorgungssystemen für Lernbehinderungen und Autismus und die Aussicht auf angemessene Anpassungen (NHS England, 2019a). Es gilt, die Faktoren zu benennen, die die Fähigkeit zur Zusammenarbeit zwischen dem Team, den Betroffenen und ihren Betreuungspersonen beeinträchtigen können.

Zu diesem Zweck müssen wir uns mit der Beauftragung befassen und dies betrifft die Prozesse, die Wege und Versorgungsmodelle. Versorgungsmodelle verbessern zusammen mit strukturierten Versorgungsprozessen und Wegen die Gesundheitsversorgung. Diese Modelle sind definiert als ein Bündel von Aktivitäten, die Patient*innen und ihren Unterstützungssystemen helfen sollen, effizienter mit medizinischen Krankheiten und den damit zusammenhängenden psychosozialen Problemen umzugehen, um den Gesundheitszustand der Patient*innen zu verbessern und die Notwendigkeit der Inanspruchnahme von medizinischen Dienstleistungen zu reduzieren (Bodenheimer & Berry-Millett, 2009, S. 2).

Das Versorgungsmanagement umfasst die spezifischen Funktionen, Ziele, wichtige Aufgaben, die Zielpopulation, unterscheidende Merkmale und den komplexen (multi-level) Fokus der Aktivität (Challies et al., 2018). Doch v. a. erfordert es authentische Beziehungen zwischen den Patient*innen, ihrem Unterstützungsnetzwerk und dem Personal (Kuluski et al., 2017). Es sollte in der Gemeinde stattfinden inkl. dauerhafter Integration der Grundversorgung (Karam et al., 2021).

5.2 Verschiedene Versorgungsmodelle

Viele Modelle beinhalten Elemente wie evidenzbasierte Richtlinien und Wege, Selbstmanagement der Patient*innen und Zusammenarbeit zwischen Fachleuten und Systemen. Die meisten sind in der Gemeinde ansässig und sind fokussiert auf Beziehungen wie das Modell für chronische Versorgung (**Abb. 5-1**), das beispielhaft für die anderen Modelle steht (**Tab. 5-1**).

Übung 5-1: Aufgabe

Denken Sie an eine Person aus Ihrem Arbeitsbereich oder Privatleben und fragen Sie sie nach ihren Erfahrungen mit diesem Modell: Wie viele Menschen fallen Ihnen ein, die von dieser Art der Versorgung profitieren würden?

Da Sie bei dieser Übung selbst nachdenken sollen, fehlt die Antwort am Ende des Buchs.

All diese Modelle wurden weltweit in unterschiedlichen Formen in den Gesundheitssystemen eingesetzt unter Beibehaltung der gleichen Elemente. Die Rolle des Versorgungskoordinators/der Versorgungskoordinatorin ist bei komplexen Bedürfnissen sehr gefragt, weil die Menschen, die diese Bedürfnisse haben, langfristig davon betroffen sind und ähnliche Unterstützung benötigen. Der Fokus verlagert sich von der Gesundheitspolitik, unterstützenden Umgebungen und Aktionen der Gemeinde hin zum Gesundheitssystem, wobei Entwicklungen, Selbstmanagement, Unterstützung bei Entscheidungen und Informationssysteme überprüft werden. Das harmonische Verhältnis zwischen der Person mit komplexen Problemen und einem engagierten proaktiven Team ist ein wichtiges Element, eins, das heutzutage in der Gesundheitspolitik beachtet wird. So kann es passieren, dass eine Person von einem Team unterschiedliche Arten der Versorgung erhält, von der Intensivversorgung bei der Einlieferung bis hin zur abgestuften Unterstützung durch das Sicherheitsnetz, das je nach Bedarf völlig fehlen oder reduziert werden kann.

Die Realität, mit der Patient*innen konfrontiert werden, ist sehr unterschiedlich; laut Boehmer und Autorenteam (2018) berücksichtigt das Modell nicht die Schwierigkeiten und Belastungen, die ein Leben mit Multimorbidität mit sich bringt, was auch für ein Leben mit komplexen Schwierigkeiten gilt. Schauen Sie sich **Abbildung 5-2** an und überlegen Sie, ob dieses Modell einer Person die Existenz als ganzheitliches komplexes Wesen ermöglicht.

Tabelle 5-1: Versorgungsmodelle (Mao et al., 2017; Reynolds et al., 2018)

Modell	Elemente
Komplexe Versorgung	• Die Ziele sind abgestimmt auf die Besonderheiten des Patienten/der Patientin • Geeignet für Spezialbereiche • Schwierigkeiten bei Arbeiten, die • Grenzen überschreiten
Koordination der Versorgung	• Organisation der Aktivitäten für die Versorgung des Patienten/der Patientin • Fokus auf Beziehungen • Häufig in der Gemeinde ansässig
Management der komplexen Versorgung	• Interdisziplinäre Teams erfordern eine Koordination der Versorgung und Aufklärung • Arbeiten langfristig • Unterstützung beim Zugang zu • Dienstleistungen oder Fürsprache • Fokus auf Beziehungen
Krankenhaus/ häusliche Umgebung	• Wechseln zwischen Systemen • Fokus auf schneller Entlassung und • Verhinderung einer erneuten Einweisung • Erholung von akuten Episoden • Geräte, Unterstützung durch ein • multidisziplinäres Team und • Versorgungsmaßnahmen
Selbstmanagement bei chronischer Krankheit	• Fokus auf speziellen Krankheiten • Interdisziplinär • Fokus auf Beziehungen
Chronische Versorgung (Modell)	• Ressourcen in der Gemeinde, Organisation der Gesundheitsversorgung, • Selbstmanagement, Planung der Vorgehensweise bei der Durchführung, • Unterstützung bei Entscheidungen und klinische Information (**Abb. 5-1**)
Nach dem Befinden fragen	• Kontinuität der Versorgung, Information und partnerschaftliches Verhalten (**Abb. 5-2**)

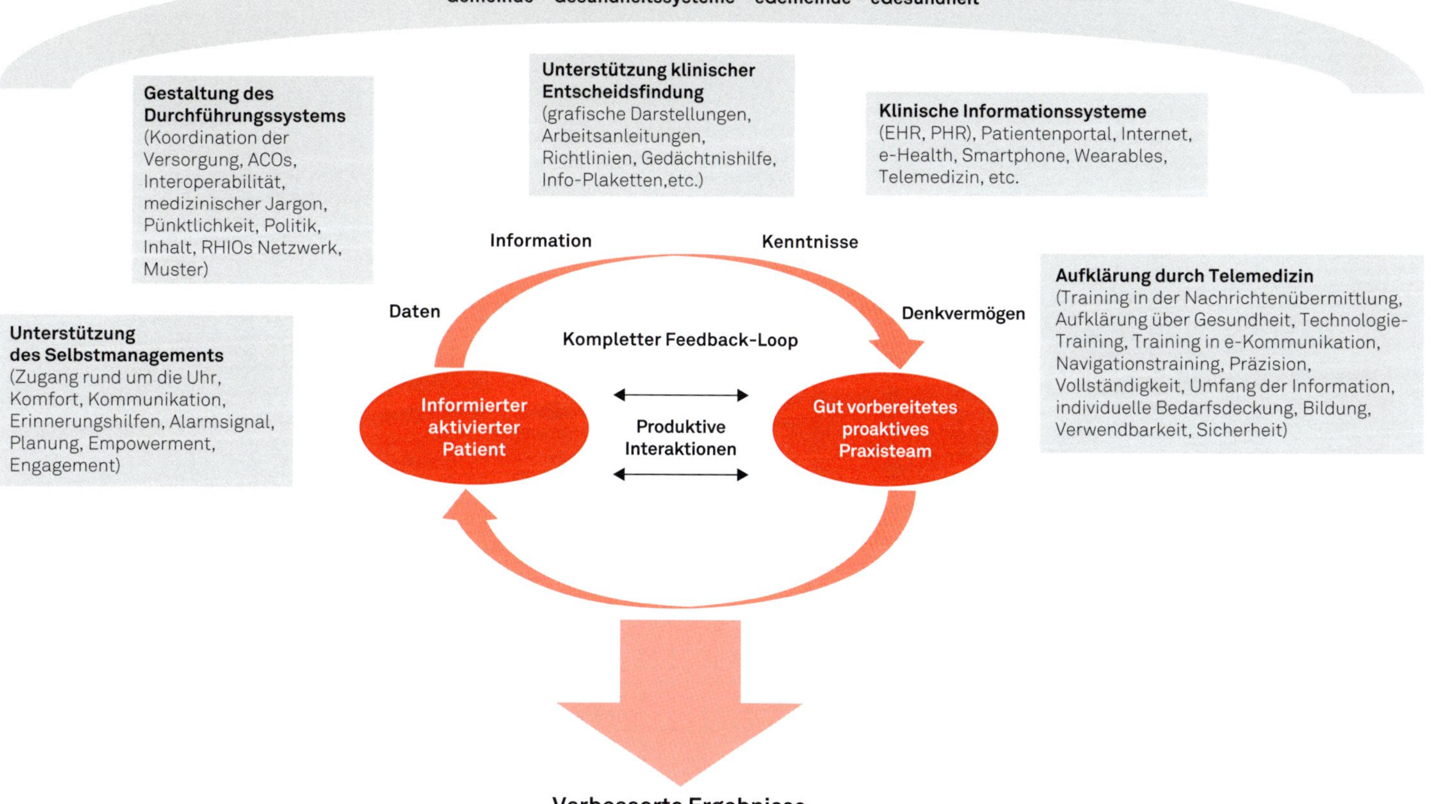

Abbildung 5-1: Das mithilfe von e-Health verbesserte Modell für langfristige Versorgung

Nach dem Befinden fragen – ein Modell zur ganzheitlichen Versorgung von Menschen mit langwierigen körperlichen Krankheiten

Universell: Kontinuität der Versorgung, Information und partnerschaftliche Beziehung, routinemäßige Erkundigung nach der psychischen Gesundheit, ganzheitliche Überprüfung des Wohlbefindens einmal pro Jahr und Unterstützung der Betreuungspersonen. Diese Elemente sollten für alle Dienstleistungsangebote bei allen langwierigen Krankheiten für alle Patienten gelten.

Ganzheitlich: Praktische Hilfe (z. B. beim Umgang mit Geld und bei der Arbeit), Ressourcen zur Selbsthilfe bei psychischen Krankheiten, soziale Vorgaben und Unterstützung durch andere Betroffene. Dies alles sollte jederzeit verfügbar sein, wann immer und wo immer Bedarf besteht, proaktiv und vorurteilsfrei angeboten werden, auf die Bedürfnisse und auf Wünsche der Betroffenen abgestimmt sein.

Spezialisiert: Diverse psychologische Therapien und Interventionen, auf mentale Gesundheit spezialisierte Praktiker in den Diensten für Langzeit-Erkrankungen und emotionale Unterstützung für Betreuungspersonen. Dies alles sollte „verfügbar sein", um im Bedarfsfall spezielle Unterstützung anzubieten.

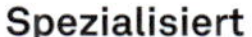

Spezialisiert
- Psychologische Therapien
- Gemeinschaftliche Versorgung
- Auf psychische Gesundheit spezialisiertes Personal in Teams, die für Langzeit-Krankheiten zuständig sind
- Unterstützung der Betreuungsperson im Bereich der psychischen Gesundheit

Universell
- Kontinuität der Versorgung
- Jährliche Überprüfung des Wohlbefindens
- Routinemäßige Befragung
- Unterstützung der Betreuungsperson
- Information und partnerschaftliches Verhalten

Ganzheitlich
- Ressourcen, die zur Selbsthilfe befähigen
- Praktische Unterstützung
- Soziale Vorgaben
- Unterstützung durch andere Betroffene

Abbildung 5-2: Nach dem Befinden fragen: Stärkung der emotionalen Gesundheit von Menschen mit Langzeit-Erkrankungen (National Voices and Centre for Mental Health)

Ein Modell, das Camden Core Model, war entwickelt worden für Menschen mit komplexen Problemen, die häufig ins Krankenhaus eingeliefert werden; es hatte jedoch keinen signifikanten Einfluss auf die Anzahl der Wiedereinweisungen (Finkelstein et al., 2020). Daher ist es wichtig, dass Versuche, die die Qualität überprüfen, durchgeführt werden, wenn es um die Wirksamkeit dieser Interventionen geht, andernfalls muten wir unseren Patient*innen etwas zu, das keinen oder nur minimalen Nutzen hat. Laut The King's Fund (Goodwin et al., 2013) wurden diese Dienstleistungen häufig auf unterschiedliche Art und Weise durchgeführt, hatten aber das gleiche Ziel, mit proaktiven Ansätzen alle Dienstleistungen, die die Versorgung betreffen, auf die Bedürfnisse von Menschen mit komplexen Problemen abzustimmen. Es gibt viele Hürden für eine gemeinsame Arbeit, angefangen von den Individuen über die Beauftragung bis hin zur Kommunikation zwischen den Organisationen.

Wir brauchen einen anderen Ansatz, einen, der von den Betroffenen bis zur Beauftragung von Dienstleistungen geht. Das House of Care (**Abb. 5-3**) gehört zu den neueren Versorgungsmodellen, die bei Menschen mit komplexen Problemen ange-

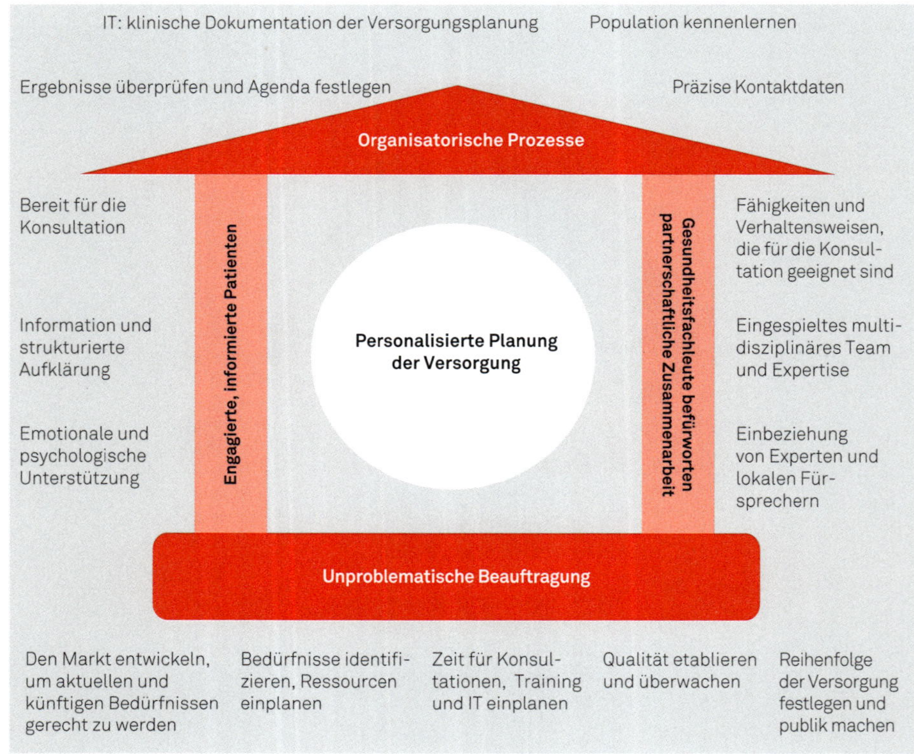

Abbildung 5-3: House of Care (Quelle: Coulter et al., 2016)

wendet werden können. Unsere neue Definition von Komplexität beginnt an dem Punkt, an dem die Person als Urheber der Probleme mit den Systemen in Kontakt tritt, und in diesem Bereich funktioniert das Modell.

5.3 House of Care

Das Modell House of Care wurde entwickelt, um Menschen mit Langzeit-Krankheiten ein koordiniertes Dienstleistungsmodell anzubieten. Es ist ebenfalls gut geeignet für Menschen mit komplexen Problemen – das Unterstützungssystem muss auf ihre Bedürfnisse zugeschnitten sein (Coulter et al., 2016; Coulter et al., 2013). Es basiert auf dem an früherer Stelle in diesem Kapitel vorgestellten Modell für chronische Versorgung. Ziel ist es, die Planung der Versorgung und die Unterstützung für das Selbstmanagement in das System zu integrieren, zudem enthält es verschiedene Elemente, die erforderlich sind, wenn die gemeinschaftliche Versorgung auf der Ebene des Systems funktionieren soll.

5.3.1 Partnerschaftliche Zusammenarbeit

Die Stärkung und Verbesserung der Motivation, Kenntnisse, Fähigkeiten und des Selbstvertrauens der Patient*innen, ihre Krankheiten selbst zu managen, bringt für das Gesundheitsteam einen Wechsel vom medizinischen zum sozialen Modell mit sich. Damit wird die Aufmerksamkeit von der Pathologie der Krankheit in einen Bereich verlagert, in dem es um Gesundheit und Wohlbefinden sowie um Autonomie und Selbstversorgung geht. Vielleicht ist es nicht so leicht, etwas von der mit unserer Tätigkeit verbundenen Kontrolle und Macht abzugeben, doch Zusammenarbeit und Solidarität sind unverzichtbar, wenn es darum geht, Menschen mit komplexen Bedürfnissen zu unterstützen.

5.3.2 Engagierte und informierte Betroffene und Betreuungspersonen

Es gelingt uns immer noch nicht, Menschen dabei zu unterstützen, sich aktiv an ihrer Versorgung zu beteiligen (Chambers & Coleman, 2016). Im Vereinigten Königreich können 43 % der Erwachsenen die Etiketten auf Nahrungsmitteln, die Vorschriften für die Einnahme von Medikamenten oder vom NHS herausgegebene Informationen nicht verstehen. Für den deutschsprachigen Raum dürften die Ergebnisse ganz ähnlich aussehen. Uns zu befähigen, wie wir lernen können, unsere Patient*innen bei ihrem Selbstmanagement zu unterstützen und ihnen zu vertrauen, ist eine Herausforderung auf allen Ebenen der Gesundheitserziehung. Organisationen wie Healthwatch helfen Menschen, sich zu äußern und die Dienstleistungen zu verbessern und indem sie dies tun, ihr Selbstvertrauen zu entwickeln. Das Beispiel von John zeigt, wie dies sein Leben verändert hat.

Fallstudie: John

John wurde für mehrere 1:1 Konsultationen an eine Psychologin überwiesen, bei der er lernen sollte, mit seiner ME/CFS umzugehen (Myalgische Enzephalomyelitis/das Chronische Fatigue-Syndrom). Die Psychologin fand heraus, dass er ein unterschwelliges Problem mit unerledigten Aufgaben hatte und nicht sehr „zielstrebig" war – wegen gesundheitlicher Probleme hatte er eine sehr interessante berufliche Tätigkeit aufgegeben. Sie sagte ihm, er solle langfristig sein Haus entrümpeln und sich eine interessante Aktivität suchen, die er wirklich meistern könne. Nachdem er das Haus entrümpelt hatte, ging es ihm psychisch besser, aber ihm fehlte immer noch Zielstrebigkeit. Also bewarb er sich als Freiwilliger bei der lokalen Organisation Healthwatch. In den folgenden zwei Jahren bekam er aufgrund der Verschlechterung seiner Gesundheit nicht allzu viele Gelegenheiten zur Mitarbeit, aber es gab etwas, was „ihn komplett veränderte" und seinem Leben einen Sinn gab: Er arbeitete mit der lokalen Universität zusammen als Experte aus eigener Erfahrung in dem Kurs für Pflegefachkräfte. Endlich hatte er dieses wichtige Ziel für sich entdeckt und engagierte sich auf verschiedenen Ebenen für einige Gesundheits- und Versorgungsorganisationen (via Healthwatch in seinem County): Universität, NHS Hospital Trust, NHS Health and Care Trust, NHS Clinical Commissioning Group und noch einige andere, u.a. aus den Bereichen freiwillige und gemeindenahe Arbeit. Er hat das von seiner Psychologin gesetzte Ziel erreicht!

5.3.3 Organisatorische und unterstützende Prozesse

Es ist nicht leicht, Versorgungsmodelle zu entwickeln, die so flexibel sind, dass diese Bedürfnisse exakt erfüllt werden. Bei der Planung von Dienstleistungen legen wir Ergebnisbewertungen fest, damit wir überprüfen können, ob die Auswirkungen unserer Dienstleistungen dem angestrebten Ziel entsprechen (**Kap. 4**).

Die Beauftragung von Dienstleistungen ist für das House of Care wichtig für den Erfolg und die Bewertung des Erfolgs ist Teil des Prozesses. Clinical commissioning groups (CCGs) („Klinische Auftragsgruppen") haben die Anzahl der Versorgungspläne und Bewertungen der Patientenaktivierung gemessen (basierend auf eigenen Angaben zur Prüfung, ob die Person das Selbstmanagement bewältigen kann), darüber hinaus die Auswirkungen von z.B. einzelnen Krankenhauseinweisungen und der Inanspruchnahme von Dienstleistungen aus dem Bereich der Gesundheitsversorgung (Hart & Eastman, 2016). Folgende Dinge müssen gegeben sein, damit eine Clinical commissioning group die Veränderungen durchführen kann, die für den Erfolg des House of Care erforderlich sind (Hart & Eastman, 2016):

- *Besitz:* die Veränderung sollte denen zugutekommen, die in dem Gebiet oder Bereich arbeiten, weshalb eine Koproduktion wichtig ist;
- *Bewertung:* es ist wichtig, die Abfolge planen–handeln–überprüfen–tätig werden einzuhalten;
- *Anpassung der Unterstützung an die Bedürfnisse:* eine Ersteinschätzung durchführen, weil die Einführung neuer IT-Systeme (beispielsweise) keinen Erfolg hat, wenn die Mitarbeiter*innen oder Patient*innen sie nicht benutzen können;
- *Neue Fähigkeiten:* nach den Motiven fragen, Ziele setzen und Coaching können für einige Mitarbeiter*innen neu sein;
- *Langfristiges Vertrauen in die Beziehung:* die Mitarbeiter*innen und Patient*innen müssen überzeugt sein, dass dies morgen nicht schon vorbei ist und dass sie so viel Raum und Zeit bekommen, wie sie brauchen, um die Fähigkeiten und das Vertrauen zu entwickeln, das nötig ist, um die Vorteile wahrzunehmen;
- *Gute IT:* Schablonen und Codes sind wichtig für die Unterstützung dieses Systems. Patient*innen, die ihre Unterlagen einsehen können, sind ein wesentlicher Teil davon;
- *Veränderung von Vertrag und Kultur:* der NHS wird oft durch Verträge und finanzielle Anreize verleitet, bestimmte Ergebnisse zu liefern. Veränderungen der Kultur sind wichtig, damit die neue Arbeitsweise zur Normalität wird.

5.3.4 Beauftragung, die „mehr als Medikamente" beinhaltet

Die Gründung des House of Care ist verknüpft mit den Ressourcen, die in unserer Gemeinde existieren. Gruppen wie Unterstützungsgruppen, Kochkurse, Projekte rund um Gartenarbeit, Freundschaften schließen spielen in diesem Bereich eine wichtige Rolle. Soziale Vorgaben oder Wegweiser in der Gemeinde sind abhängig von dem Wissen der Mitarbeiter*innen, was vor Ort vorhanden ist; um dies auf die

Übung 5-2: Kritisches Denken

Schauen Sie sich in Ihrer Gemeinde um – auch online in der Bibliothek und anderen Einrichtungen, die Informationen haben könnten – und listen Sie die Dinge auf, die Ihren Patient*innen zugänglich wären, sollten Sie in Ihrer Nähe wohnen.

Da Sie bei dieser Übung selbst nachdenken sollen, fehlt die Antwort am Ende des Buchs.

Versorgung eines Kindes und dessen Familie übertragen zu können, lesen Sie **Kapitel 10** (Coulter et al., 2016). Lokale Einrichtungen spielen eine große Rolle und die Präsentation dieser Einrichtungen ist wichtig, um zu wissen, was für Ihre Patient*innen erreichbar ist, was direkt vor ihrer Haustür liegt. Eine solche Einrichtung kann eine Organisation, ein Klub oder eine Person sein.

5.3.5 Die schottische Implementation

Der NHS in Greater Glasgow und Clyde haben das House of Care implementiert und evaluiert (Leven, 2017). Obwohl die Patient*innen den Namen „House of Care" nicht kannten, merkten sie, dass einige Dinge sich verändert hatten. Die Patient*innen bekamen schriftliche Kopien ihrer Testergebnisse, bevor sie zu ihrem Termin bei ihrem Gesundheitsexperten gingen. Einige fühlten sich dadurch motiviert, Veränderungen vorzunehmen: „Ich bin überzeugt, dass die Leute sie ernster nehmen, weil es sie mehr motiviert. Sonst würden sie leicht vergessen" (Leven, 2017, S. 6). Der schriftliche Versorgungsplan erzielte die gleiche Wirkung:

„[Der Versorgungsplan] ist eine gute Gedächtnisstütze. Wie heißt es doch: aus den Augen, aus dem Sinn. Geht man in die Sprechstunde, sagen sie einem, was zu tun ist, und dann geht man und das war's. Aber wenn man da sitzt und einen [Versorgungsplan] hat, dann wirft man einen Blick darauf und erinnert sich, was man tun muss und warum. Er ist also durchaus hilfreich."
(Leven, 2017, S. 14)

Den Patient*innen Zeit zu geben, ist wichtig und das Feedback auch von den Partner*innen und der Familie war ein Beweis für die gemeinschaftliche Versorgung. Die betreffenden Patient*innen waren überzeugt, ihr Selbstmanagement übernehmen zu können, auch wenn es ihnen manchmal an Willenskraft mangelte und sie sich vielleicht nicht so ernährten oder trainierten, wie sie es hätten tun sollen. Wie der Fall von Amara zeigt, kann die frühzeitige Kenntnis von Testergebnissen oder Informationen sehr hilfreich sein und die Patient*innen befähigen, ihre Möglichkeiten auszuloten.

Fallstudie: Amara

Amara leidet an Typ 2-Diabetes, Depressionen und COPD; nach der Aufklärung bei ihrem Termin bezeichnete sie ihre COPD als ihr größtes Problem. Sie erhielt eine Kopie ihrer Testergebnisse und ein Formular des Versorgungsplans, den sie vor der eigentlichen Planung ihrer Versorgung ausfüllen musste. In Anwesenheit ihres Partners sprach sie mit der Praxisschwester und dem Arzt.

Diese Gespräche versetzten sie in die Lage, die einschränkenden Faktoren in ihrem Leben zu benennen (etwa die Mobilität); zudem wurde sie unterstützt bei der Zielfestlegung und bei der Kontrolle der Ziele vor dem Hintergrund ihrer Testergebnisse. Im Verlauf dieser Gespräche ging es auch um Probleme, die ihr Gewicht und ihre Stimmung betrafen. Sie stimmte einer Überweisung an einen für das Gewichtsmanagement zuständigen Dienst zu und nahm Informationen über einen Dienst mit nach Hause, der in der Lage war, sie bei ihrer depressiven Stimmung zu unterstützen.

Übung 5-3: Aufgabe

Lesen Sie die Fallstudie Amara. Was könnte gegen diese Art der Versorgung sprechen? Welchen Nutzen könnte Amara aus dieser Art der Versorgung ziehen?

Eine kurze Antwort finden Sie am Ende des Buchs.

5.4 Kritische Anmerkungen zum House of Care

Das House of Care äußert sich nicht zum Bereich der Pflegeheime; Menschen mit komplexen Krankheiten leben häufig in Pflegeheimen. Die Mitarbeiter*innen in dem System der sozialen Versorgung sind hoch spezialisierte Gesundheitsfachpersonen, aber sie verfügen oft nur über ein Minimum an zeitlichen Ressourcen.

Ein weiterer Kritikpunkt sind die Schwierigkeiten beim Wechsel – entweder von einem System in ein anderes oder von einem Dienst für ältere Menschen zu einem anderen (z. B., wenn ein Kind erwachsen wird). Regelmäßige Überprüfungen wären nötig, damit die Menschen, die Dienste wechseln, davon profitieren können.

Als Nächstes geht es um transitionale Versorgung und die Auswirkungen, die dieser Wechsel von Systemen, Diensten und Örtlichkeiten auf Menschen mit komplexen Versorgungsbedürfnissen hat.

5.5 Transitionale Versorgung

Bei allen Versorgungsmodellen wechseln die Personen die Systeme, vom Krankenhaus in die häusliche Umgebung oder von Systemen für Kinder zu solchen für Erwachsene. Kinder beispielsweise können nach der Geburt oder Krankenhauseinweisung in ihre häusliche Umgebung entlassen werden mit Interventionen, die sie im Krankenhaus bekommen hätten (Elias & Murphy, 2012). Heute sind Beatmungsgeräte, intravenöse Katheter, Tracheostomiesonden, Vorrichtungen für die Nahrungsaufnahme, Kolostomiebeutel und Urinkathether bei Erwachsenen und Kindern gleichermaßen Teil des sozialen Umfeldes (**Kap. 8, 10**). Wenn dieses Konzept Erfolg haben soll, muss das ganze multidisziplinäre Team zusammenarbeiten und zunächst festlegen, wo die Versorgung stattfinden soll – auch wenn wir heute wissen, dass die Gemeinde und die häusliche Umgebung am besten sind, ist dies nicht immer eine Option für alle Betroffenen. Elias und Murphy (2012) benennen ausschlaggebende Elemente:

Die Betroffenen*:* Ist die Person medizinisch so stabil, dass sie sich in der häuslichen Umgebung aufhalten kann? Stehen die Person und die Familie wirklich dahinter? Verfügen sie über die erforderlichen Fähigkeiten und Ressourcen (Zeit, Energie, finanzielle Mittel), um dies zu leisten?

Die häusliche Umgebung*:* Ist die häusliche Umgebung geeignet, sicher und gut erreichbar? Hat sie mehr als das Übliche – manche Krankheiten erfordern bei bestimmten klimatischen Verhältnissen eine Klimaanlage. Ein zusätzlicher Generator für ein Beatmungsgerät wäre hilfreich.

Die Gemeinschaft*:* Wer kann die Person zu Hause unterstützen? Das kann das für die Gesundheitsversorgung zuständige Team der Gemeinde sein, also der Arzt/die Ärztin, die Praxisschwestern und die Community Health Nurse, das Spezialistenteam, Apotheker*innen, Unterstützungsgruppen und Notfalldienste. Manche Menschen wie Kinder und Menschen mit Lernbehinderungen brauchen möglicherweise ihr Leben lang eine pflegerische Versorgung, was durch den Mangel an Pflegepersonen vielleicht nicht möglich ist.

Training: Es muss ein Wechsel stattfinden: Das Krankenhaus, das für die Versorgung zuständig war, wird ersetzt durch andere Personen (Familie oder bezahlte Betreuungspersonen), einschließlich einer unterstützenden Transition.

Schule und Bildung*:* Bei Kindern und jungen Leuten, die noch zur Schule gehen, ist zu klären, wie sie dorthin kommen. Möglicherweise brauchen sie zusätzliche Unterstützung, sowohl in puncto Zugänglichkeit als auch was ihre Motivation anbelangt.

In einigen Ländern hängt ein Großteil dessen von der Versicherung und der finanziellen Situation der Familie ab. Menschen mit einer guten Versicherung oder in einer gesicherten finanziellen Situation sind eher in der Lage, sich diese Dinge zu leisten, und Menschen, die weniger gut situiert sind, müssen darum kämpfen.

Gute transitionale Versorgung beinhaltet folgende Komponenten (Naylor et al., 2017a):

- Gemeinsam mit den Patient*innen:
  - → Ziele festlegen
  - → Patient*innen als Partner*innen betrachten
  - → Überwachung der Fortschritte vor dem Hintergrund der festgelegten Ziele
  - → Raum für Kommunikation
  - → Kontinuität der Versorgung
- Gemeinsam mit der Betreuungsperson:
  - → Umfassendes Assessment mit Betreuungspersonen als Partner*innen
  - → Überwachung der Fortschritte vor dem Hintergrund der festgelegten Ziele
  - → Raum für Kommunikation
- Management der komplexen Probleme und der Medikation:
  - → Identifizierung von Hochrisiko-Patient*innen
  - → Vorausplanung mit Blick auf erwartbare Probleme
  - → Risikomanagement
  - → Verhütung des Syndroms nach dem Krankenhausaufenthalt (post-hospital syndrome)
  - → Anpassung der Dienstleistungen an die Ziele
  - → Evidenzbasierter Plan für das Medikationsmanagement
  - → Berücksichtigung der Entscheidungen der Patient*innen vor dem Hintergrund des Plans
  - → Zugang zu Medikationen
- Aufklärung der Patient*innen:
  - → Klären, wie gut die Patient*innen über ihren Gesundheitszustand informiert sind und wie gut ihr sprachliches Niveau ist
  - → Leicht verständliche präzise Informationen über den Gesundheitszustand
  - → Überprüfen, ob die Informationen/Instruktionen verstanden wurden
- Aufklärung der Betreuungsperson:
  - → Einbeziehung in die Planung der Versorgung
  - → Ihre Ansichten respektieren und wertschätzen
  - → Information und Training anbieten
  - → Unterstützung
- Wohlbefinden der Patient*innen und Betreuungspersonen:
  - → Frühzeitige Identifizierung von emotionalen Schwierigkeiten und Bereitstellung von Interventionen für den Umgang damit
  - → Erwartbare Probleme und Reaktionen auf deren Auswirkungen identifizieren
  - → Identifizierung und Implementation von Strategien, die das emotionale Wohlbefinden stärken

- Kontinuität der Versorgung:
  → Nachsorge durch geeignete Dienste sicherstellen
  → Effizienter Austausch zwischen den Teams
  → Respektvolle, auf Vertrauen basierende gegenseitige Beziehungen fördern
  → Verantwortlichkeit
  → Verpflichtungen in vollem Umfang nachvollziehbar und pünktlich erfüllen
  → Gute Zusammenarbeit der Teammitglieder, die sicherstellt, dass Ziele und Präferenzen berücksichtigt werden.

Dies macht deutlich, dass die Schwierigkeit, die der Wechsel von einem Ort oder Dienst zu einem anderen mit sich bringt, zu Fehlern führen kann. Das folgende Szenario zeigt, dass die transitionale Versorgung sowohl gut als auch schlecht durchgeführt werden kann.

Fallstudie: Entlassung

Marie, eine 25-jährige Frau, brachte ihr Baby vier Wochen zu früh zur Welt und musste einige Zeit auf der Intensivstation für Neugeborene verbringen. Die Mitarbeiter*innen dort haben die Familie auf die Entlassung in die häusliche Umgebung vorbereitet, indem sie sie mit Blick auf die Fortsetzung ihres Lebens ausreichend instruiert und unterstützt haben. Im Rahmen der Vorbereitung lernte Marie, das Baby zu versorgen und so damit umzugehen, dass der zarte Körper nicht verletzt wird (mehr dazu in **Kap. 10**).

Übung 5-4: Aufgabe

Überlegen Sie, welche Unterstützung Sie in so einem Fall brauchen könnten. Wer käme dafür in Frage?

Da Sie bei dieser Übung selbst nachdenken sollen, fehlt die Antwort am Ende des Buchs.

Der Wechsel von einem Dienst für Kinder zu einem Dienst für Erwachsene kann in diesem Zusammenhang ebenfalls problematisch sein; Eke und Autorenteam (2020) definieren den Wechsel als eine Überweisung an den Dienst für Erwachsene, der ab der ersten Überweisung gilt (mehr über transitionale Versorgung finden Sie in **Kap. 10**). Eine optimale Transition beinhaltet: gemeinsame Versorgung, Meetings für die Planung, die Weitergabe von Informationen und Kontinuität der Versorgung (Eke et al., 2020). Speziell im Zusammenhang mit ADHD haben Eke und Autorenteam (2020) festgestellt, dass es wenige erfolgreiche Wechsel gab und diese Richtlinien nicht strikt eingehalten wurden. Dies ist eine gefährliche Zeit für manche

Menschen mit komplexen Problemen, in der die Diskrepanz zwischen Unabhängigkeit und Abhängigkeit junge Menschen zu der Annahme verleitet, dass es an Kontrolle mangelt (Dallimore et al., 2018), möglicherweise zwischen der jungen Person und ihrer Familie, da Kontrolle eine Sache ist, die diese beiden Seiten betrifft. Diese Situation verlangt von dem Versorgungsteam einen umsichtigen Umgang mit der Familie, um sie zu unterstützen, die junge Person beim Management ihrer Krankheit ihren eigenen Weg finden zu lassen.

Fallstudie: Harry unterstützen, eigene Entscheidungen zu treffen

Harry ist ein Kind mit komplexen Versorgungsbedürfnissen, weshalb er oft schmerzhafte und beängstigende Behandlungen wegen seiner Hämophilie erdulden musste und keine Kontrolle darüber hatte, wann diese nötig waren. Er brauchte die Behandlungen, wenn er sich verletzte, z.B., wenn Blutungen im Bereich der Gelenke auftraten; die Behandlungen waren schmerzhaft und Harry musste unangenehme Krankenhausbesuche in Kauf nehmen.

Um Harry die Kontrolle über bestimmte Aspekte seiner Behandlung zu ermöglichen, ließen ihn seine Eltern Rosemary und Eddie darüber entscheiden, wer ihn behandelte, wo die Behandlung stattfand und wer bei ihm sein durfte. Weil sie ihm die Kontrolle darüber ermöglichten und ihn die wenigen Entscheidungen treffen ließen, konnte er besser mit der Behandlung umgehen. Die Eltern achteten darauf, dass die Krankenhausbesuche für Harry und seine Schwester Hermione immer mit Spaß verbunden waren.

Diese jungen Menschen haben oft das Gefühl, keine Informationen darüber zu haben, wie sie mit den neuen Systemen zurechtkommen sollen; was passiert, wenn sie zur Universität gehen oder zu Hause ausziehen. Diese Informationen können von neuen Quellen kommen wie Foren, soziale Medien oder Unterstützungsgruppen und sie können von unterschiedlicher Qualität sein – mehr zu diesem Thema in Kürze!

Übung 5-5: Aufgabe

Bevor Sie weiterlesen, überlegen Sie, wo Sie Informationen über Ihre gesundheitlichen Bedürfnisse bekommen können. Machen Sie eine Liste und überprüfen Sie, wie zuverlässig diese Quellen sind. Nutzen Ihre Freund*innen außerhalb des Gesundheitsbereichs die gleichen Quellen oder andere?

Da Sie bei dieser Übung selbst nachdenken sollen, fehlt die Antwort am Ende des Buchs.

5.6 Informationsquellen

Entgegen der Annahme, junge Leute seien nicht in der Lage, schlechte Informationsquellen zu erkennen, haben Freeman und Autorenteam (2018) gezeigt, dass sie Internet-Quellen gut einschätzen können und sich der unterschiedlichen Qualität von Online-Information durchaus bewusst sind. So nutzen 99 % der jungen Menschen soziale Medien und die Hälfte von ihnen hat selbst Information, die die Gesundheit betreffen, ins Netz gestellt (Hausmann et al., 2017). Die meisten Informationen bezogen sich auf emotionale Befindlichkeit, Wohlbefinden oder ein bestimmtes gesundheitliches Problem, und je schlechter ihr Gesundheitszustand war, desto größer war Bereitschaft, sich mitzuteilen. Sie haben gezeigt, dass die sozialen Medien für junge Menschen keine geeignete Quelle sind, wenn es um gesundheitsbezogene Informationen geht.

Eltern nutzen das Internet als provisorische Standardinformationsquelle, wenn es um die Behandlung ihres Kindes geht, aber sie suchten auch Rat bei Gesundheitsexpert*innen. Benedicta und Mitautoren (2020) haben jedoch herausgefunden, dass ihre Fähigkeit, diese Informationen zu finden, zu verstehen und einzuschätzen nicht besonders gut war. Es ist wichtig, dass Gesundheitsfachpersonen Informationen liefern und die Eltern und Patient*innen über Ressourcen aufklären, die zuverlässig, umfassend und leicht zu verstehen sind. Auch wenn je nach Thema solche Gespräche manchmal schwierig sind, ist es unumgänglich, dass sie stattfinden (Schmidt et al., 2022).

Im Allgemeinen ist es ein wesentlicher Teil des Selbstmanagements, den Menschen zu sagen, dass sie nach Informationen suchen und gute Quellen dafür finden müssen, doch manchmal übernehmen die Menschen selbst die Kontrolle und werden sehr aktiv, sowohl im Hinblick auf ihre Versorgung und wenn es darum geht, Veränderungen in der Gesellschaft herbeizuführen. Diese werden als gesundheitsbezogene gesellschaftliche Maßnahmen bezeichnet.

5.7 Gesundheitsbezogene gesellschaftliche Maßnahmen

In diesem Kapitel ging es darum, was wir, die Gesundheitsfachpersonen, tun können und tun sollten; doch auch als ganz normale Menschen sind wir in gleicher Weise verpflichtet, die Kontrolle zu übernehmen und Veränderungen in unserem System in die Wege zu leiten. Nach Mathers und Paynton (2016) sollten Patient*innen sich aktiv an ihrer Versorgung beteiligen und können von sich aus gesundheitsbezogene soziale Maßnahmen in die Wege leiten. Eine davon werden Sie sicher kennen: Die Maßnahme von Kate Grangers, *Hello my name is …*'. Diese Maßnahmen gibt es schon so lange wie die Gesundheitsversorgung und sie reichen von der Erweiterung des Rechts auf Reproduktion bis hin zu alternativen Behandlungsmöglichkeiten bei Brustkrebs (Brown et al., 2004). Teil dieser Maßnahmen sind Kampagnen gegen Stigmatisierung und für die Rechte von Menschen mit Behinderungen; außerdem können wir selbst uns an die Seite unserer Patient*innen stellen, ihre Geschichten öffentlich machen und ihre Maßnahmen kraft unserer Position unterstützen.

5.8 Zusammenfassung, Ausblick und Weiterführendes

In diesem Kapitel ging es um multidisziplinäre Teams und deren Rolle bei der Integration der Versorgung. Es wurde das House of Care vorgestellt und erörtert, wie es gelingt, die Beauftragung von Dienstleistungen in dieses System zu integrieren. In **Kapitel 2** wurden integrierte Versorgungssysteme vorgestellt und wir hoffen, dass Sie diese Partnerschaften zwischen Organisationen auf das House of Care und andere Versorgungsmodelle übertragen können, die auf das Management chronischer Krankheiten abzielen.

Alle der hier vorgestellten Ansätze haben charakteristische Merkmale gemeinsam; die meisten beinhalten Versorgung durch ein multidisziplinäres Team sowie ein umfassendes Assessment und Case-Management. Training und Unterstützung bei Entscheidungen waren wesentliche Faktoren und die Integration über Teams, Organisationen und Systeme hinweg wurde als sinnvoll erachtet. Doch bei allen standen die Patient*innen und ihre Bedürfnisse im Mittelpunkt. Im nächsten Kapitel geht es um Assessment-Prozesse, die die Patient*innen in den Mittelpunkt stellen, und um Möglichkeiten, wie vermieden werden kann, dass die Patient*innen verschiedenen Gesundheitsfachpersonen ihre Geschichte immer wieder schildern müssen.

Weiterführende Hinweise und Webseiten werden in dem nachfolgenden Kasten zusammengefasst.

Weiterführende Literatur und Webseiten

Bernhard-Kessler, C. (2023). *Übergangspflege – Transitional Care. Pflegetheoretische Begründungen und pflegepraktische Umsetzungen*. Hogrefe. https://doi.org/10.1024/86259-000
Dieses Fachbuch zeigt die Grundlagen und Anwendung der Übergangspflege im deutschsprachigen Raum [Anm. d. Lek.]

Karam, M., Chouinard, M.-C., Poitras, M.-E., Couturier, Y., Vedel, I., Grgurevic, N. & Hudon, C. (2021). Nursing care coordination for patients with complex needs in primary healthcare: a scoping review. *International Journal of Integrated Care*, *21*(1), 16. https://doi.org/10.5334/ijic.5518
Dieser Artikel befasst sich mit der Koordination der Versorgung und vermittelt einen Einblick in diesen Praxisbereich.

Kollak, I. & Schmidt, S. (2023b). *Instrumente des Care und Case Management Prozesses* (3. Aufl.). Springer Verlag. https://doi.org/10.1007/978-3-662-67051-4
Das Buch gibt einen konzentrierten Überblick zu Instrumenten zur Fallsteuerung. Die Instrumente ermöglichen eine effiziente inter- und transdisziplinäre Arbeit und unterstützen Analyse zum Krankheitsverlauf und zur Evaluation.

Stárek, L. (2021). The base and development of multidisciplinary collaboration. *Psychology and Education Journal, 58*(5), 3017–3021.

Webseiten

NHS England. (n.d.). *Living well, ageing well,and tackling premature mortality*. Available from https://www.england.nhs.uk/ourwork/clinical-policy/ltc/house-of-care/
Diese Seite liefert weiterführende Informationen über das Versorgungsangebot des National Health Service.

Year of Care (UK). (n.d.). *The Year of Care solution*. Available from https://www.yearofcare.co.uk/year-care-solution
Diese Seite liefert weiterführende Informationen über das Year of Care.

6 Gemeinsame Entscheidungsfindung

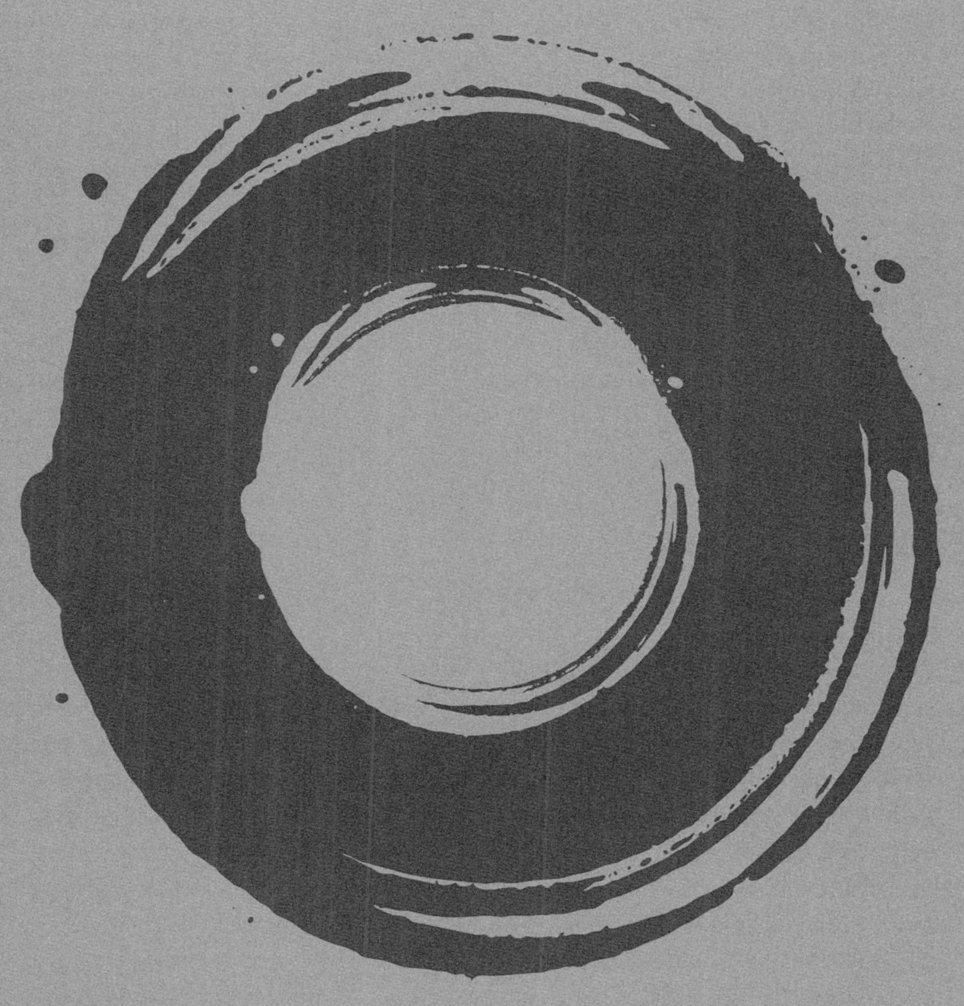

Die gemeinsame Entscheidungsfindung ist heute für jeden behandlungsbedürftigen Menschen ein wichtiger Teil seiner Versorgung. Es geht darum, Patient*innen in Therapiemaßnahmen mitentscheiden zu lassen, und um ihre Zustimmung zu Interventionen. Es werden drei Modelle vorgestellt: das Dreiergespräch, das interprofessionelle Shared-decision-making-Modell und das Ottawa Decision Support Framework.

Nach der Lektüre dieses Kapitels können Sie den Prozess der gemeinsamen Entscheidungsfindung kritisch beurteilen und entscheiden, wer Teil des Prozesses sein sollte, damit effektive und effiziente Lösungen und entsprechende Strategien ermittelt werden. Sie können die Rollen des professionellen Teams und den für eine Patientenbefähigung notwendigen Informationsbedarf einschätzen. Sie lernen, bei Erwachsenen, Kindern und jungen Menschen blockierende Hemmnisse für eine gemeinsame Entscheidung zu erkennen und darüber zu diskutieren, wie sie überwunden werden können. Sie denken über ethische Belange während des Prozesses nach und antizipieren, welche auftreten können.

Dieses Kapitel zeigt, wie Entscheidungen getroffen werden mit Menschen, die komplexe Bedürfnisse haben; häufig wird über sie entschieden anstatt mit ihnen. Es geht zum einen um den Prozess und das Tempo der Entscheidungsfindung, zum anderen um die Fähigkeit der klinischen Gesundheitsfachberufe, mit Menschen zu kommunizieren, die Probleme in diesem Bereich haben. Was die Frage der Fähigkeit anbelangt, sind bestimmte gesetzliche Aspekte zu berücksichtigen.

6.1 Was bedeutet gemeinsame Entscheidungsfindung?

Gemeinsame Entscheidungsfindung ist in jedem Bereich der Pflege ein wesentlicher Teil der personenzentrierten Versorgung (Waldron et al., 2020). Wir versuchen zusammen mit unseren Patient*innen, uns über Tests oder Behandlungen zu verständigen. Es ist wichtig, Informationen und Belege zu dem Gespräch mit den Patient*innen mitzunehmen und ihre Werte und Präferenzen zu berücksichtigen, um zu einer Entscheidung zu gelangen. Denken Sie an die evidenzbasierte Praxis, zu der gehören: einwandfreie Nachweise, Wahlmöglichkeiten, Präferenzen, ethische Aspekte und das Wissen der klinischen Gesundheitsexpert*innen. Sie stellt sicher, dass Evidenz und Wahlmöglichkeiten Teil der evidenzbasierten Praxis sind, die wir alle anstreben. Dies scheint ganz selbstverständlich zu sein, aber nur 39 % der Patient*innen hatten das Gefühl, dass sie bei ihren Terminen in die Entscheidungsfindung einbezogen wurden, und 37 % wünschten sich, stärker einbezogen zu werden, als sie es erlebt haben (Waldron et al., 2020). Wie eine Befragung durch den Nuffield Trust ergab, hat sich daran im Laufe der Zeit leider überhaupt nichts geändert (Quality Watch, 2021, 2023).

Gut informierte Patient*innen treffen im Hinblick auf ihre Behandlung ganz individuelle Entscheidungen, und diese fallen oft anders aus als die, die ihre klinischen Gesundheitsexpert*innen erwartet haben (Mulley et al., 2012). Bei Menschen, deren Identität Schaden genommen hat, sei es durch eine veränderte soziale Stellung oder das Fortschreiten ihrer Krankheit, ist es wichtig, dass ihre Persönlichkeit gestärkt wird, wofür Pflegende besonders gut geeignet sind. Werden die Patient*innen als Partner*innen akzeptiert, was ihre Versorgung und ihre Entscheidungen anbelangt, verbessert sich die Qualität der Versorgung (und die Kosten können sinken, da nicht jeder eine Behandlung wünscht, auch wenn wir dies unterstellen!). Einer der Gründe, weshalb wir uns bei Entscheidungen zurückhalten sollten, ist der, dass wir häufig die Risiken oder Vorteile einer bestimmten Behandlung nicht genau kennen, die Schäden oft bagatellisieren und die Vorteile zu stark aufwerten (Hoffmann & Del Mar, 2017).

Übung 6-1: Aufgabe

Schreiben Sie einen kurzen personenzentrierten Versorgungsplan für sich selbst: Was müsste er beinhalten, damit Ihre Persönlichkeit gestärkt wird, wenn Sie wüssten, dass Sie morgen Ihr Gedächtnis verlieren oder mit kognitiven Veränderungen konfrontiert würden?

Da Sie bei dieser Übung selbst nachdenken sollen, fehlt die Antwort am Ende des Buchs.

Wenn wir uns bewusst machen, dass unsere Patient*innen Menschen mit eigenen Rechten, Präferenzen und ethischen Prinzipien sind, ist gemeinsame Entscheidungsfindung unausweichlich. Stellen Sie sich nur vor, jemand anderes würde bestimmen, was Sie anziehen, essen und tagsüber tun. Aber wir gehen davon aus, dass wir diese Entscheidungen für einige unserer Patient*innen mit kognitiven oder kommunikativen Beeinträchtigungen treffen können. Für Menschen mit komplexen Bedürfnissen ist diese gemeinsame Entscheidungsfindung von großer Bedeutung, weil deren dringendster Wunsch wahrscheinlich nicht mit Ihren Vorstellungen übereinstimmt. Gemeinsame Entscheidungsfindung gibt das paternalistische Modell auf, stellt klinische Gesundheitsexpert*innen und Patient*innen auf eine Stufe und egalisiert ihr Verhältnis. Bei der Durchführung der Gesundheitsversorgung ist Qualität oberstes Gebot: Sie soll sicher, effektiv, personenzentriert, aktuell, gerecht und effizient sein. Debra Da Silva (2012) definiert Gesundheitsversorgung wie folgt:

„Gemeinsame Entscheidungsfindung ist ein Prozess, in dessen Verlauf klinische Gesundheitsexpert*innen und Patient*innen gemeinsam Tests, Behandlungen, Management oder Unterstützungspakete auswählen, und zwar auf der Basis klinischer Evidenz und den informierten Präferenzen der Patient*innen. Voraussetzung dafür sind evidenzbasierte Informationen über Optionen, Ergebnisse und Unwägbarkeiten sowie eine auf die Entscheidung abgestimmte Beratung und ein System zur Aufzeichnung und Implementation der ‚informierten Präferenzen' der Patient*innen“ (S. 2).

Selbstmanagement und gemeinsame Entscheidungsfindung sind zwar zusammenhängende Konzepte, aber dennoch zwei verschiedene Dinge (Health Foundation, 2014, 2022). Bei gemeinsamer Entscheidungsfindung geht es um Informationen, die helfen, in Sachen Gesundheit eine Entscheidung zu treffen oder Maßnahmen zu ergreifen; Selbstmanagement befähigt Menschen, diese Information in ihr Leben zu integrieren und Dinge zu verändern, um ihren Alltag zu bewältigen. Sie sollten auch in der Lage sein, den Zusammenhang mit der personenzentrierten Versorgung zu erkennen, wo gemeinsame Entscheidungsfindung und personenzentrierte Versorgung diese Prinzipien in den Mittelpunkt stellen:

- Menschen mit Würde, Mitgefühl und Respekt behandeln
- Koordinierte Versorgung, Unterstützung oder Behandlung
- Personalisierte Versorgung, Unterstützung oder Behandlung
- Menschen befähigen, eigene Fähigkeiten zu entwickeln.

Angenommen, wir stehen ethisch betrachtet auf dem Standpunkt, dass es genau das Richtige ist, was wir mit unseren Patient*innen tun, wie sieht die praktische Umsetzung aus? In der Praxis kommen unterschiedliche Modelle zur Anwendung, von denen drei nachfolgend vorgestellt werden.

6.2 Modelle in der Praxis

Die meisten dieser Modelle beinhalten folgende Punkte (Bomhof-Roordink et al., 2019):

- Eine Entscheidung treffen
- Präferenzen der Patient*innen
- Informationen angleichen
- Beraten
- Wahlmöglichkeiten aufzeigen
- Die Patient*innen kennenlernen.

Dies erfordert mehr Zeit außerhalb der persönlichen Konsultationen: Die Patient*innen haben Zeit, die Informationen in ihrer Lebenswelt zu verarbeiten, weitere zu finden oder mit anderen zu sprechen - denken Sie an die Informationsquellen (**Kap. 5**). Drei Modelle beinhalten jedoch mehr Strukturen, die in der Praxis genutzt werden können:

- Three-talk model of shared decision making (SDM)
- Interprofessional shared decision making model
- Ottawa Decision Support-Modell.

6.2.1 Three-talk-model of shared decision making (SDM)

Während der Sammlung von Informationen ist aktives Zuhören eine wichtige kommunikative Fähigkeit, da dieser Prozess ansonsten Gefahr läuft, rein mechanisch durchgeführt zu werden. Es ist wichtig zu erwähnen, dass in diesem Modell nur ein klinischer Gesundheitsexperte/eine Gesundheitsexpertin und der Patienten/die Patientin vorkommen. In der komplexen pflegerischen Versorgung arbeiten wir jedoch in multidisziplinären Teams (**Kap. 5**), doch es kann vorkommen, dass ein bestimmtes Teammitglied in manchen Fällen die Leitung übernimmt oder mehr als eine Person bei dem Patienten/der Patientin im Raum ist. Das kann eine andere an der Versorgung beteiligte Fachperson sein oder ein Rechtsbeistand, eine Betreuungsperson oder ein Familienmitglied.

Laut Elwyn und Mitautoren (2017) kommen in diesem Modell evidenzbasierte Praxis und personenzentrierte Versorgung zusammen und sie beschreiben die drei Stadien in diesem Modell. Später fügten Elwyn und Vermunt (2020) ein Visualisierungs-Tool hinzu, das als Tafel für Ziele (goal board) bezeichnet wird, und erweiter-

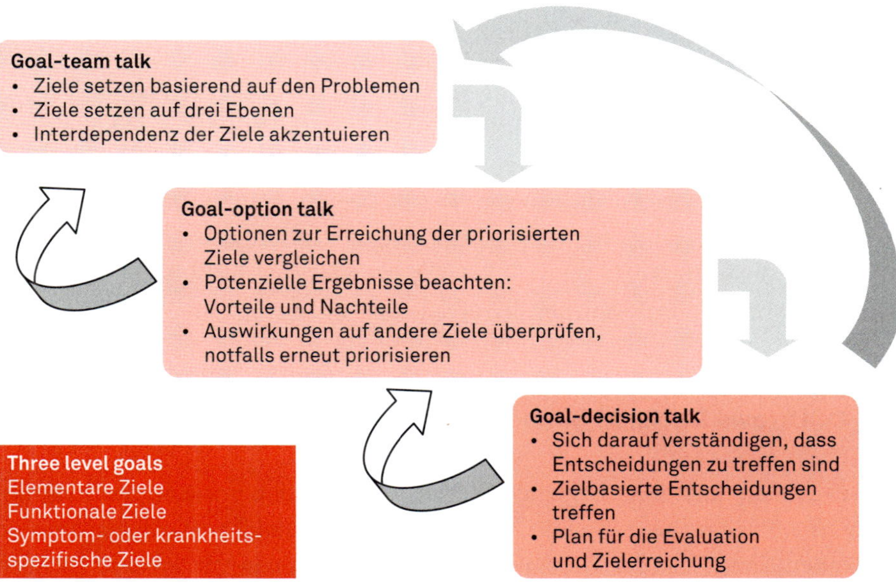

Abbildung 6-1: Zielbasiertes Modell der gemeinsamen Entscheidungsfindung (Elwyn & Vermunt, 2020)

ten jedes der drei Stadien um das Wort „Ziel". Patient oder Patientin und klinische Gesundheitsfachperson sollten dann im Stadium des Team-Talk ein Ziel auswählen, die Auswirkung auf das Ziel im Stadium Option Talk einschätzen (nötigenfalls die Priorität verändern), basierend auf den Zielen Entscheidungen treffen und diese im Stadium Decision Talk evaluieren (**Abb. 6-1**). Folgende Fragen könnte die klinische Gesundheitsfachperson stellen: „Welche Aktivitäten sollten Ihrer Meinung nach fortsetzt werden?" oder „Welches Symptom oder welchen Aspekt der Krankheit hätten Sie gerne geändert?" Die Ziele werden dann auf eine Tafel (visual board) geschrieben und als hoch, mittel oder gering priorisiert. Entscheidungshilfen sind sinnvoll und werden später in diesem Kapitel eingehender behandelt.

6.2.2 Interprofessional shared decision making model

Dieses Modell ist umfassender als das three-talk model, was die zuvor erwähnten Menschen angeht. Es trägt der Tatsache Rechnung, dass der Prozess nicht linear ist; die Entscheidungen sind ungeordnet, weil Informationen geklärt und Präferenzen identifiziert werden. Es zielt auf eine deutlich stärkere personenzentrierte Entscheidung ab und passt viel besser zu dem multidisziplinären Team, das für die komplexe pflegerische Versorgung zuständig ist.

Es geht von drei Ebenen im Gesundheitssystem aus: die Mikroebene (das Individuum), die mittlere Ebene (die für die Gesundheitsversorgung zuständigen Teams in einer Organisation) und die Makroebene (sozialer Kontext und Strategien). Das für die komplexe Versorgung zuständige Team kann sich auf der mittleren Ebene befinden und bei Entscheidungen eine beratende Funktion übernehmen.

In dem Modell enthalten sind Personen außer dem/der Betroffenen und seinem/ihren aktuellen Gesundheitsexperten. Es gibt zwei Achsen – die vertikale zeigt die Entscheidung und ihre Veränderung im Verlauf der Zeit in Interaktion mit der Notwendigkeit, Werte zu beachten, wie lebensfähig die Optionen sind usw. (**Abb. 6-2**). Die andere Achse zeigt die potenziell Beteiligten und veranschaulicht somit die Aktivitäten (movement) zwischen den verschiedenen Personen.

6.2.3 Ottawa Decision Support Framework

Dieses Modell nutzt Entscheidungshilfen, um die gemeinsame Entscheidungsfindung zu verbessern; diese Tools sollen die klinischen Gesundheitsfachpersonen und die Patient*innen auf das Gespräch und die Entscheidung vorbereiten. Es nutzt bestimmte Teile der gemeinsamen Entscheidungsfindung, die vorhanden sein sollten, um brauchbare Entscheidungen zu ermöglichen.

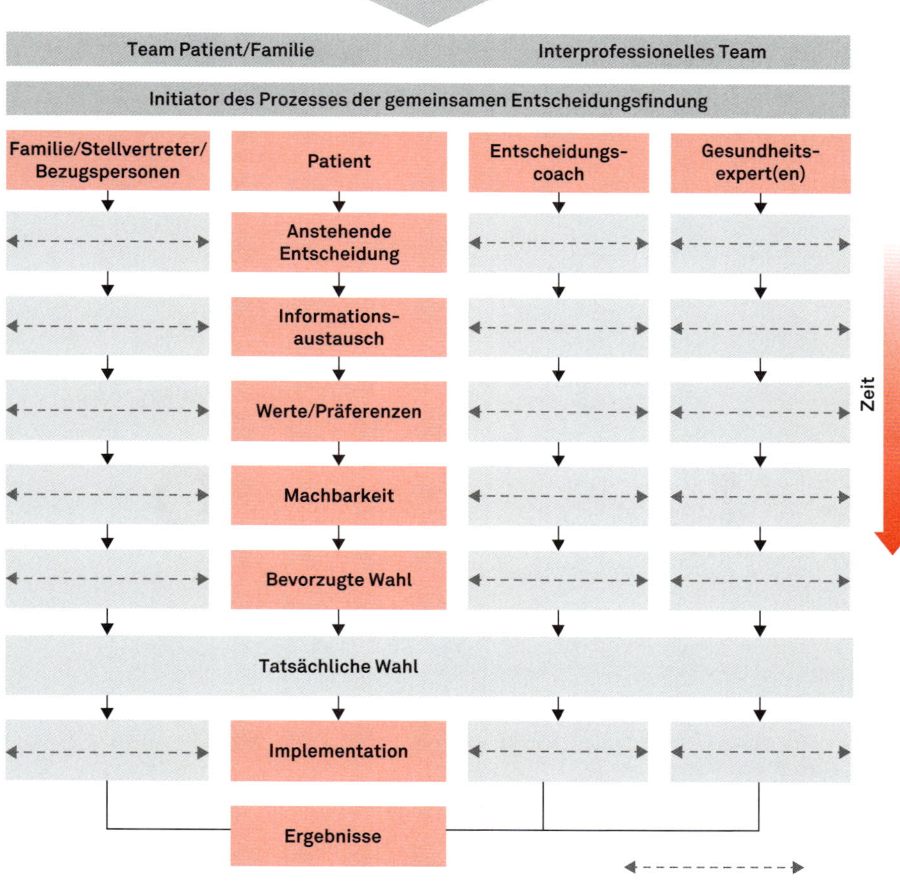

Abbildung 6-2: Das IP-SDM-Modell (Légarée et al., 2014 under Creative Commons Attribution License 4.0)

Abbildung 6-3 zeigt, wo sich die Ressourcen überschneiden, die erforderlich sind, damit die Patient*innen, ihre Unterstützer und das für die Gesundheitsversorgung zuständige Team eine Entscheidung treffen können. Es berücksichtigt die Eigenschaft der Entscheidung, z.B. die Dringlichkeit, nutzt die entsprechende Unterstützung dafür (z.B. Entscheidungshilfen, Fragen nach der Motivation etc.) und vergleicht sie mit der Verbesserung der Ergebnisse, die angestrebt werden, allgemein bekannt als die Qualität des Prozesses der Entscheidungsfindung.

Schwierigkeiten im Zusammenhang mit der Entscheidung

- Schwierige Entscheidung/Timing
- Ungeeignetes Stadium für die Entscheidung
- Konflikt hinsichtlich der Entscheidung (Ungewissheit)
- Unzureichende Kenntnisse und unrealistische Erwartungen
- Unklare Werte
- Unzureichende Unterstützung und Ressourcen
- Persönliche und klinische Schwierigkeiten

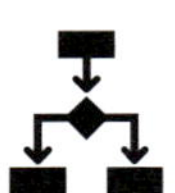

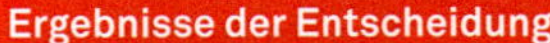

Art der Entscheidung
- Informiert
- Wertebasiert

Art des Prozesses der Entscheidungsfindung
- Reduzierte Schwierigkeiten in puncto Entscheidung

Auswirkung
- Fortsetzung der Implementation der ausgewählten Optionen
- Angemessene Nutzung und Kosten der gesundheitsbezogenen Dienstleistungen

Förderung der Entscheidung
- Aufbau persönlicher Beziehungen und Förderung der interaktiven Kommunikation
- Entscheidung erläutern und zur Beteiligung auffordern
- Schwierigkeiten im Zusammenhang mit der Entscheidung eliminieren
  - die Aufnahmebereitschaft für Informationen/Beratung erleichtern
  - Informationen/mögliche Ergebnisse bereitstellen und überprüfen, ob alles verstanden wurde
  - Abklärung persönlicher Werte: Besonderheiten der Optionen, die am wichtigsten sind
  - Rollen im Zusammenhang mit der Entscheidung abklären
  - Beratung fördern und Ressourcen mobilisieren
  - Schwierigkeiten im Zusammenhang mit der Entscheidung kontrollieren und Fortschritte in den entsprechenden Stadien fördern

Klinische Beratung

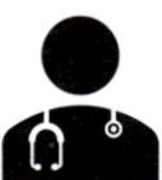

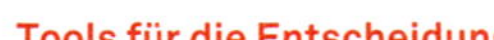

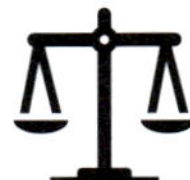

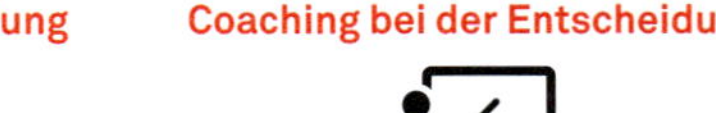

Abbildung 6-3: Ottawa Decision Support Framework
(Nachdruck mit freundlicher Genehmigung der University of Ottawa)

6.3 Aktivierung und Vorbereitung der Patient*innen

Es ist klar, dass bei einer gemeinsamen Entscheidungsfindung alle Beteiligten in die Entscheidung einbezogen werden und den Willen und die Selbstsicherheit haben müssen, eine aktive Rolle zu übernehmen; möglicherweise haben sie schon die Fähigkeit, ihre Versorgung zu managen und diese Entscheidung zu treffen, oder sie sind gewillt, dies zu lernen. Das MAGIC-Programm ist ein gutes Beispiel dafür, wie es gelingt, mithilfe von Kampagnen Menschen zur Selbstversorgung zu motivieren und die Patient*innen als Stakeholder in den Planungsprozess einzubeziehen. Ein anderes Beispiel für diese Art von Kampagne ist die Kampagne Ask Share Know, die ähnliche Vorzüge aufweist.

Diese Kampagnen finden oft nur in einem Wartezimmer statt. In der Regel findet die Gesundheitsversorgung von komplexen Bedürfnissen in der häuslichen Umgebung der Person statt und dann ist es reichlich spät, Vorstellungen, Überzeugungen oder Einstellungen zu verändern (Joseph-Williams et al., 2014a). Prospekte oder Informationen vor dem Termin bieten den Patient*innen die Möglichkeit, sich mit ihren Optionen zu beschäftigen, Fragen zu notieren und sie mit ihrem Unterstützungsnetzwerk zu besprechen. Diese Vorbereitung braucht in manchen Fällen Entscheidungshilfen.

6.4 Möglichkeiten zur Unterstützung der gemeinsamen Entscheidungsfindung

Das three-talk-model und das Ottawa Decision Support Framework wurden, wie bereits erwähnt, für spezifische Behandlungen oder Tests entwickelt und sind Teil der Sammlung International Patient Decision Aid Standards Collaboration (IPDASC). Man findet dort beispielsweise solche über das Screening bei Zervixkarzinomen, Optionen für Geburten oder die Behandlung von Fibroiden. Es gibt sie in verschiedenen Formaten, damit die Patient*innen sich die für sie am besten geeignete Kommunikationsform aussuchen können: Sie können wählen zwischen Broschüren, Videos oder Webseiten und sich so mithilfe des von ihnen ausgewählten Formats über ihre Optionen informieren. Im deutschsprachigen Raum gibt es ebenfalls mehrere Plattformen, die eine informierte Entscheidungsfindung unterstützen können. So stellen bspw. Fachgesellschaften wie die Deutsche Krebsgesellschaft und Krankenkassen Entscheidungshilfen zur Verfügung. Hilfreich zur Entscheidungsfindung können auch Leitlinien sein, die über das Leitlinien-Register der Arbeitsgemeinschaft der Wissenschaftlichen Medizinischen Fachgesellschaften (AWMF-Leitlinien-Register) abrufbar sind. Die Deutsche Gesellschaft für Pflegewissenschaft erarbeitet selbst Leitlinien und beteiligt sich an der Entwicklung von interdisziplinären Leitlinien.

Übung 6-2: Aufgabe

Denken Sie an Ihre letzte Tätigkeit, schauen Sie in der IPDASC nach und suchen Sie nach relevanten Entscheidungshilfen. Alternativ können Sie auch nach Entscheidungshilfen recherchieren, die es im deutschsprachigen Raum gibt.

- Welche Ressourcen gibt es für die Krankheit oder Behandlung, die Ihnen vorschwebt?
- Finden Sie die Ressourcen hilfreich?
- Beurteilen Sie die von Ihnen ausgewählte Entscheidungshilfe. Welches sind ihre Stärken und Schwächen?

Da Sie bei dieser Übung selbst nachdenken sollen, fehlt die Antwort am Ende des Buchs.

Die Patient*innen, die diese Möglichkeit genutzt haben, fühlten sich hinsichtlich ihrer Optionen besser informiert und aufgeklärt; sie waren mehr in Entscheidungen eingebunden, die sie betrafen, und kannten die Risiken, die auf sie zukommen könnten (Stacey et al., 2017).

Webseiten und Broschüren sind außerhalb der Sprechstunde hilfreich, doch stellten Joseph-Williams und Kollegen (2017) fest, dass kurze Entscheidungshilfen sehr viel besser geeignet waren, ins Gespräch zu kommen. Sie fanden, dass die Patient*innen animiert wurden, die Fragen zu stellen und die Dinge zu diskutieren, die wichtig für sie waren, und meinten, dass jedes Tool rein automatisch verwendet werden kann. In dem folgenden Szenario konnte Geoff die Zeit, die ihm zur Verfügung stand, nutzen, um seine Optionen einzuschätzen, und der Arzt nahm sich die Zeit, diese mit Geoff in den Sprechstunden zu diskutieren.

Fallstudie: Gemeinsame Entscheidungsfindung – Beratung

Als Geoff merkte, dass sein Blutdruck zu hoch war, vereinbarte er einen Termin bei seinem Arzt, um sich beraten zu lassen. Bevor er die Praxis verließ, schickte ihm sein Arzt eine schriftliche Entscheidungshilfe, die ihn über seine Wahlmöglichkeiten informierte, (siehe National Institute for Health and Care Excellence, (2019a)).

So hatte Geoff Zeit, sich mit seinen Möglichkeiten auseinanderzusetzen, zu recherchieren, mit einem Freund zu sprechen, der als Pflegeperson arbeitet, und sich online Informationen aus unterschiedlichen Quellen zu beschaffen. Zu seinem nächsten Arztbesuch ging er mit diversen Fragen und einem Vorschlag, der ihm am meisten zusagte – er wollte zunächst seinen Lebensstil ändern. Sein Arzt besprach mit ihm die einzelnen Optionen (wobei die drei Elemente der evidenzbasierten Praxis berücksichtigt wurden). Zum Schluss empfahl der Arzt Geoff ein „Trainingsprogramm", um ihm zu helfen.

Das Szenario zeigt, wie eine Entscheidungshilfe uns helfen kann, das Gespräch zu strukturieren und gleichzeitig Informationen über die Optionen zu liefern und den Patient*innen den Raum zu gewähren, den sie brauchen, um diese zu diskutieren.

6.5 Was ist bei nicht eindeutiger Datenlage?

Den Kontext zu kennen, in dem ein Patient/eine Patientin eine Entscheidung trifft, kann klinischen Gesundheitsexpert*innen enorm helfen in Situationen, in denen die Entscheidung nicht so klar ist oder durch die Literatur und die Datenlage nicht in vollem Umfang bestätigt wird. Dies ist häufig der Fall bei Menschen mit komplexen Versorgungsbedürfnissen – z.B., wenn die Medikation für das Schmerzmanagement, ohne die die Patient*innen eine schlechte Lebensqualität hätten, sich nachteilig auf die Nierenfunktion auswirkt. Solche Dinge können vorübergehend sein oder sich im Laufe der Zeit verändern; ist der Schmerz für die Betroffenen erträglich, dann wird ihnen die Nierenfunktion wichtiger sein, doch wenn die Symptome schlimmer werden, kann sich dies ändern. Gleiches gilt für eine Nebenwirkung der Medikation (z.B. Verstopfung): Ist der Kontext bekannt, könnten Sie eine Alternative anbieten. Der andere Kontext, den es zu berücksichtigen gilt, sind die rechtlichen und ethischen Aspekte der Entscheidung.

6.6 Rechtliche Aspekte

Unabhängig vom Kontext der Entscheidung müssen bestimmte rechtliche Belange berücksichtigt werden, wie im Mental Capacity Act (UK Government, 2005) und im Children's Act (Perera, 2008) beschrieben. Mehr Informationen dazu finden Sie in den **Kapiteln 9** und **10**. Das bedeutet, es muss sichergestellt werden, dass der Zustimmungsprozess nachvollziehbar ist und mit der Definition der Mental Health Act Commission übereinstimmt:

„[Wenn] die Zustimmung erfolgreich sein soll, muss[es] eine ‚echte' Zustimmung sein. Sie muss authentisch sein, darf nicht unter dem Einfluss von Zwang oder Betrug oder falscher Darstellung zustande kommen und sie muss auf ausreichender Information basieren" (Mental Health Act Commision, 1985, S. 3, zitiert in Thomas & Forbes, 1989, S. 4). In Deutschland gibt es dazu Regelungen im Bürgerlichen Gesetzbuch (BGB). Die Paragrafen 630 c, 630 d und 630 e des BGB enthalten gesetzliche Regelungen zur Aufklärung, Einwilligung und zu weiteren Informationspflichten des Behandelnden.

Wir sind gesetzlich verpflichtet, „eine angemessene Versorgung anzubieten, um sicherzustellen, dass die Patient*innen alle mit der empfohlenen Behandlung einhergehenden materiellen Risiken kennen und über alle angemessenen alternativen oder abweichenden Behandlungen informiert sind" (The Supreme Court (UK), 2015, S. 28).

Dies bedeutet, dass wir, die klinischen Gesundheitsfachpersonen, gesetzlich verpflichtet sind, unsere Patient*innen zu befähigen, eine korrekte Entscheidung zu treffen und eine korrekte Zustimmung abzugeben. In der komplexen pflegerischen Versorgung wird es immer notwendiger, diese Forderungen zu beachten und zu implementieren. Wenn man eine gemeinsame Entscheidung trifft mit einer Person, die dazu in der Lage ist, eine einzige Krankheit und keine weiteren Probleme hat, die in den Bereich der komplexen Bedürfnisse fallen, dann ist dies vergleichsweise einfach. Doch dies ändert sich, wenn es mehr Probleme und Herausforderungen gibt, von denen viele Menschen mit komplexen Bedürfnissen betroffen sind.

6.6.1 Fähigkeit

Gemeinsame Entscheidungsfindung kann eine Einschätzung der Fähigkeit erforderlich machen (**Kap. 7, 10**). Guidry-Grimes (2020) bezeichnet dies als eine der Herausforderungen im Zusammenhang mit gemeinsamer Entscheidungsfindung im Bereich psychische Probleme. Wenn die Patient*innen nicht die gesetzlich vorgeschriebene Fähigkeit haben, der Behandlung zuzustimmen oder eine Entscheidung zu treffen, dann ist Handeln nach bestem Wissen und Gewissen angezeigt. Dies fällt unter die Aspekte des Mental Capacity Act Code of Practice (Department for Constitutional Affairs, 2005) und die NICE Richtlinien über Entscheidungsfindung und geistige Fähigkeit (National Institute for Health and Care Excellence, 2018). Mehr darüber finden Sie in den **Kapiteln 7, 9** und **10**.

Das BGB regelt in Deutschland, dass vor einer Behandlung die Einwilligung des Patienten/der Patientin einzuholen ist (§ 630d Absatz 1 BGB). Außerdem: *„Kann eine Einwilligung für eine unaufschiebbare Maßnahme nicht rechtzeitig eingeholt werden, darf sie ohne Einwilligung durchgeführt werden, wenn sie dem mutmaßlichen Willen des Patienten entspricht"* (§ 630d Absatz 1 BGB). Zur Vorsorge kann eine Patientenverfügung helfen, ebenso eine Vorsorgevollmacht und Betreuungsverfügung. Diese Regelungen können hilfreich sein, für den Fall, dass sich Patient*innen – z. B. wegen Krankheit oder Unfall – nicht mehr selbst äußern können.

6.6.2 Unterschiedliche Populationen

Wenn es um gemeinsame Entscheidungsfindung geht, müssen wir die unterschiedlichen Bedürfnisse und Verhaltensweisen in unterschiedlichen Populationen und Gruppen kennen – denn viele Menschen mit komplexen Bedürfnissen sind Teil dieser Gruppen. Bei einigen geht es um Fähigkeiten und verschiedenartige Kommunikationsformen, bei anderen müssen gesetzliche Aspekte der Situation in Betracht gezogen werden. Kompetenz beruht auf zwei Dingen: eine Entscheidung, die getroffen werden muss, und die Fähigkeit der Person, sie zu treffen.

6.6.3 Junge Menschen

Werden junge Menschen behandelt, ist die Diskrepanz, was die Macht anbelangt, größer und ihre Fähigkeit, Teil der gemeinsamen Entscheidungsfindung zu sein, verändert sich zumindest mit dem Alter. Laut Children Act 1989, Section 105, ist ein Kind eine Person unter achtzehn Jahren (Young, 2019). Mehr über gemeinsame Entscheidungsfindung bei Kindern und Jugendlichen finden Sie im Zusammenhang mit Gillick-Kompetenz und Fraser-Richtlinien (**Kap. 10**) (NSPCC, 2022).

Coyne und Autorenteam (2014) definieren gemeinsame Entscheidung als „Möglichkeiten, die Kinder haben, sich an dem Prozess der Entscheidungsfindung zu beteiligen, unabhängig davon, wer die endgültige Entscheidung trifft" (S. 274). Sie nicht einzubeziehen, würde ihre Furcht und ihre Angst vergrößern, ihrer Selbstachtung schaden und dazu führen, dass sie nicht auf die Dinge vorbereitet sind, die ihnen bevorstehen. Nach Lin et al. geht gemeinsame Entscheidungsfindung bei Kindern mit komplexen Bedürfnissen wie beispielsweise Asthma, Aufmerksamkeitsdefizit-Hyperaktivitätsstörung (ADHD) und Typ 1-Diabetes einher mit einer geringeren Schwere der Krankheit, während das Gegenteil der Fall ist bei weniger Beteiligung an der gemeinsamen Entscheidungsfindung – bei diesen Familien war das Unvermögen größer und die Kosten höher.

Die Fähigkeit junger Menschen, sich an gemeinsamer Entscheidungsfindung zu beteiligen, wird oft durch eine lebensbedrohende Diagnose sowie durch die Dringlichkeit und die Schwere ihrer Krankheiten eingeschränkt. Coyne und Autorenteam

Fallstudie: Harry

Harry musste regelmäßig zu Hause behandelt werden, um Blutungen zu verhindern. Die Behandlung war schmerzhaft und manchmal auch beklemmend, denn sie erfolgte über einen in seiner Brust implantierten Port. Obwohl er über die Implantation mitentscheiden durfte, war die Durchführung der Behandlung schlimm für ihn, was vor allem auf seine früheren schlechten Erfahrungen mit Nadeln zurückzuführen war. Um Harry weitgehende Kontrolle über seinen Körper und seine Entscheidungen zu ermöglichen, konnte er bestimmen, wer die Behandlung durchführte und wer sich im Raum aufhalten durfte.

(2014) erklären dies damit, dass die Eltern ihre Aufgabe darin sehen, Erlaubnis zu erteilen, anstatt Entscheidungen zu treffen, und sie begründeten dies mit dem Vertrauen, das sie den klinischen Gesundheitsfachpersonen entgegenbringen. Dies verändert sich oft, wenn die Kinder heranwachsen und mehr Einfluss und Kontrolle über ihren Körper haben wollen. Sie reagieren auf die Einschränkungen ihres Selbstbestimmungsrechts mit Frustration, Nicht-Einhaltung der Behandlung und Gefühlen wie Unzulänglichkeit und Wut (Wicks & Mitchell, 2010). Es können auch geringere Probleme sein, z.B. wer anwesend sein soll oder die Behandlung durchführt, wie in der Fallstudie von Harry.

6.6.4 Psychische Gesundheit

Gemeinsame Entscheidungsfindung im Bereich der psychischen Gesundheit ist in der Praxis mit Herausforderungen verbunden, die in anderen Bereichen nicht existieren: Daher liegt der Fokus häufig auf Ergebnisunterschieden anstatt auf Entscheidungen, die die Versorgung betreffen (Zisman-Ilani et al., 2021). In **Kapitel 7** wird das Thema Fähigkeiten ausführlich diskutiert. Angestrebte Ergebnisse für gemeinsame Entscheidungsfindung im Bereich der psychischen Gesundheit sind Empowerment, Selbstbestimmung und Genesung; viele Phänomene dieser Art sind mit validierten Tools objektiv schwer zu bewerten (Zisman-Ilani et al., 2021). Manchmal wird eine (Un-)Fähigkeit der Patient*innen unterstellt, doch Menschen mit psychischen Problemen wollen an der gemeinsamen Entscheidungsfindung beteiligt werden und sind dazu auch in der Lage (Alsulamy et al., 2020). Im Rahmen des Projekts Changing Relationships haben sie die Mitarbeiter*innen trainiert, ihnen Materialien ausgehändigt und sie unterstützt, damit sie junge Menschen in die gemeinsame Entscheidungsfindung einbeziehen können, aber sie stellten fest, dass das Projekt neben positiven Auswirkungen auch einige interessante Erkenntnisse zutage gefördert hatte (Chih Hoong et al., 2014). Die Betroffenen brauchten Zeit, um in dem richtigen Raum zu sein und sich an der gemeinsamen Entscheidungsfindung zu beteiligen – vielleicht weil sie eine Krise hatten, die erst gelöst werden musste, bevor sie das andere tun konnten. Andere junge Leute brauchten Unterstützung, um zu verstehen, was sie tun sollten. Laut Aoki (2020) sind für die gemeinsame Entscheidungsfindung die Beziehung zwischen klinischen Gesundheitsexpert*innen und Patient*innen, der Kommunikationsprozess, nutzerfreundliche Darstellungen und die Einbeziehung der Beteiligten von ausschlaggebender Bedeutung. Kommunikation ist von allen wohl der allerwichtigste Faktor und hat Vorrang vor dem Thema Macht, das im Bereich der psychischen Gesundheit Teil der Entscheidungsfindung ist Aoki (2020).

Entscheidungshilfen im Bereich der Psychiatrie basieren auf evidenzbasierter Praxis, werden aber in einem medizinischen Modell entwickelt, dessen Ziel die Diagnose ist, die die Komplexität psychiatrischer Krankheiten nicht erklärt (**Kap. 7**). Doch das Projekt Changing Relationships hat Folgendes herausgefunden: Die Tools gewährleisten nicht, dass eine gemeinsame Entscheidungsfindung stattgefunden hat; es braucht eine Veränderung auf individueller und kultureller Ebene, um die zugrunde liegenden Beziehungen zu den Patient*innen zu verändern. Denn ein rein automatischer Umgang damit hilft den Patient*innen nicht und ist nichts anderes als noch ein Stück Papier, das ausgefüllt werden muss. Zisman-Ilani und Autorenteam (2021) kritisieren die NICE-Richtlinien für gemeinsame Entscheidungsfindung und verweisen darauf, dass sie weder auf die Unterschiede eingehen, die im Bereich psychische Gesundheit angezeigt sind, noch eine andere als die westliche Kultur in Betracht ziehen. Hier zeigt sich einmal mehr, wie wichtig es ist, über die Intersektionalität der Versorgung Bescheid zu wissen.

Es gibt verschiedene klinische Tools, die zur Einschätzung der Fähigkeit verwendet werden können, z. B. die Minieinschätzung des psychischen Zustandes, doch häufig ergänzen diese Tools lediglich das Gesamtbild der Situation, in der die Person sich befindet. Die klinische Gesundheitsfachperson und das beteiligte Team müssen alle Details dokumentieren, die zu ihrer Entscheidung geführt haben, dass die Person nicht fähig ist, ihre Zustimmung zu geben oder eine Entscheidung zu treffen. Sobald diese Entscheidung getroffen ist, gibt es verschiedene Möglichkeiten: Das Team kann z. B. Fragen zur Dringlichkeit der Entscheidung stellen – kann sie aufgeschoben werden, bis die Person die Fähigkeit erlangt hat oder nicht (**Kap. 7**)? Die andere wichtige Frage ist, ob die Person einen gesetzlichen Stellvertreter hat, der es ihr ermöglicht, mit dessen Hilfe zu entscheiden.

Fallstudie: Harold

Harold hat seit fünf Jahren eine neurodegenerative Erkrankung und hält sich vorübergehend in einem Pflegeheim auf. Er war verwirrt, hatte nachts Halluzinationen und bestand darauf, nach Hause zu gehen. Wahrscheinlich denkt er, er sei in der Armeekaserne, wo er vor zwanzig Jahren gearbeitet hat. Das Pflegeheim holt den Arzt, der überprüft, ob ein Harnwegsinfekt vorliegt und gibt ihm ein Antibiotikum.

Übung 6-3: Aufgabe

Wenn Sie als Pflegeperson in dem Heim arbeiten würden, welche Assessments zur Einschätzung seiner Fähigkeit kämen für Sie in Betracht? Verfügt er über die Fähigkeit zu entscheiden, ob er nach Hause gehen kann? Welche Aktivitäten könnten ihm Ihrer Meinung nach sofort zu helfen, diese Situation zu überwinden?

Da Sie bei dieser Übung selbst nachdenken sollen, fehlt die Antwort am Ende des Buchs.

6.6.5 Lernbehinderungen

Lernbehinderungen sind ein weiterer Bereich, in dem gemeinsame Entscheidungsfindung zum Problem werden kann (**Kap. 9**). Laut Golnik und Mitautoren (2012) waren Familien, in denen gemeinsame Entscheidungsfindung stattgefunden hatte, zufriedener und fühlten sich besser informiert, was die Behandlung von Kindern mit Autismusspektrumsstörungen betrifft. Doch es gibt noch viel zu tun. Im Allgemeinen bringt der mit Lernbehinderungen verbundene Prozess die Gesundheitsfachpersonen mit den Betroffenen und deren Familien – und den von den Betroffenen favorisierten Unterstützern – zusammen, um über die beste Vorgehensweise und die größten Vorteile zu entscheiden (**Kap. 9**) (Royal College of Nursing, 2012). Es muss sichergestellt werden, dass Menschen mit Lernbehinderungen die Möglichkeit haben, als gleichberechtigte Partner*innen über ihre Versorgung mitzuentscheiden. Die vom Department of Health entwickelten Anleitungen zum Thema Zustimmung für Gesundheitsfachpersonen, die mit Menschen mit Lernbehinderungen arbeiten, sind sehr zu empfehlen. Kampagnen von Menschen, die von schlechten Praktiken und mangelnder gemeinsamer Entscheidungsfindung im Gesundheitsbereich betroffen sind, z.B. Oliver's Campaign, haben auf die Bedeutung und Dringlichkeit dieser Tatsache aufmerksam gemacht; dies hat zu Veränderungen geführt: Im ganzen NHS wurde ein Training eingeführt (Oliver's Campaign, n.d.). Auch im deutschsprachigen Raum gab es in der Vergangenheit immer wieder negative Berichte über Mängel in Gesundheitspraxis sowie geringer, gemeinsamer Entscheidungsfindung.

Fallstudie: Maria

Maria, 33 Jahre alt, hat das Down-Syndrom; sie lebt zusammen mit fünf anderen Personen, die ebenfalls Lernstörungen haben, in einer öffentlichen Einrichtung.

Maria ist gesund, mobil und kann ohne fremde Hilfe die Toilette aufsuchen (sie muss allerdings daran erinnert werden), aber sie braucht Hilfe bei anderen Aktivitäten des täglichen Lebens.

Sie kann sprechen und äußert Sätze mit höchstens zwei Schlüsselwörtern, z.B.

- „Maria geht im *Auto* zu Läden"
- „Maria geht *schwimmen* mit *Brenda*" (ihre Freundin)
- „*Hund* macht *Wau*!"

Vermutlich kann sie Sprache besser verstehen als produzieren. Sie kann Sätze wie diese verstehen:

- Maria, gehst du bitte nach oben und holst deinen Mantel, wir gehen in die Kirche."

Maria liest nicht, aber sie erfasst Situationen auf Bildern, die sie in Zeitschriften, Comics, Märchenbüchern oder auch im Fernsehen sieht. Man kann ihr mithilfe von Bildern Fragen stellen und Dinge planen – sieht sie in einer Zeitschrift ein Bild vom Meer, kann man fragen, ob sie das Meer mag oder ob sie gerne dort wäre, und sie gibt die richtige Antwort.

Maria versteht einfache Symbole und Zeichnungen von Dingen (Hund, Toilette, Auto etc.) und sie erkennt Bilder von Orten, die ihr vertraut sind: „Kirche", „Läden", „Mamis Haus".

Marie mag und spielt gerne mit Puppen; sie „kümmert sich" gern um sie und versorgt sie, wie sie es sich von anderen (Mitarbeiter*innen, Familienmitgliedern, Fernsehen etc.) abgeschaut hat. Wenn sie sich eine Show im Fernsehen ansieht, in der jemand eine andere Person in den Arm nimmt, dann ahmt sie dies nach und nimmt ihre Puppe in den Arm.

Maria mag Mary, die mit ihr lebt, und sie unternimmt gerne Dinge mit Mary (die etwas älter ist) und betrachtet sie als Rollenmodell: Sie macht nach, was Mary macht. Sie ist eine liebevolle, von Maria respektierte „große Schwester".

Maria hat ein sehr gutes Verhältnis zu ihrer Hauptbetreuerin Julia, mit der sie Dinge unternimmt, die sie mit anderen nicht unternehmen würde.

Maria verbringt auch Zeit mit ihren Eltern; ihr Vater ist für sie eine Autoritätsperson, zu der sie großes Vertrauen hat.

Maria hat Kontakt zu Jenny, einer auf Lernbehinderungen spezialisierten Gemeindekrankenpflegerin (die das Team zuvor mit kleinen Verhaltenstipps unterstützt hat); sie hat ein ausgezeichnetes Vertrauensverhältnis zu Maria, seit diese ein Kind war.

Maria hatte schon immer Angst vor dem Besuch bei Ärzt*innen/Zahnärzt*innen etc., aber sie toleriert Injektionen; sie hat eine Nadelphobie, seit sie kürzlich in dem Sprechzimmer des Heims eine schlechte Erfahrung mit einer Praxisschwester gemacht hat, die keine Vene finden konnte und Marias Arm übel zugerichtet hat.

Übung 6-4: Aufgabe

Welche Probleme könnte Maria mit der gesundheitlichen Versorgung haben? Überlegen Sie, was an Ihrem Arbeitsplatz verbesserungsbedürftig ist.

Da Sie bei dieser Übung selbst nachdenken sollen, fehlt die Antwort am Ende des Buchs.

6.7 Was eine gemeinsame Entscheidungsfindung erschwert

Bei so einem überzeugenden und einfachen Konzept sollte man davon ausgehen, dass es überall angewendet wird. Gemeinsame Entscheidungsfindung wurde in den 1980er Jahren eingeführt, also vor mehr als 40 Jahren. Waldron und Mitautoren zitieren Literatur, die verschiedene Dinge benennt, die Ärzt*innen davon abhalten könnten, gemeinsame Entscheidungsfindung in ihrer Praxis anzuwenden, selbst wenn sie diese im Grunde befürworten (Shepherd et al., 2008, und Joseph-Williams et al., 2014b, zitiert in Waldron et al., 2020). Nachfolgend werden gängige Argumente gegen gemeinsame Entscheidungsfindung vorgestellt.

6.7.1 Das machen wir bereits

Die meisten klinischen Gesundheitsfachpersonen sind überzeugt, dass sie gemeinsame Entscheidungsfindung mit ihren Patient*innen bereits praktizieren. Doch die an früherer Stelle in diesem Kapitel präsentierten Zahlen legen nahe, dass die Patient*innen anderer Meinung sind. Durch ein entsprechendes Training konnte diese Kluft geschlossen werden. Rollenspiele waren dabei sehr erfolgreich und diejenigen, die der Überzeugung waren, dass sie gemeinsame Entscheidungsfindung bereits praktizieren, waren gewillt, ihre Fähigkeiten und ihre Praxis in diesem Bereich zu verbessern (Joseph-Williams et al., 2017).

6.7.2 Uns fehlen die richtigen Tools

Obwohl es viele verschiedene Tools gibt, die die Entscheidung erleichtern, haben Joseph-Williams und Kollegen (2017) Folgendes festgestellt: Bei der Ausbildung von klinischen Gesundheitsfachpersonen waren deren Fähigkeiten und – noch wichtiger – deren Gesinnungswandel sehr viel wichtiger, als die richtige Hilfe für die Entscheidungsfindung zu benutzen. Eines war klar: Wenn sie in einem Team arbeiten, wo dies unüblich ist, werden sie zu ihrem früheren Verhalten zurückkehren (Health Foundation, 2014). Dies zeigt, dass die Kultur in den Teams grundlegend verändert werden muss.

6.7.3 Wie lässt sich das ermitteln?

Das ist ein wichtiger Punkt, denn wir wollen ja wissen, was sich in unserer Praxis und bei unseren Patient*innen verändert hat. Alle PROMs können davon beeinflusst sein, dass die Patient*innen uns sehr gut beurteilen möchten oder ihre eigenen Vorstellungen von gemeinsamer Entscheidungsfindung und wie diese aussehen sollte zum Ausdruck bringen wollen.

6.7.4 Zu viele konkurrierende Anforderungen und Prioritäten

Laut Brogan und Team (2018) wussten die klinischen Gesundheitsfachpersonen nicht genau, was gemeinsame Entscheidungsfindung ist, wer sie einführen soll, wer einbezogen werden soll und wie das geht. Die klinischen Gesundheitsfachpersonen sprachen über gemeinsame Entscheidungsfindung, wenn die Patient*innen dies ansprachen, während die Pflegespezialist*innen klug abwarteten und neu aufgetretene Symptome als Trigger benutzten, um die Sprache auf die Zukunft zu bringen. Organisatorische Faktoren gehörten auch dazu. Das Spezialisten-Team meinte, dies sei die Aufgabe des Arztes/der Ärztin, während die Ärzt*innen meinten, sie schafften die Voraussetzungen dafür, dass die Pflegespezialist*innen solche Gespräche führen können. Neben dem Druck durch hohe Fallzahlen und einem Übermaß an Arbeit hat dies dazu geführt, dass die gemeinsame Entscheidungsfindung fragmentiert wird und oft erst spät und aufgabenfokussiert erfolgt. Die jüngste Krise und der Druck in den Bereichen gesundheitliche und soziale Versorgung haben dazu geführt, dass Kommunikation nur ausnahmsweise stattfindet, es ist für die Menschen wie ein Kampf gegen das Feuer.

Wollen Sie eine schnelle Behandlung oder Zeit, um über Ihre Entscheidung nachzudenken? Entscheiden wir uns für Ersteres, wird das Zweite eher keine Option sein für Patient*innen, für die dies Priorität hat. Ergebnisbewertungen werden zu Zielen: Wenn die Führung zeigt, dass sie gemeinsame Entscheidungsfindung als Qualitätsmerkmal betrachtet und klinische Gesundheitsfachpersonen, die sie befürworten und implementieren, wertschätzt, dann wäre sie etwas völlig Normales und nicht noch eine Initiative oder noch ein Poster an der Wand. Doch die klinischen Gesundheitsfachpersonen brauchen Klarheit, wessen Aufgabe dies ist, und Unterstützung bei der Implementation wie eine Ausdehnung der Sprechzeiten (was mehr Investitionen in die Mitarbeiter*innen erfordert) (Alsulamy et al., 2020).

Einiges davon mag auf die Implementation der gemeinsamen Entscheidungsfindung und Veränderungen der Strategien zurückzuführen sein, wobei jedoch versäumt wurde, gleichzeitig die existierenden Systeme und Organisationen zu verändern, was es den klinischen Gesundheitsfachpersonen erschwert hat, diese Arbeit durchzuführen. Andere haben Bedenken wegen unbeabsichtigter Konsequenzen geäußert und auf Folgendes hingewiesen: Wenn die Politik Anreize für gemeinsame Entscheidungsfindung schafft, dann lässt sie es zu, dass diese zu einem weiteren Hemmnis (check-box) wird, besonders in Bereichen, wo es nicht um eine Einzelentscheidung geht. So hat beispielsweise ein Autorenteam Langzeit-Krankheiten und komplexe Bedürfnisse als Bereiche identifiziert, in denen immer wieder und nicht nur einmal Gespräche stattfinden müssen. Sie haben darauf hingewiesen, dass die ersten Modelle für gemeinsame Entscheidungsfindung (wie an früherer Stelle in diesem Kapitel erwähnt) nur für die Patient*innen gedacht waren (Blumenthal-Barby et al., 2019).

6.7.5 Die Patient*innen wollen das nicht

Die Daten belegen, dass die Patient*innen das doch wollen, aber anders; manche fürchten die Konsequenzen, wenn sie danach fragen. Viele ältere Patient*innen kennen nur das paternalistische Versorgungsmodell, wieder andere haben Angst, die klinischen Gesundheitsfachpersonen zu verärgern (Alsulamy et al., 2020).

Wir haben Formen der Zusammenarbeit im Sinn, die anders sind als dieses empfehlungsbasierte Modell. Unser Konzept ersetzt die Gewohnheit, Patient*innen, die das Modell akzeptieren, als „gut" zu betrachten, durch Autonomie und Rücksichtnahme auf ihre sozialen und kulturellen Einstellungen und Präferenzen (Elwyn et al., 2016). Ungleiche Machtverhältnisse verändern sich überall dort, wo gemeinsame Entscheidungsfindung stattfindet, da Wissen ohne Macht nutzlos ist (Joseph-Williams et al., 2014b). Einfache Dinge (Poster im Wartezimmer) können die Selbstwirksamkeit der Menschen beeinflussen, indem sie ihnen Tools in Form von Fragen an die Hand geben („Welche Optionen habe ich?" „Welches sind die Vor- und Nachteile?" „Wie wahrscheinlich sind diese?"). Passive Zustimmung ist keine gemeinsame Entscheidungsfindung.

Laut Brogan dürfen Patient*innen die Entscheidung an andere delegieren, z.B. an ihre klinischen Gesundheitsfachpersonen – etwas zu unterlassen oder nur einen Teil davon zu tun ist eine durchaus valide Entscheidung (Brogan et al., 2018). Manche Tools für gemeinsame Entscheidungsfindung (z.B. SDM-Q-9) überprüfen, in welchem Umfang die Patient*innen an ihren Entscheidungen beteiligt sein wollen und schätzen ihre Fähigkeit oder Bereitschaft, sich zu engagieren, möglicherweise niedrig ein. Doch trotz dieser Einschätzung darf nicht vergessen werden, dass sie sich beteiligt haben; sie haben entschieden, dass ein klinischer Gesundheitsexperte die Entscheidung treffen soll. Das ist eine durchaus vernünftige Entscheidung. Diese Patient*innen wollen informiert werden, überlassen dem klinischen Gesundheitsexperten jedoch die Entscheidung, wie der Fall von Georgia zeigt.

Fallstudie: Georgia

Georgia, eine 60-jährige Frau mit generalisierter Atrophie, wurde an Harriet überwiesen, eine Pflegespezialistin im Bereich Neurologie. Die Pflegespezialistin musste im Zuge ihrer Versorgung im Voraus planen, weil diese schnell voranschreitende Krankheit Georgias Fähigkeit, zu kommunizieren, beeinträchtigen würde. Als dieses Thema zur Sprache kam, sagte Georgia deutlich, dass sie weder über ihre Krankheit aufgeklärt werden noch Pläne für die Zukunft machen möchte, sondern sich mit allem erst dann auseinanderzusetzen gedenkt, wenn es an der Zeit ist.

Übung 6-5: Kritisches Denken

Wie sollte Harriet vorgehen, um Georgia zu versorgen? Welche Möglichkeiten hat sie, die Aufgabe der Vorausplanung mit einer gemeinsamen Entscheidungsfindung in Einklang zu bringen, ohne den ethischen Aspekt zu vernachlässigen?

Eine kurze Antwort finden Sie am Ende des Buchs.

Bevor wir fortfahren, sollten wir die der Entscheidung zugrunde liegenden Fakten kennen – dies betrifft besonders Gruppen, die noch nie Kontrolle über ihre Entscheidungen hatten.

Blumenthal-Barby und Autorenteam (2019) machen zu Recht auf Folgendes aufmerksam: Die Tools zur gemeinsamen Entscheidungsfindung verlangen Neutralität, dennoch können die klinischen Gesundheitsfachpersonen diese Neutralität (bewusst oder unbewusst) durch ihren Ton, ihre Körpersprache oder Sprache manipulieren. Sie empfehlen, Personen einzubeziehen, die der Beziehung zwischen klinischem Gesundheitsexperten und Patient neutral gegenüberstehen – das Thema Infektionskrankheit ist ein Beispiel für diesen Praxisbereich.

6.8 Kenntnisreiche Patient*innen

Unsere Patient*innen im Bereich der pflegerischen Versorgung komplexer Probleme sind häufig entweder schon Expert*innen aus eigener Erfahrung oder sie werden dazu. Sie werden in vielen Situationen Patient*innen oder Familien begegnen, deren Wissen über eine ihrer Krankheiten dem von Expert*innen entspricht und Sie werden Ihr Wissen mit deren Kenntnissen in Einklang bringen müssen. In manchen Bereichen können die Familien durchaus Expert*innen sein, z. B. dann, wenn die betroffene Person nicht in der Lage ist, in allen Situationen ihr Anliegen zu vertreten (wegen kognitiver Probleme oder entwicklungsbedingter Gegebenheiten;

Kap. 7, 9, 10). Bei einigen Menschen, wie beispielsweise Rosemary, können die Entscheidungen, die sie bedingt durch ihre Erfahrung treffen müssen, mit den Dienstleistungen, die sie erhalten, kollidieren.

Fallstudie: Harry

Als Kleinkind stürzte Harry und schlug mit dem Kopf auf. Für ein Kind mit Hämophilie kann dies lebensbedrohend sein. Rosemary brachte ihn in die örtliche Notaufnahme, wo sie von einem Arzt gefragt wurde, wie lange er schon Hämophilie hat. Sie beschloss zu gehen und Harry in ihrem auf die Krankheit spezialisierten Zentrum behandeln zu lassen.

Übung 6-6: Kritisches Denken

Was zwang Rosemary, in diesem Krankenhaus zu bleiben und sich von diesem Team behandeln zu lassen? Führen Sie die Faktoren auf, die ihre Entscheidung beeinflusst haben.

Eine kurze Antwort finden Sie am Ende des Buchs.

6.9 Entscheidungsfindung – Mechanismen und Kontexte

Wenn wir uns anschauen, wie gemeinsame Entscheidungsfindung funktioniert, bei wem sie eingesetzt wird und wann, finden wir viele psychologische Szenarien und bestimmte Kontexte, Faktoren und Ergebnisse gemeinsamer Entscheidungsfindung, in denen sie optimal funktioniert (Waldron et al., 2020).

Kontexte

Wenn gemeinsame Entscheidungsfindung funktionieren soll, sind drei Kontexte wichtig. Erstens: Eine Beziehung, die schon existiert, ist von entscheidender Bedeutung – es ist sehr viel leichter, zusammen mit einer Person, die man kennt und der man vertraut, eine Entscheidung zu treffen. Zweitens: Machen Sie sich bei der Entscheidung über wichtige Dinge bewusst, mit wem Sie sprechen. Wie schwierig es war, die Entscheidung zu treffen: Schwierige Entscheidungen brauchen mehr Zeit, um sie detailliert zu erörtern. Drittens: Die Unterstützung des Gesundheitssystems – wie beim House of Care sind Zeit und Systeme die Voraussetzung.

Mechanismen

Folgende einflussreiche Faktoren sind in diesem Prozess wichtig (Waldron et al., 2020):

- *Vertrauen:* Das Ausmaß an Vertrauen und Hoffnung, das eine Person der anderen Person entgegenbringt – dies gilt für beide Seiten, die klinischen Gesundheitsfachpersonen und die Patient*innen..
- *Angst:* Das Ausmaß der Besorgnis vor oder während der Konsultation. Es kann zusammenhängen mit der zu treffenden Entscheidung oder mit völlig anderen Dingen.
- *Zeit:* Zeitdruck, die Überzeugung, dass gemeinsame Entscheidungsfindung wertvolle Zeit beansprucht und von der Dringlichkeit der Behandlung ablenkt.
- *Einschätzung der Fähigkeiten der anderen Seite:* Die Überzeugung, dass die andere Person in der Lage ist, während der Konsultation in ihrer Rolle zu fungieren. Dies gilt für die Patient*innen, die sich fragen, ob die klinischen Gesundheitsfachpersonen sich mit ihrer Krankheit oder ihrer Behandlung auskennen.
- *Einschätzung der Fähigkeit, auf externe Unterstützung zurückzugreifen:* Sind die klinischen Gesundheitsfachpersonen überzeugt, dass die Patient*innen andere Informationsquellen nutzen können?
- *Einstellung:* Überzeugungen, Gewohnheiten, Werte, moralische Vorstellungen oder Kenntnis des medizinischen Prozesses (inklusive religiöse oder kulturelle Überzeugungen). Auch dies gilt für beide Seiten.
- *Anerkennung der Entscheidung:* Der klinische Gesundheitsexperte akzeptiert, dass eine Entscheidung zu treffen ist.
- *Selbstwirksamkeit:* Ob die Person glaubt, dass sie Teil des Prozesses der gemeinsamen Entscheidungsfindung sein kann – dies setzt voraus, dass die klinischen Gesundheitsfachpersonen in der Lage sind, ihr Wissen und ihre Expertise zu kommunizieren oder dass die Patient*innen überzeugt sind, dass sie die Behandlung bewältigen können.

Übung 6-7: Kritisches Denken

Vergegenwärtigen Sie sich die Informationen über gemeinsame Entscheidungsfindung in den verschiedenen Spezialbereichen und überlegen Sie, ob ein interprofessionelles shared decision making (IP-SDM) bei allen Personengruppen funktioniert. Welche Hemmnisse und Korrekturen sind zu erwarten?

Da Sie bei dieser Übung selbst nachdenken sollen, fehlt die Antwort am Ende des Buchs.

6.10 Integration in die Versorgung

Für Menschen mit komplexen Bedürfnissen ist dies viel schwieriger als für Menschen mit nur einer Krankheit. Letzteren steht ein Team zur Verfügung, in dem gemeinsame Entscheidungsfindung normal ist und von der Kultur akzeptiert wird. Doch Menschen mit komplexen Bedürfnissen beanspruchen oft drei bis vier Teams aus verschiedenen Organisationen – was eine größere Herausforderung für die betroffene Person darstellt.

6.11 Zusammenfassung, Ausblick und Weiterführendes

In diesem Kapitel wurden die Gründe skizziert, warum Menschen mit komplexen Bedürfnissen im Rahmen ihrer Versorgung gemeinsame Entscheidungsfindung brauchen und weshalb der Zugang dazu schwierig für sie ist. Gemeinsame Entscheidungsfindung ist nicht für alle Situationen geeignet – manchmal ist es die Situation oder die zu betreuende Person, die sie weniger geeignet oder erstrebenswert macht. Doch selbst dann sollte jederzeit die Möglichkeit bestehen und wir sollten unsere Patient*innen in diesem Sinn unterstützen und ihr Recht verteidigen, gemeinsam mit ihrem Team Entscheidungen zu treffen.

Die wichtige Botschaft von Forscher*innen wie Joseph-Williams et al. (2014a) lautet: Für klinische Gesundheitsfachpersonen sind erlernte Fähigkeiten wichtiger als Tools und die Einstellung ist wichtiger als Fähigkeiten (S. 2). Was unsere Patient*innen angeht, ist es unsere Haltung gegenüber gemeinsamer Entscheidungsfindung, die zählt.

Das nächste Kapitel widmet sich den verschiedenen Bereichen der Pflege und thematisiert die pflegerische Versorgung komplexer Bedürfnisse bei Erwachsenen, Lernbehinderungen sowie psychische Gesundheit und Kinder.

Weiterführende Hinweise und Webseiten werden in dem nachfolgenden Kasten zusammengefasst.

Weiterführende Literatur und Webseiten

National Institute for Health and Care Excellence. (2019a). *How do I control my blood pressure? Lifestyle options and choice of medicines. Patient decision aid*. Available from https://www.nice.org.uk/guidance/ng136/resources/how-do-i-control-my-blood-pressure-lifestyle-options-and-choice-of-medicines-patient-decision-aid-pdf-6899918221

Die NICE-Richtlinie für gemeinsame Entscheidungsfindung und geistige Fähigkeiten:

National Institute for Health and Care Excellence. (2018). *Decision-making and Mental Capacity*. Available from https://www.nice.org.uk/guidance/ng108

Diese Richtlinie beschreibt die rechtlichen und ethischen Grenzen in diesem Bereich.

King, E., Taylor, J., Williams, R. & Vanson, T. (2013). *The MAGIC-Programme: evaluation. An independent evaluation of the MAGIC (making good decisions in collaboration) improvement programme.* Health Foundation. Available from https://www.health.org.uk/sites/default/files/TheMagicProgrammeEvaluation.pdf
Gibt Einblick in die konkrete Anwendung einiger der in diesem Kapitel beschriebenen Maßnahmen.

Webseiten

Arbeitsgemeinschaft der Wissenschaftlichen Medizinischen Fachgesellschaften. (o. D.). *AWMF Leitlinien-Register.* Verfügbar unter https://register.awmf.org/de/start
Über das Register der Arbeitsgemeinschaft der Wissenschaftlichen Medizinischen Fachgesellschaften (AWMF-Leitlinien-Register) können Leitlinien recherchiert werden, die eine Entscheidungsfindung unterstützen können.

BBC. (2015). *The Boy Who Wants His Leg Cut Off: Preview – BBC Three* [documentary]. BBC Three. Available from https://www.youtube.com/watch?v=RJaScSv4raY

Choudry, M. (2015). *Shared decision making: learning from ‚The boy who wanted his leg cut off'.* The Health Foundation. Available from https://www.health.org.uk/blogs/shared-decision-making-learning-from-the-boy-who-wanted-his-leg-cut-off
Mehr Informationen dazu liefert die Dokumentation *The Boy Who Wanted His Leg Cut Off.*

Deutsche Gesellschaft für Pflegewissenschaft. (o. D.) *Deutsche Gesellschaft für Pflegewissenschaft – Website.* Zugriff am 21.06.24 unter https://dg-pflegewissenschaft.de
Die Webseite der Deutschen Gesellschaft für Pflegewissenschaft informiert über Leitlinien und deren Entwicklung. Alle Pflegeforscher*innen von Ihnen finden hilfreiche Musterdokumente unter dem Abschnitt „Ethikkommission", z. B. zu einer informierten Einwilligung.

National Institute for Health and Care Excellence. (2021a). *Shared decision making.* Available from https://www.nice.org.uk/guidance/ng197
NICE-Richtlinie für gemeinsame Entscheidungsfindung.

National Institute for Health and Care Excellence. (2021b). *Shared decision making learning package.* Available from https://www.nice.org.uk/guidance/ng197/resources/shared-decision-making-learning-package-9142488109
Auf dieser Webseite finden Sie das Lernpaket, in dem es um die NICE-Richtlinie über gemeinsame Entscheidungsfindung geht.

7 Komplexe Versorgung im Bereich psychische Gesundheit

Dieses Kapitel geht ein auf Menschen mit psychischen Gesundheitsproblemen, deren Auswirkungen auf die körperliche Gesundheit sowie auf die sozialen und politischen beeinflussenden Determinanten. Angesprochen werden die Themen traumaorientierte Versorgung, Kommunikation, Ethik, die Fähigkeit und Zustimmung sowie Unterstützungsmöglichkeiten. Es werden mehrere Versorgungsmodelle vorgestellt.

Nach der Lektüre dieses Kapitels sind Sie in der Lage, spezielle Probleme zu identifizieren, die Auswirkungen auf Menschen mit komplexen psychischen Bedürfnissen haben. Sie kennen lindernde Maßnahmen, die von Pflegefachpersonen im Bereich psychische Gesundheit zur Unterstützung der Betroffenen angeboten werden, und können entsprechende Möglichkeiten für eine Behandlung ausfindig machen.

7.1 Einleitung

Thema dieses Kapitels ist die komplexe Versorgung von Menschen mit psychischen Problemen (Definitionen s. **Kap. 1**). Anhand von Fallstudien und Beispielen von unseren Expert*innen aus eigener Erfahrung untersuchen wir die neuen Konzepte, wenden sie an und betrachten einige der in den vorigen Kapiteln beschriebenen unter dem Aspekt psychischer Gesundheit. Es wird untersucht, wie die moderne pflegerische Versorgung mit komplexen gesundheitlichen Bedürfnissen umgeht und es werden die Aspekte Fähigkeit, Zustimmung und Fallmanagement diskutiert. Wir beschreiben die Anwendung von Therapien und thematisieren ethische Belange sowie Verschreibung, Behandlungen und Kommunikation. Nicht thematisiert werden dagegen spezifische Krankheiten im Zusammenhang mit Symptomen und Behandlungsmöglichkeiten.

Ein guter Ausgangspunkt ist die Diagnose: Die meisten Störungen im Bereich der psychischen Gesundheit sind Depressionen, Ängste, Panikattacken, Phobien und zwanghaft-obsessive Störungen. Wir lassen in diesem Kapitel ganz bewusst die Ätiologie bzw. die Behandlungen spezifischer Störungen der psychischen Gesundheit außen vor und fokussieren uns auf die externen Erfahrungen und Einflüsse, die sich auf die Menschen auswirken, die mit diesen Störungen leben. Im Jahre 2021 zeigte eine von sechs Personen über sechzehn Jahre Symptome einer psychischen Störung und zunehmend sind auch Menschen unter sechzehn Jahren davon betroffen, im Jahre 2017 war es eine von neun Personen (Peytrignet et al., 2022). Diese Entwicklung lässt sich auf verschiedene Ursachen zurückführen (nicht zuletzt auf Covid-19). Probleme mit der psychischen Gesundheit entwickeln sich nicht in einem Vakuum; es gilt, die sozialen und politischen Determinanten der Gesundheit (**Kap. 2**) genauer zu betrachten, um ein Gesamtbild zu erhalten.

7.2 Auswirkungen auf die körperliche Gesundheit

Laut einer von Public Health England durchgeführten Untersuchung leiden Menschen mit lang andauernden psychischen Problemen häufiger unter Adipositas, Asthma, Diabetes, chronisch obstruktiver Lungenerkrankung, chronischen Herzerkrankungen, Schlaganfällen und Herzinsuffizienz (Public Health England, 2018). Sie sterben im Durchschnitt fünfzehn bis zwanzig Jahre früher und zwei von drei Todesfällen sind auf Krankheiten zurückzuführen, die vermeidbar sind. Kommt noch Drogenmissbrauch hinzu, haben die Betroffenen die schlechtesten Ergebnisse in Sachen Gesundheit, Wohlbefinden und sozialen Belangen. Daher hat man in der Grundversorgung Anreize geschaffen, um gefährdete Personen mithilfe des Quality and Outcomes Framework zu überwachen, der sie mit zusätzlichen Zahlungen versorgt, damit sie einmal pro Jahr ihren Blutdruck, ihren Blutzuckerspiegel, ihren Cholesterinspiegel und ihren Body Mass Index überprüfen lassen können (Kendrick, 2014). Überprüft werden sollte auch der Konsum von Alkohol und Drogen sowie das Rauchen und es sollte (gegebenenfalls) eine Untersuchung des Gebärmutterhalskanals erfolgen. In einigen Praxen wird auch der Taillenumfang gemessen, da der BMI in Sachen Gesundheit oft nicht als verlässlicher Indikator gilt. All dies bildet die Grundlage eines umfangreichen Versorgungsplans, der zusammen mit der betroffenen Person und ihrem Unterstützungsnetzwerk entwickelt wird (Kendrick, 2014).

7.3 Definitionen

Es existieren keine einfachen Tests zur Überprüfung der psychischen Gesundheit – es gibt Fragebögen, Scans und Bluttests, um andere Ursachen auszuschließen, aber wir arbeiten hauptsächlich mit dem ICD-11 (World Health Organization, 2024), einige mit dem DSM (American Psychiatric Association, 2022). Es ist einer der sehr wenigen Praxisbereiche, in denen komplexe Bedürfnisse genau definiert sind. Dies ist der All Party Parliamentary Group on Complex Needs and Dual Diagnosis unter Mitwirkung einer großen Gruppe von Beteiligten zu verdanken (All Party Parliamentary Group on Complex Needs and Dual Diagnosis, 2014). Diese Gruppe, die ausschließlich auf Sucht und psychische Gesundheit fokussiert ist, definiert eine Person mit komplexen Bedürfnissen als ein Individuum mit zwei oder mehr Problemen, die ihr körperliches, psychisches, soziales oder finanzielles Wohlergehen beeinträchtigen.

Kasten 7-1:
Die Definition der All Party Parliamentary Group on Complex Needs and Dual Diagnosis

Menschen mit komplexen Bedürfnissen müssen zwei oder mehr der nachstehend aufgeführten Defizite aufweisen (All Party Parliamentary Group on Complex Needs and Dual Diagnosis, 2014):

- Probleme mit der psychischen Gesundheit
- Probleme bedingt durch Drogenmissbrauch
- Eine duale Diagnose: psychische Probleme und Drogenmissbrauch
- Eine körperliche Erkrankung
- Eine Lernbehinderung
- Vorfälle von anstößigem Verhalten
- Eine körperliche Erkrankung
- Probleme am Arbeitsplatz
- Obdachlosigkeit oder Probleme mit der Wohnung
- Schwierigkeiten mit der Familie oder der Beziehung
- Häusliche Gewalt
- Soziale Isolation
- Armut
- Trauma (im körperlichen, psychologischen oder sozialen Bereich)

Die Gruppe weist darauf hin, dass diese Probleme schwerwiegend, langfristig, schwer zu diagnostizieren und infolgedessen auch schwer zu behandeln sind (All Party Parliamentary Group on Complex Needs and Dual Diagnosis, 2014). Laut Manning und Gagnon (2017) lässt sich diese Definition auch allgemein auf Diskussionen im Bereich der Gesundheitsversorgung übertragen. Doch wie viele davon thematisieren die sozialen und politischen Determinanten der Gesundheit (**Kap. 3**)? Es wird schwieriger, Menschen mit komplexen Bedürfnissen aus dem Gesamtbild herauszufiltern, besonders dann, wenn wir die Individualisierung des Problems der komplexen Bedürfnisse im Bereich der psychischen Gesundheit vermeiden wollen (Collins, 2019).

7.4 Soziale und politische Determinanten

Da diese Determinanten bereits in den vorigen Kapiteln dargestellt wurden, sind eine sichere Tätigkeit und Unterkunft offensichtlich von großer Bedeutung für die psychische Gesundheit, doch es gibt noch weitere Determinanten (**Kap. 3**) (NHS England, 2016; Walker, 2020):

- Gruppen, z. B. Veteranen (Soldat*innen) mit psychischen Problemen, marginalisierte Gruppen und ältere Menschen werden seltener diagnostiziert und wahrscheinlich auch seltener behandelt.
- Neun von zehn Gefängnisinsassen haben ein psychisches Problem oder sind abhängig von Drogen oder Alkohol.
- Bei Überlebenden von häuslicher Gewalt wird die Versorgung oft medikalisiert.
- Menschen mit dunkler Hautfarbe kamen aufgrund des Mental Health Act vier Mal so häufig in Untersuchungshaft und erhielten die Diagnose einer psychischen Erkrankung in Systemen wie der Strafgerichtsbarkeit (40 %) als im Gesundheitssystem. Bei ihnen wird viel eher Schizophrenie diagnostiziert (sechs bis achtzehn Mal so häufig) als bei der normalen Bevölkerung (1 % der Gesamtpopulation).

In **Kapitel 2** ging es um die Entscheidungen, die die Menschen angesichts ihrer schwierigen finanziellen Situation treffen müssen, und die sozialen und politischen Determinanten der Gesundheit wurden in **Kapitel 3** dargestellt. 65 % der Menschen, die fachärztlich behandelt werden – verglichen mit der normalen Bevölkerung –, arbeiten oft in schlecht bezahlten Teilzeit- oder temporären Jobs mit hoher Personalfluktuation.

Übung 7-1: Aufgabe

Angenommen, Sie wissen, Sie haben für immer genug Geld für die Wohnungsmiete und Ernährung, Heizung und Begleichung Ihrer Rechnungen. Wie fühlt sich das an? Vergleichen Sie Ihre Situation mit dem, was Sie über die Entscheidungen dieser Menschen erfahren haben, und fragen Sie sich, wie Sie sich in deren Situation fühlen würden.

Da Sie bei dieser Übung selbst nachdenken sollen, fehlt die Antwort am Ende des Buchs.

Diese Übung benennt die Gründe für ein ganzheitliches Assessment und die potenziellen Auswirkungen auf die psychische Gesundheit. Es gilt, unsere Praxis zu überprüfen und sicherzustellen, dass sämtliche Erfahrungen, Herausforderungen und früheren traumatischen Ereignisse dieser Menschen in das Gesamtbild integriert werden.

7.5 Traumaorientierte Versorgung

Widrige Ereignisse in der Kindheit, z.B. Misshandlung, Vernachlässigung oder häusliche Gewalt passieren vor dem achtzehnten Lebensjahr und können traumatische Auswirkungen haben. Diese traumatischen Erfahrungen können die Menschen für den Rest ihres Lebens prägen. Wir müssen im Bereich der psychischen Gesundheit der Tatsache Rechnung tragen, dass viele Menschen mit psychischen Problemen traumatische Erfahrungen gemacht haben, entweder vor oder nach ihrem achtzehnten Lebensjahr. Einige von ihnen waren möglicherweise in der Obhut von Menschen, von denen man ein professionelles und fürsorgliches Verhalten erwartet hätte (z.B. Gesundheitsfachpersonen). Traumainformierte Versorgung bedeutet, dass wir eine Umgebung schaffen, in der sich eine traumatisierte Person sicher fühlen und den Menschen in dieser Umgebung vertrauen kann. Einfühlsame Befragung, usw. verhindern, dass eine traumatisierte Person von Dienstleistungen dieser Art ausgeschlossen wird (Fenney, 2019).

Es gibt eine umfangreiche Datenbasis, die den Zusammenhang zwischen erlebtem Trauma und psychischer Gesundheit belegt (Sweeney et al., 2016). Der Einfluss der politischen und sozialen Determinanten der Gesundheit wurde bereits diskutiert (**Kap. 3**) und ist in diesem Zusammenhang zweifellos wichtig, aber Sweeney und Kollegen (2016) sprechen außerdem das Thema Retraumatisierung an, was bedeutet: Die betroffene Person erlebt eine Situation, die bei ihr die gleichen emotionalen und physiologischen Reaktionen auslöst. Denken Sie an Betties Geschichte im vorigen Kapitel: Sie war der Ansicht, ihr Leben hätte deutlich besser sein können, wenn irgendjemand auf ihr Trauma eingegangen wäre. Auch im Bereich psychische

Kasten 7-2:
Wichtige Prinzipien traumainformierter Ansätze

1. Die Prävalenz, Anzeichen und Auswirkungen eines traumatischen Ereignisses feststellen
2. Retraumatisierung vermeiden
3. Kulturelle, historische und genderspezifische Kontexte berücksichtigen
4. Vertrauenswürdigkeit und Transparenz
5. Zusammenarbeit und gegenseitige Unterstützung
6. Empowerment, Wahlmöglichkeiten und Kontrolle
7. Sicherheit
8. Einbeziehung der Überlebenden
9. Wege zur traumaspezifischen Versorgung.

(Sweeney et al., 2016, S. 178)

Gesundheit kann es passieren, dass die Reaktionen von Frauen auf häusliche Gewalt als Hysterie abgetan werden, Reaktionen auf Rassismus als individuelles Problem gesehen werden und homosexuelle oder queere Menschen als behandlungsbedürftig gelten (Sweeney et al., 2016).

Auch Guest (2021) benennt vier Kriterien der traumainformierten Versorgung: Feststellung, Kenntnisse, Anliegen und Respekt (**Abb. 7-1**). Dies bedeutet, die klinischen Gesundheitsexpert*innen müssen das Trauma erkennen, was im Fall von Bettie nicht erfolgte. Dieses Problem wurde in Kapitel 4 diskutiert. Wenn es im ersten Schritt um die Fähigkeit geht, das Trauma zu erkennen, dann müssen wir bei unserer Kommunikation mit den Patient*innen darauf gefasst sein, dass in diesem Moment bei ihnen mehr passiert als bei uns. Es mag sein, dass sie nicht in der Lage sind, die Ursache ihrer Emotionen zu benennen oder sich zu ihrem Trauma zu bekennen, was die Situation erschwert. Möglicherweise gibt es etwas, was sie nicht preisgeben wollen, oder sie sind unsicher, ob sie dies tun sollen. Als klinische Gesundheitsfachpersonen sind wir ethisch verpflichtet, unsere Patient*innen zu versorgen und dazu gehört auch, dass wir wissen, was ihnen passiert ist und welche Auswirkungen dies auf ihr Leben hat.

Fallstudie: Betties Bericht

Bettie erzählt mit eigenen Worten von ihrem belastenden sexuellen Missbrauch:

Folgendes ist passiert. Ich habe als Erstes meinem Arzt erzählt, dass ich als Kind im Jahre 1999 missbraucht wurde, also etwa zwanzig Jahre später, als es passierte. Ich hatte Symptome, die auf eine Depression hindeuteten; ich konnte nicht gut schlafen, weinte oft und hatte Flashbacks. Ich wurde an einen Psychiater und an einen Psychologen überwiesen und trotz häufiger Hinweise auf den sexuellen Missbrauch in meiner Kindheit und des Begriffs „Trauma" in meinen medizinischen Unterlagen merkte anscheinend niemand etwas. Stattdessen bekam ich in den folgenden Jahren, die sehr unangenehm waren, verschiedene Diagnosen: Borderline-Persönlichkeitsstörung, Zyklothymie, bipolare Störung, schwere Depression und leichte Depression. Die Diagnose Persönlichkeitsstörung tauchte in meinen Unterlagen auf, ohne dass mit mir darüber gesprochen wurde und ohne dass ich die typischen Kriterien aufwies!

Ich bekam viele Antipsychotika und Antidepressiva, die meiner Meinung nach meine Symptome verschlimmerten. Die negative Bezeichnung Persönlichkeitsstörung begleitete mich über zehn Jahre als Diagnose, bis ich sie mithilfe eines couragierten Psychiaters hinterfragte, der meinte, dass die Kriterien der Diagnose keineswegs entsprachen und dass sie negative Auswirkungen auf meine Gesundheitsversorgung hatten.

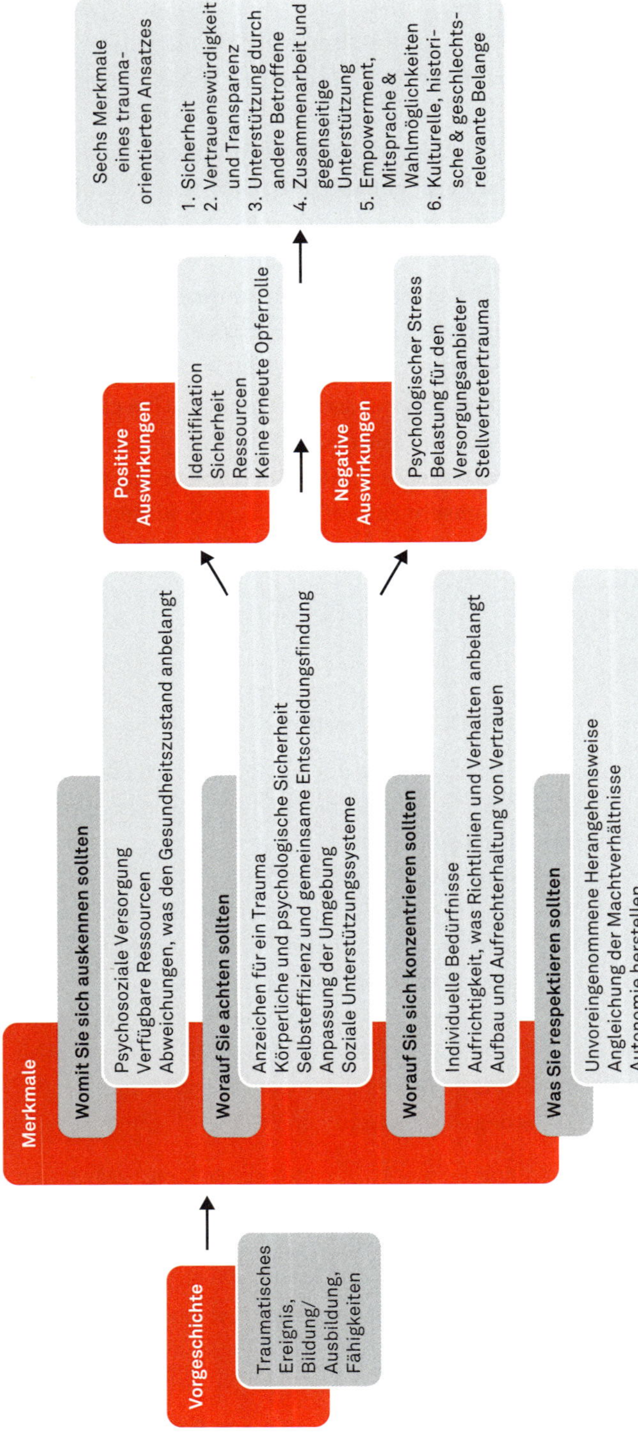

Abbildung 7-1: Traumainformierte Versorgung (Quelle: Guest, 2021)

Übung 7-2: Aufgabe

Lesen Sie Betties Geschichte und überlegen Sie, welche Auswirkungen diese auf eine Person wie sie hat. Was wäre anders, wenn ein Gesundheitsexperte/eine Gesundheitsexpertin in der Lage gewesen wäre, ihr durch den Missbrauch in ihrer Kindheit bedingtes emotionales Trauma mit ihr gemeinsam aufzuarbeiten? Inwiefern hat Betties Geschichte ihr Verhältnis zu Gesundheitsfachpersonen beeinflusst?

Da Sie bei dieser Übung selbst nachdenken sollen, fehlt die Antwort am Ende des Buchs.

7.6 Kommunikation

Kommunikation spielt eine wichtige Rolle in allen Bereichen der Pflege, aber Menschen, die psychische Probleme haben, betrachten effektive Kommunikation, die zudem empathisch und rücksichtsvoll ist, als fürsorgliches Verhalten ihrer Pflegepersonen (Horgan et al., 2021). Dass dies eine so wichtige Bedeutung hat, zeigt, dass Sie ausgezeichnete therapeutisch-kommunikative Fähigkeiten brauchen.

Nach Abdolrahimi und Autorenteam (2017, S. 4973) „... sind diese therapeutischen Fähigkeiten ein wichtiges Instrument für den Aufbau einer interpersonellen Beziehung, für den Prozess der Informationsvermittlung, eine wichtige klinische Fähigkeit, eine Struktur mit zwei verschiedenen Bereichen“ und „... ein wichtiges Tool in der patientenzentrierten Versorgung.“

Die Körpersprache ist ein wichtiger Teil der Kommunikation; denken Sie an eine Begegnung mit einer Person, die sich darauf konzentriert hat. Es ist wichtig, bei der täglichen Kommunikation auf die Körpersprache zu achten, aber noch viel wichtiger wird dies, wenn man mit einer Person arbeitet, die Stimmen hört oder paranoid ist (Bowers et al., 2009).

7.7 Medikamentöse Therapie und ethische Aspekte

Behandlungen, bei denen es um die psychische Gesundheit geht, sind oft mit ethischen Fragen verbunden, wie die Indikationen für eine Behandlung sowie Risiken, Vorteile und alternative Behandlungsmöglichkeiten (Beck et al., 2021). Unser ethischer Standpunkt wird häufig durch Gesetze unterstützt oder bestimmt, inkl. Fallrecht und gesetzliche Vorgaben – was dürfen wir rechtmäßig tun, wenn es darum geht, einer Person das Recht zu verweigern, ein Gebäude zu verlassen oder Behandlungen durchsetzen? Häufig müssen wir uns für eine von mehreren Möglichkeiten entscheiden, von denen einige ein unerfreuliches, nicht angestrebtes Ergebnis haben. Doch auch das am wenigsten restriktive Prinzip kann zu positiven Ergebnissen führen in dem Sinn, dass die Person sicher ist, aber nicht übermäßig eingeschränkt wird. Aus diesem Grund orientieren wir uns bei unserer Arbeit an bestimmten Richtlinien.

Kasten 7-3: Ethische Prinzipien

- Respekt vor der Person: Berücksichtigung ihrer Werte und Achtung ihrer Würde
- Autonomie: Eigenverantwortung
- Wohlwollen: die Pflicht, sich so zu verhalten, dass größtmöglicher Nutzen erzielt wird
- Verlässlichkeit: gewissenhafte Berücksichtigung der Interessen der Patient*innen
- Keinen Schaden zufügen: das Ziel, niemandem zu schaden
- Aufrichtigkeit: absolute Wahrhaftigkeit und Ehrlichkeit
- Gerechtigkeit: faire Behandlung ohne Vorurteile
- Schutz der Privatsphäre: Sicherung der persönlichen Information von Patient*innen
- Integrität: rechtschaffenes Verhalten im Beruf.

(Beck et al., 2021)

Vielleicht halten Sie solche Prinzipien für eine Selbstverständlichkeit, aber wie die Geschichte der Gesundheitsversorgung zeigt, werden sie oft ignoriert. Diskussionen über ethisches Verhalten finden ständig statt und es gibt viele Fälle, bei denen sich zwei Seiten nicht darüber einig werden können, was sowohl ethisch als auch legal ist, wie den Fall Wye Valley NHS Trust v B [2015], in dem die Frage zu klären war, ob die Person fähig ist, der Amputation ihres Beins zuzustimmen. Oder den Fall Kings College Hospital NHS Foundation Trust v C [2015], in dem die Person nach einem Selbsttötungsversuch eine lebensrettende Behandlung ablehnte (General Medical Council, 2020). Unsere Maßnahmen sollten also gut begründet und evidenzbasiert sein und mit unseren Patient*innen und dem multidisziplinären Team abgestimmt werden.

Im deutschsprachigen Raum ist die „Charta der Rechte hilfe- und pflegebedürftiger Menschen“ (Pflege-Charta) weit verbreitet. Die Pflege-Charta wurde bereits 2005 veröffentlicht und versteht ist als ein „Rechtekatalog“ mit acht Artikeln für Menschen mit Hilfe- und Pflegebedarf. Dabei handelt es sich nicht um Sonderrechte für Hilfe- und Pflegebedürftige, sondern um bereits bestehende Rechte (z.B. durch das Grundgesetz und Regelungen in verschiedenen Sozialgesetzbüchern), die in einer einfachen und verständlichen Sprache auf Situationen in der Pflege formuliert wurden. Die acht Artikel der Pflege-Charta lauten:

Artikel 1: Selbstbestimmung und Hilfe zur Selbsthilfe:
„Jeder hilfe- und pflegebedürftige Mensch hat das Recht auf Hilfe zur Selbsthilfe sowie auf Unterstützung, um ein möglichst selbstbestimmtes und selbstständiges Leben führen zu können."

Artikel 2: Körperliche und seelische Unversehrtheit, Freiheit und Sicherheit
„Jeder hilfe- und pflegebedürftige Mensch hat das Recht, vor Gefahren für Leib und Seele geschützt zu werden."

Artikel 3: Privatheit
„Jeder hilfe- und pflegebedürftige Mensch hat das Recht auf Wahrung und Schutz seiner Privat- und Intimsphäre."

Artikel 4: Pflege, Betreuung und Behandlung
„Jeder hilfe- und pflegebedürftige Mensch hat das Recht auf eine an seinem persönlichen Bedarf ausgerichtete, gesundheitsfördernde und qualifizierte Pflege, Betreuung und Behandlung."

Artikel 5: Information, Beratung und Aufklärung
„Jeder hilfe- und pflegebedürftiger Mensch hat das Recht auf umfassende Informationen über Möglichkeiten und Angebote der Beratung, der Hilfe und Pflege sowie der Behandlung."

Artikel 6: Kommunikation, Wertschätzung und Teilhabe an der Gesellschaft
„Jeder hilfe- und pflegebedürftige Mensch hat das Recht auf Wertschätzung, Austausch mit anderen Menschen und Teilhabe am gesellschaftlichen Leben."

Artikel 7: Religion, Kultur und Weltanschauung
„Jeder hilfe- und pflegebedürftige Mensch hat das Recht, seiner Kultur und Weltanschauung entsprechend zu leben und seine Religion auszuüben."

Artikel 8: Palliative Begleitung, Sterben und Tod
„Jeder hilfe- und pflegebedürftiger Mensch hat das Recht, in Würde zu sterben."

Weitere Leitsätze in gesundheitlicher Versorgung regeln die „Charta zur Betreuung schwerkranker und sterbender Menschen in Deutschland" sowie die „Patientencharta".

Am Ende des Kapitels sehen Sie die Webseite zur Pflege-Charta mit zahlreichen Informationen, Arbeitsmaterialien und Übungen, die kostenfrei zur Verfügung stehen (Wege zur Pflege, o. D.).

7.8 Fähigkeit und der Mental Capacity Act (2005)

Die Befähigung, eigene Entscheidungen zu treffen, wird als „Fähigkeit" bezeichnet; wir haben grundsätzlich das Recht, ohne äußere Beeinflussung oder äußeren Druck selbst Entscheidungen zu treffen (Peisah, 2017). Wir sind verpflichtet, uns nur dann Gedanken über die Fähigkeit zu machen, wenn diesbezüglich Zweifel bestehen, d.h., wenn es einen Grund gibt, die Fähigkeit anzuzweifeln. Das kommt auf die Entscheidung an; eine Person hat die Fähigkeit zu entscheiden, was sie isst und was sie anzieht, aber nicht, mein Haus zu verkaufen.

Die Gründe, weshalb eine Person nicht die Fähigkeit hat, eine Entscheidung zu treffen, sind vielfältig, sie reichen von vorübergehenden Krankheiten bis hin zu dauerhaften Zuständen wie Alter oder Lernbehinderungen (**Kap. 9, 10**). Ob eine Person die Fähigkeit hat, eine Entscheidung zu treffen, klärt oft die Frage, ob sie in der Lage ist, eine Entscheidung über ihre Behandlung zu treffen (oder die Behandlung abzulehnen) und über andere gesetzliche Dinge zu entscheiden.

Kasten 7-4:
Die Prinzipien des Mental Capacity Act 2005

Die folgenden Prinzipien sind im Sinne dieses Gesetzes anzuwenden (Hubbard & Stone, 2018, S. 8):

1. Es wird vorausgesetzt, dass eine Person diese Fähigkeit hat, es sei denn, es besteht kein Zweifel daran, dass sie diese Fähigkeit nicht hat.
2. Eine Person darf nicht so behandelt werden, als sei sie unfähig, eine Entscheidung zu treffen, es sei denn, alle konkreten Maßnahmen, sie dabei zu unterstützen, waren erfolglos.
3. Eine Person darf nicht so behandelt werden, als sei sie unfähig, eine Entscheidung zu treffen, bloß weil sie eine unüberlegte Entscheidung trifft.
4. Eine Handlung oder Entscheidung, die entsprechend diesem Gesetz für oder im Namen einer Person durchgeführt oder getroffen wird, muss die Interessen dieser Person berücksichtigen.
5. Bevor die Handlung durchgeführt oder die Entscheidung getroffen wird, muss überprüft werden, ob das Ziel, für das sie gebraucht wird, genauso gut auf eine Art und Weise erreicht werden kann, die die Rechte und die Handlungsfreiheit der Person weniger einschränkt.

7.9 Mental Capacity Act 2005: Kritische Anmerkungen

Die United Nations Convention on the Rights of Persons with Disabilities lehnt die funktionalen Tests ab und möchte sie durch „will and preferences" („Wille und Vorlieben") ersetzen, zumindest als einen ersten Ansatz (Donnelly, 2016). Diese funktionalen Tests gehen davon aus, dass eine Person

- die Fähigkeit hat, sich Informationen wenigstens so lange zu merken, bis sie eine Entscheidung treffen kann;
- die Fähigkeit hat, die Informationen während des Entscheidungsprozesses zu nutzen oder „abzuwägen";
- die Fähigkeit hat, ihre Entscheidung in irgendeiner Form zu kommunizieren.

(Hardy & Joyce, 2009)

Die Autor*innen argumentieren, es gebe keine Situationen, in denen der Wille und die Präferenzen der Person in Abrede gestellt werden sollten. Donnelly (2016) verknüpft diese Konzepte mit Würde, und sie nicht zu beachten hieße, die Persönlichkeit der Person zu ignorieren und weiter, dass die Missachtung der Autonomie die Würde der Person herabsetzt. Nach Coggon (2016) gibt es in diesem Zusammenhang keine Binarität, also dass eine Person die Fähigkeit hat oder nicht hat. Es wird empfohlen, zu unterscheiden zwischen denen, die die Fähigkeit nicht haben, aber ihre Wünsche und Werte zum Ausdruck gebracht haben, und denen, die dies nicht getan haben. Dieser Vorschlag schätzt die Präferenzen und den Willen der Patient*innen höher ein, insbesondere wenn diese vor der aktuellen Versorgungsphase schriftlich festgehalten wurden.

Zustimmung

Eine echte Zustimmung muss ohne Überredung oder Zwang gegeben werden (Department of Health, 2009). Es sollte eine informierte Zustimmung (informed consent) sein mit dem Vermerk, dass die Bedürfnisse der Person dies erforderten.

Es gibt bestimmte Bereiche, in denen die Fähigkeit als Teil der Zustimmung betrachtet werden muss, weil eine Person ohne diese Fähigkeit ja nicht in der Lage ist, der Behandlung oder der Teilnahme an einer Forschungsstudie zuzustimmen. Die Person hat ein Recht auf Autonomie, auf Berücksichtigung ihres Willens und ihrer Präferenzen und auf Unterstützung bei der Entscheidungsfindung. Sie hat das Recht auf Zugang zur Gesundheitsversorgung, selbst wenn sie ihre Zustimmung nicht geben kann; dies zu verweigern, wenn sie diese Fähigkeit nicht hat, ist kein Grund, ihr das Recht auf eine Behandlung abzusprechen, doch die Entscheidungen sollten stets auf der Grundlage ihrer Interessen getroffen werden (Department of Health, 2009). Nachfolgend werden zwei Fälle dargestellt, die diese heikle Balance veranschaulichen.

Fallrecht

Re C (adult: refusal of treatment) [1994] 1 All ER 819
C., der Patient, musste im Krankenhaus bleiben; er litt an paranoider Schizophrenie und hatte eine Gangrän entwickelt. Er verweigerte mehrfach die empfohlene Amputation des Beins und der Fall kam vor Gericht; das Krankenhaus machte geltend, seine Fähigkeit, diese Entscheidung zu treffen, sei durch seine Krankheit beeinträchtigt und er verstehe nicht, dass Lebensgefahr besteht. Das Gericht war der Auffassung, dass C. trotz seiner beeinträchtigten Fähigkeit versteht, worum es geht, in der Lage ist, die spezifischen Informationen zu behalten, und zu einer Entscheidung gelangt ist. Daher habe er die Fähigkeit, diese spezielle Entscheidung zu treffen (die sich am Ende als richtig erwies!)

Re T (adult: refusal of medical treatmen) [2004] 3 All ER 387
T. ist eine junge Frau, die sich in der Vergangenheit immer wieder selbst Verletzungen zugefügt hat, weshalb ihr Hämoglobinspiegel gefährlich niedrig war; sie verweigerte eine Bluttransfusion. Sie hielt ihr Blut für etwas Böses und glaubte, dass die Transfusion *die Gefahr, dass ich etwas Böses tue*, erhöht. Nach Ansicht des Gerichts war sie nicht in der Lage, die für diese Entscheidung erforderlichen Informationen oder Faktoren einzuschätzen, und infolgedessen fehle ihr die Befähigung.

Übung 7-3: Aufgabe

Denken Sie an Ihre Zukunft: Gibt es Behandlungen, die Sie ablehnen oder bevorzugen würden? Suchen Sie nach einem regionalen System für die Vorausplanung der Versorgung im Bereich psychische Gesundheit und füllen Sie es für sich aus. Es gibt folgende Behandlungsmöglichkeiten: medikamentöse Behandlung, stationäre Versorgung oder Elektroschocktherapie. Beschreiben Sie, welche Vorteile jede der Behandlungsmöglichkeiten für Sie hat. Was könnte eine Veränderung dieser Vorteile herbeiführen?

Da Sie bei dieser Übung selbst nachdenken sollen, fehlt die Antwort am Ende dieses Kapitels.

Klingt einleuchtend, oder? Wir alle wissen, dass Zustimmung die Voraussetzung für jede Behandlung ist. Doch wichtig in diesem Zusammenhang ist, dass man über die für die Zustimmung erforderliche Fähigkeit verfügt. Mehr zum Thema Kompetenz (Gillick) und Richtlinien (Fraser) für junge Menschen finden Sie in **Kapitel 10.**

Im Zuge einer Befragung von Gesundheitsfachpersonen mussten Lamont und Kollegen (2019) leider feststellen, dass einigen das Thema Fähigkeit im Zusammenhang mit Zustimmung und Entscheidungen völlig unbekannt war. Auch wenn die Stichprobe klein ist (n = 86), zeigt sie doch, dass sorgfältige und gut dokumentierte Entscheidungsfindungsprozesse genauso wichtig sind wie gründliche Kenntnis der gesetzlichen Bestimmungen zum Thema Zustimmung und Fähigkeit. Existenz und Zugang zu angemessener Versorgung sind unverzichtbar, um die richtige Behandlung zur richtigen Zeit an dem dafür am besten geeigneten Ort zu bekommen.

7.10 Die Finanzierung des psychiatrischen Bereichs im NHS

Im Jahre 2012 verfügte der Social Care Act die „Gleichstellung" der gesundheitlichen Dienstleistungen in den Bereichen psychische und körperliche Gesundheit durch den NHS, eine Aufgabe, die bis 2020 abgeschlossen sein sollte. Der NHS sollte also sowohl den Bereich der körperlichen als auch der psychischen Gesundheit verbessern (Naylor et al., 2016). Dies baute auf der für den Bereich der psychischen Gesundheit im Jahre 2011 veröffentlichten Strategie auf. Doch zurück zum Kontext, obwohl der psychiatrische Bereich 23 % der Krankheitsfälle ausmacht, erhält er 11 % vom persönlichen Gesundheits-Budget des NHS. Er verzeichnete zwischen 1987 und 2020 mit 73 % die zweitgrößte Schließung von Akutbetten, die darauf abzielte, den Großteil der Versorgung in die Gemeinde zu verlagern (Ewbank et al., 2021). Dies hat dazu geführt, dass immer mehr Menschen in andere Regionen gebracht werden mussten, wenn sie ein Bett brauchten, was ihren Angehörigen und Freund*innen die Unterstützung erschwert hat (Royal College of Psychiatrists, 2019). Es gab viele Kürzungen (cuts), die es für die Mitarbeiter*innen schwierig machten, die Patient*innen in der Gemeinde zu versorgen, weil sie das Fallmanagement-Modell durch ein Modell ersetzen mussten, das darauf abzielte, die Menschen zu behandeln und sie dann zur weiteren Versorgung an ihren Hausarzt zu überweisen (Ewbank et al., 2021).

In diesem Zusammenhang ist der Hinweis angebracht, dass die Finanzierung des psychiatrischen Bereichs weder von der Regierung noch vom NHS England begrenzt wurde. Dies bedeutet, dass (zumindest in England) die Verantwortlichen vor Ort entscheiden können, wie viel sie für die Dienstleistungen im psychiatrischen Bereich ausgeben wollen, was manchmal einem Lotteriespiel mit Postleitzahlen gleichkommt. Der NHS Long-Term Plan sieht begrenzte Finanzierungen bis 2023 vor (Baker, 2021; Baker & Kirk-Wade, 2024), und der NHS England entwickelt einen Umsetzungsplan für den Fünfjahresplan bis 2020–2021, der u. a. vorsieht, die Finanzierung des psychiatrischen Bereichs zu erhöhen und sie zu begrenzen. Es ist sehr wahrscheinlich, dass die Auswirkungen der Pandemie die Ursache für die damit zusammenhängenden Probleme sind.

7.10.1 Zugang

Ein weiteres Problem für Menschen mit komplexen Bedürfnissen, die in der Gemeinde leben, ist der Zugang zu einer Gesprächstherapie; die Wartezeiten sind lang (Baker, 2021; Baker & Kirk-Wade, 2024). Zur Erinnerung: Jeder Bereich bestimmt die Höhe seiner Finanzierung für den psychiatrischen Bereich, dadurch wird der Zugang zu Therapien und speziellen Dienstleistungen zu einem „Lotteriespiel mit Postleitzahlen“. Die Wartezeiten für Gesprächstherapien betragen im Durchschnitt für die erste Behandlung 21 Tage und danach für die zweite Behandlung 53 Tage.

Ein Blick auf die einzelnen Regionen im Jahr 2020–2021 zeigt, dass die Wartezeit in Essex vier Tage, in Bristol, North Somerset und South Gloucestershire jedoch 86 Tage betrug.

Auch im deutschsprachigen Raum müssen Patient*innen oftmals sehr lange Wartezeiten hinnehmen, um an Therapien zu kommen. Befunde einer Analyse von 300.000 Versichertendaten aus dem Jahr 2019 zeigen, dass in Deutschland 40 % der Patient*innen drei bis neun Monate auf einen Therapieplatz warten mussten, durchschnittlich waren es etwa fünf Monate (19,9 Wochen) (BPtK, 2021, 2023). In Österreich sind die Wartezeiten ähnlich hoch, in der Schweiz kantonal sehr unterschiedlich hoch bzw. kurz.

Obwohl diese Dienste sich häufig um eine frühe Intervention bei Depressionen und Angst bemühen, hat diese Verzögerung Auswirkungen auf Menschen mit komplexen Bedürfnissen. In den vorigen Kapiteln wurde bereits darauf hingewiesen, dass Menschen mit komplexen Bedürfnissen, die sich körperlich äußern, Ängste und Depressionen entwickeln können.

Fallstudie: Charlotte

Charlotte ist eine 34-jährige Frau. Sie lebt mit ihrem Partner in einer Wohnung, die einer Wohnungsgenossenschaft gehört. Sie arbeitet ein paar Stunden in der Woche in dem Supermarkt vor Ort, hat jedoch keinen festen Vertrag. Ihr Partner arbeitet als Fahrer und ist nachts oft nicht zu Hause. Sie wird von ihrer Familie nicht unterstützt, hat aber einige Freund*innen, die in der Gegend wohnen. Im Laufe der vergangenen sechs Monate wurde sie spürbar deprimierter und hatte Schwierigkeiten, morgens aufzustehen. Sie vermeidet es, das Haus zu verlassen und ist vergesslich geworden.

Übung 7-4: Kritisches Denken

Überlegen Sie, welche sozialen und politischen Determinanten der Gesundheit zu der Situation, in der Charlotte sich befindet, beigetragen haben. Welche Folgen haben die Wartezeiten auf eine lokale Gesprächstherapie für sie?

Eine kurze Antwort finden Sie am Ende des Buchs.

Auch nach der Behandlung durch einen Dienst hatten die Betroffenen das Gefühl, dass sie mehr Zeit oder mehr Unterstützung gebraucht hätten, bevor sie zur weiteren Behandlung an ihren Hausarzt überwiesen wurden – im Rahmen einer Befragung von 13.000 erwachsenen Dienstleistungsnutzer*innen zu ihren Erfahrungen gaben im Jahr 2018 nur 43 % an, die Dauer der Behandlung ihrer Bedürfnisse durch die NHS Mental Health Services habe ausgereicht (National Institute for Health and Care Excellence, 2019b). In Regionen mit längeren Wartelisten müssen die Leute länger warten; kürzere Wartezeiten auf eine Behandlung verbessern die Ergebnisse der Patient*innen (NHS England, 2021).

7.10.2 Verschiedene Versorgungsmodelle

Die integrierte Versorgung psychischer Probleme durch ein multidisziplinäres Team konzentriert sich meistens auf ältere Menschen mit Demenz. Man findet Pflegespezialist*innen in Arztpraxen als Teil eines Modells, das gezielt auf frühe Intervention setzt. Es gibt Krisenteams für die kurzfristige Stabilisierung und Teams für die Genesung, die langfristig arbeiten. Die Ausweitung von Programmen, die den Zugang zu psychologischen Therapien verbessern, ist ein wichtiger Teil der jüngsten Veränderungen im Gesundheitsdienst. Es kommt auch vor, dass soziale Aktivitäten (social prescribing) vom Arzt/von der Ärztin oder von Diensten, die Grundversorgung anbieten, verordnet werden. Der King's Fund hat die Dienste im psychiatrischen Bereich überprüft und zu diesem Zweck mehr als 100 Personen befragt, die in ganz unterschiedlichen psychiatrischen Diensten an städtischen und innerstädtischen Standorten arbeiteten; befragt wurden Mitarbeiter*innen und Expert*innen aus eigener Erfahrung. Es ergaben sich Unterschiede in puncto Perspektive, feindselige Einstellung und sporadisches Misstrauen (Collins, 2019).

Abgestufte Versorgungsmodelle

Viele Menschen mit komplexen psychischen Bedürfnissen haben in der Regel Kontakt zu Krisenteams und zu Teams, die für Genesung zuständig sind. Anthony definiert das Konzept „Genesung“ im Bereich der psychischen Gesundheit so: „Ein zufriedenes, von Hoffnung und Mitwirkung geprägtes Leben zu führen trotz der durch die Krankheit verursachten Einschränkungen“ (zitiert von Naylor et al., 2017b, S. 29). Ziel ist es, die Expertise der für psychische Probleme zuständigen Mitarbeiter*innen an die Teams weiterzugeben, die sich um Menschen mit komplexen Bedürfnissen kümmern, anstatt einen separaten Dienst dafür zu schaffen, z.B. könnten Spezialist*innen für psychische Probleme in der medizinischen Grundversorgung arbeiten (Naylor et al., 2017b). Wie **Abbildung 7-2** zeigt, sind die Ebenen der Versorgung ähnlich wie die im Bereich der körperlichen Gesundheit, angefangen von der Gesamtpopulation bis hin zu hoch komplexen Bedürfnissen unter Berücksichtigung der Probleme, die Einfluss auf die Person haben wie die sozialen Determinanten der Gesundheit (Furst et al., 2018). Die abgestufte Versorgung zielt darauf ab, zur richtigen Zeit die richtige Behandlung anzubieten und eine Person je nach deren Bedürfnissen durch die unterschiedlichen Dienstleistungsangebote bis hin zur Intensivbehandlung zu navigieren. Dieses Modell wird im Rahmen von Modellen genutzt, die den Zugang zu psychologischen Therapien verbessern, wobei klinische Assessments darüber entscheiden, welche Ebene für eine Person infrage kommt. An früherer Stelle in diesem Kapitel wurden die Wartezeiten für Dienstleistungen dieser Art erwähnt, und es sollte nicht unerwähnt bleiben, dass laut NHS England (2016) nur 14 % der Leute der Meinung waren, sie hätten in einer Krisensituation die richtige Behandlung bekommen.

Case Management

Ein Großteil der Informationen, die bereits zum Thema Case Management vermittelt wurden (**Kap. 5**), gilt auch für den Bereich der psychischen Probleme sowie für andere Praxisbereiche. Im Bereich der psychischen Probleme sind kombinierte Ansätze bei den Dienstleistungsnutzer*innen hilfreich: Koordination der Versorgung, Reduzierung der Auswirkungen der Krankheit auf das Leben der Person, Reduzierung der Krankenhauseinweisungen etc. Doch im Bereich psychische Probleme wird das Case Management dadurch erschwert, dass die Person mit komplexen Bedürfnissen nicht mitarbeiten will oder kann („community treatment“ oder „outreach“).

In Kapitel 11 wird das Thema Care und Case Management in komplexen Pflegesituationen aufgegriffen und detailliert beschrieben.

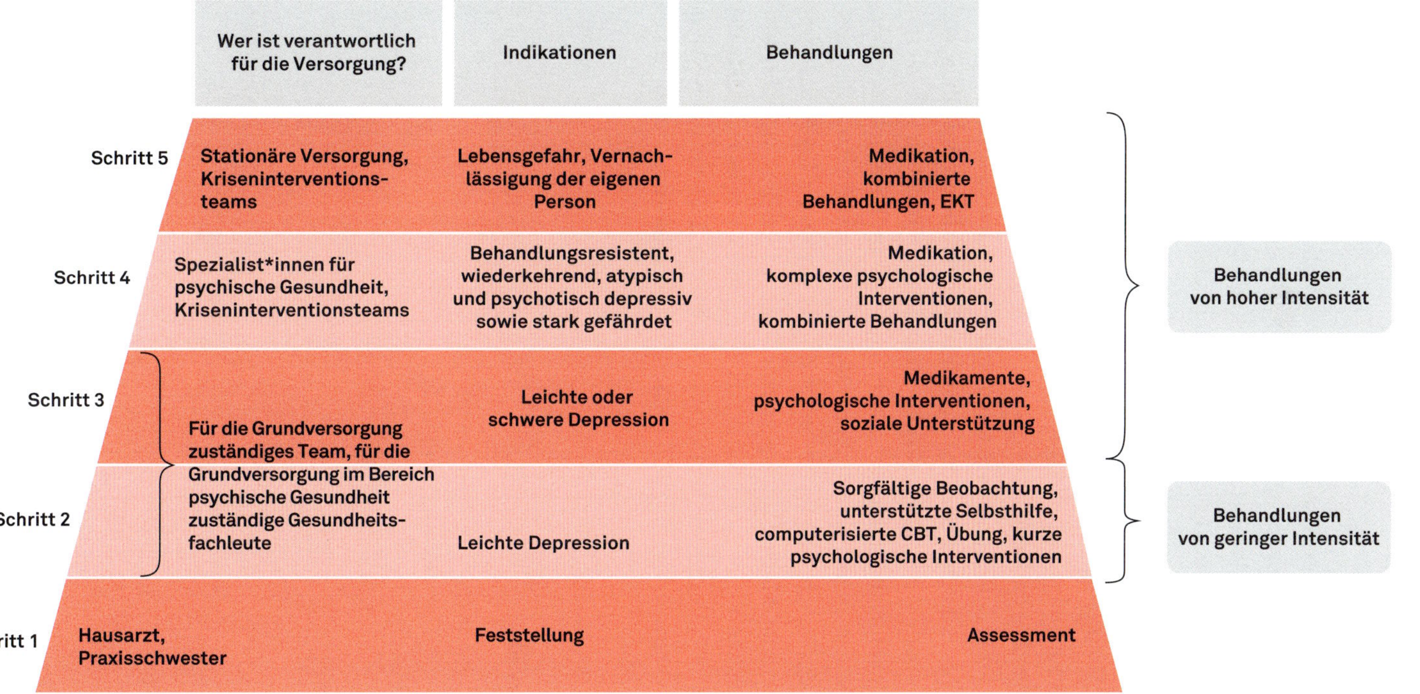

Abbildung 7-2: Abgestufte Versorgungsmodelle (Kohn et al., 2016)

Das Genesungsmodell

Das Genesungsmodell zielt ab auf Stabilität und die Entwicklung von Resilienz; es ist oft verknüpft mit wellness recovery action plans (WRAP), die gemeinsam mit der betroffenen Person entwickelt werden und die Themen Hoffnung, persönliche Verantwortung, Edukation, Selbständigkeit und Unterstützung beinhalten. Auch der Recovery Star bewertet Resilienz anhand von zehn Kriterien; die vierte Ausgabe basiert auf dem Feedback von Fachleuten aus dem Bereich psychische Gesundheit, von Organisationen, Verantwortlichen und Dienstleistungsnutzer*innen und kommt zu dem Schluss, dass für einige Menschen Selbstvertrauen nicht immer ein denkbares oder angemessenes Ziel darstellt.

Doch laut King's Fund äußerten einige Mitarbeiter*innen die Befürchtung, dass die Verträge dem Team und den Dienstleistungsnutzern*innen bestimmte Ziele vorgeben würden, z.B. mit dem Rauchen aufzuhören und das Gewicht zu reduzieren. Es werden Dienstleistungsnutzer*innen, klinische Gesundheitsfachpersonen, Freiwilligen-Organisationen und Universitätsmitglieder zitiert, die darauf hinweisen, dass aufgrund der Beschränkung der gesundheitsbezogenen Ergebnisse und Wellness-Definitionen das Modell keinem ganzheitlichen Design entspricht, sondern eher einem mechanistischen. Dies hat viel Ähnlichkeit mit dem Ansatz der Weiterleitung: Denken Sie zurück an das House of Care (**Abb. 5-3**) und die Notwendigkeit, die Dienstleistungen an die Bedürfnisse der Dienstleistungsnutzer*innen anzupassen.

Kasten 7-5: Recovery Star

- Umgang mit der psychischen Gesundheit
- Körperliche Gesundheit und Selbstversorgung
- Vertrauen und Hoffnung
- Lebenserfahrung
- Soziale Netzwerke
- Arbeit
- Beziehungen
- Suchtverhalten
- Verlässlichkeit
- Individualität und Selbstachtung

7.11 Versorgung während einer Krise

Dalton-Locke und Autorenteam (Dalton-Locke et al., 2021) haben im ganzen Vereinigten Königreich verschiedene krisenorientierte Dienste ausfindig gemacht, von denen viele die Evidenz ihrer Modelle nicht belegt haben. Besonders interessant sind Modelle wie das Serenity Integrated Mentoring Model, dessen Ziel es war, durch Zusammenarbeit mit der Polizei die Inanspruchnahme der Notrufzentrale zu reduzieren. Dieser Ansatz wurde aus ethischen Gründen kritisiert mit dem Argument, wenn in Krisensituationen die Polizei eingeschaltet wird, könnte dies Menschen davon abhalten, sich auf diese Art und Weise Hilfe zu holen. Modelle wie crisis café, safe havens oder recovery cafés gibt es trotz fehlender Effizienz immer häufiger, wohingegen acute day units, die erwiesenermaßen hilfreich sind, weniger werden. Die Bedeutung der evidenzbasierten Praxis sollte bei der Planung von Dienstleistungsangeboten nicht außer Acht gelassen werden, so gut gemeint dies auch sein mag. Im deutschsprachigen Raum gibt es ähnliche Befunde. Oftmals fehlt es an Evidenz für verschiedene Angebote. Andererseits zeigen Rückmeldungen aus der Praxis sowie von Betroffenen oft eine hohe Zufriedenheit – unabhängig von Wirkungsnachweisen aus Studien.

7.12 Integrierte Versorgung

The King's Fund (Naylor et al., 2017b) hat die integrierten Ansätze im Bereich der psychischen Gesundheit in den Pionierbereichen (West Cheshire Way MCP und Tower Hamlets Together MCP) untersucht und herausgefunden, dass die Zusammenarbeit zwischen den Mitarbeiter*innen die Möglichkeit bot, informell um Hilfe zu bitten und die Arbeit mit dem Freiwilligen-Sektor intensiviert hat. Dies beweist die Arbeit von Ratzliff (Ratzliff et al., 2016), die gezeigt hat, dass die Strategien innerhalb des Teams darauf ausgerichtet waren, die Versorgung aufzuteilen und zu kommunizieren, z.B. über die Aufteilung von Zielen, Vertrauen, Festlegung von Rollen, Arbeitsabläufe und Kommunikationsstrategien. Untersucht wurde die rechenschaftspflichtige Praxis, d.h. Angabe von Zielen, Art der Bewertung und Überprüfung der Fortschritte. Trotz all dieser Arbeit stehen die Patient*innen im Mittelpunkt dieses Teams. Situationen wie die von Gemma sind die Regel; die Ziele der Patient*innen haben im Rahmen des Planungsprozesses der Versorgung oberste Priorität und dies setzt eine sorgfältige Kommunikation voraus.

Fallstudie: Gemma

Gemma nimmt wegen ihrer bipolaren Störung seit langer Zeit Antipsychotika und hat Probleme mit ihrem Übergewicht. Sport ist für sie eine Herausforderung, weil sie dann in eine neue Umgebung kommt. Sie fühlt sich unsicher wegen ihrer Figur und weil sie die Geräte nicht kennt.

Übung 7-5: Kritisches Denken

Angenommen, Sie müssten Gemmas Versorgung koordinieren: Suchen Sie in Ihrem Umfeld nach Aktivitäten, die Sie ihr empfehlen können und die sie weniger beängstigen. Worauf müssen Sie achten unter Berücksichtigung ihrer persönlichen Präferenzen, ihrer finanziellen oder sozialen Situation?

Eine kurze Antwort finden Sie am Ende des Buchs.

Für alle Behandlungen gilt, dass die Person ihre informierte Zustimmung geben muss, um die Behandlung zu bekommen, unabhängig davon, ob es sich um Medikamente, Gesprächstherapien oder andere Interventionen handelt. Diese müssen mit der besten Evidenz und dem Fachwissen der klinischen Gesundheitsfachpersonen übereinstimmen.

7.13 Das Dreieck der Versorgung

Dies ist Richtmaß für den Umgang mit wichtigen Problemen bei Kindern und Jugendlichen in den psychischen Gesundheitsdiensten, der heute jedoch im Rahmen der Dienstleistungen für Erwachsene genutzt wird. Ziel war es, Betreuungspersonen und Familien zu unterstützen, Resilienz bei Kindern und Jugendlichen zu entwickeln und die Selbstversorgung zu fördern (Carers Trust, 2020). Kasten 7-6 führt die sechs Standards auf.

Kasten 7-6:
Dreieck der Versorgung

1. Standard 1: Die Betreuungspersonen und ihre jeweilige Rolle werden beim ersten Kontakt oder möglichst schnell danach bestimmt
2. Standard 2: Die Mitarbeiter*innen kennen die Betreuungspersonen und deren Strategien

3. Standard 3: Dienstanweisungen und Arbeitsanleitungen für die Praxis, Diskretion und Weitergabe von Informationen [sic] sind vorhanden
4. Standard 4: Definierte Aufgabe(n) für Betreuungspersonen sind vorhanden
5. Standard 5: Die Betreuungsperson wird dem Dienstleistungsanbieter und den Mitarbeiter*innen vorgestellt und ausführlich über die Versorgung informiert
6. Standard 6: Unterstützung der Betreuungsperson ist vorhanden.

(Carers Trust, 2020)

7.14 Zum Ausschluss führende Diagnosen

Wir haben uns bislang vor allem mit Erfahrungen und Kontexten im Zusammenhang mit psychischen Problemen beschäftigt, ohne näher auf das Thema individuelle Diagnose einzugehen. Aber wir dürfen das Thema Diagnosen, die dazu führen, dass Betroffene von Dienstleistungen ausgeschlossen werden, nicht ausklammern mit dem Argument, ihre Probleme seien zu komplex etc. Hierunter fallen die Borderline-Persönlichkeitsstörung oder Persönlichkeitsstörungen, die durch emotionale Instabilität gekennzeichnet sind, aber auch komplexe emotionale Bedürfnisse (Sheridan Rains et al., 2021). Nach Perkins und Kollegen (2018) ist diese Diagnose institutionell am stärksten stigmatisiert und führte trotz wiederholter Versicherungen, es handele sich nicht um eine Ausschlussdiagnose, zu einem Ausschluss von den Dienstleistungen. Nach Warrender und Mitautor*innen (2021) war es schwierig, in einer Krise Hilfe zu bekommen, und die war beim Umgang mit dem Risiko eher reaktiv als proaktiv. Die Autor*innen zitieren Studien, die zeigen, dass mangelnde Kooperation negative Auswirkungen auf ihre Versorgung hatte, 65,4 % wurden von Gesundheitsfachpersonen diskriminiert. Positiver ausgedrückt, Sheridan Rains und Mitautor*innen (2021) haben festgestellt, dass die Dienstleistungen für diese Diagnose erweitert wurden; doch es war leider immer noch schwierig, in der Gemeinde eine qualifizierte Behandlung zu bekommen. Zu erwarten, dass Gesundheitsfachpersonen Professionalismus, klinische Kenntnisse, Respekt, Mitgefühl, effektive Interventionen und positive/nicht stigmatisierende Einstellungen haben, ist keine abwegige Forderung, sondern sollte ein Prinzip der Versorgung sein (Sheridan Rains et al., 2021). Die besten Eigenschaften zeigten oft Gesundheitsfachpersonen mit einer speziellen Ausbildung in diesem Bereich.

Menschen mit einer psychischen Erkrankung haben bei Interaktionen mit Gesundheitsfachpersonen oft den Eindruck, dass sie in Entscheidungen nicht einbezogen werden. Oder sie erleben, dass ihnen Zwangsmaßnahmen bei der Behandlung angedroht werden, dass sie lange Wartezeiten in Kauf nehmen müssen, keine Informationen bekommen oder bevormundet werden (Knaak et al., 2017). Gesundheitsfachpersonen bezeichnen Menschen mit psychischen Erkrankungen als schwierig, manipulativ oder nicht kooperativ (Collins, 2019). So sehr wir auch wollen, dass Gesundheitsfachpersonen daran gehindert werden, unsere Patient*innen zu stigmatisieren, zeigt ein Blick auf die Geschichte das Gegenteil (Ahmedani, 2011). Menschen werden stigmatisiert, wenn wir sie aufgrund einer Eigenschaft als schlecht und minderwertig darstellen, sei es wegen ihrer Rasse, ihres Geschlechts, ihrer sexuellen Orientierung oder einer Erkrankung (Ahmedani, 2011). Es ist erwiesenen, dass wir die gleichen Stigmata aufweisen wie die normale Bevölkerung und dass unsere Patient*innen sich genauso ausgeschlossen, stigmatisiert und etikettiert fühlen können wie alle anderen. Dies ist besonders wichtig für Menschen mit komplexen psychischen Bedürfnissen, da sie häufig Situationen erleben, in denen sie von der ganzen Gesellschaft stigmatisiert werden.

Wir sollten uns unsere eigenen Vorurteile und Einstellungen bewusst machen und uns damit auseinandersetzen. Die durch Stigmatisierung bedingte Ausgrenzung kann dazu führen, dass einer Person die dringend benötigte Unterstützung vorenthalten wird; das kann auf zwei Ebenen geschehen: auf der individuellen Ebene und auf der Ebene der Dienste und des Systems (Corrigan et al., 2014). Eine persönliche Veränderung ist unumgänglich und die Auseinandersetzung mit Stigmatisierung ist ein guter Anfang; dank unserer Ausbildung wissen wir, wie wir uns zu verhalten haben. Aber wo Stigmata etabliert sind, ist eine Veränderung dringend geboten. Denken Sie an die Existenz von Dienstleistungen, von denen an früherer Stelle in diesem Kapitel die Rede war – ohne Dienstleistungen ist die Suche nach Hilfe aussichtslos (Corrigan et al., 2014).

Abschlussbemerkung

In diesem Kapitel sollte gezeigt werden, dass bei der Versorgung der Patient*innen Autonomie, Wahlmöglichkeiten und Respekt einen hohen Stellenwert haben. Dass Gesundheitsfachpersonen über die Stigmatisierungen und die früheren Erfahrungen der Betroffenen mit der Gesundheitsversorgung Bescheid wissen, ist für die Arbeit mit dieser Patient*innengruppe genauso wichtig wie die Kenntnis der rechtlichen und ethischen Belange.

7.15 Zusammenfassung, Ausblick und Weiterführendes

In diesem Kapitel wurden rechtliche und ethische Aspekte sowie Behandlungsmöglichkeiten für Menschen mit komplexen Versorgungsbedürfnissen diskutiert. Des Weiteren ging es um die Themen Fähigkeit und Zustimmung sowie um Systeme und

Machtverhältnisse und inwiefern sich frühere Erfahrungen der Betroffenen auf deren aktuelle Situation auswirken können. Es wurden verschiedene Versorgungsmodelle vorgestellt: genesungsorientierte Versorgung, integrierte Versorgung, koordinierte Versorgung, abgestufte Versorgung und die Versorgung in Krisensituationen. Es ist hoffentlich deutlich geworden, wie wichtig es ist, die Betroffenen respektvoll zu behandeln und Rücksicht auf ihre Vorlieben und ihre Autonomie zu nehmen.

Weiterführende Hinweise und Webseiten werden in dem nachfolgenden Kasten zusammengefasst.

Weiterführende Literatur und Webseiten

Egan, G. (2013). *The Skilled Helper: A Problem-Management and Opportunity-Development Approach to Helping.* Cengage Learning.
Es geht um den Einsatz der eigenen Person zu therapeutischen Zwecken.

Lamont, S., Stewart, C. & Chiarella, M. (2019). Capacity and consent: knowledge and practice of legal and healthcare standards. *Nursing Ethics*, *26*(1), 71–83. https://doi.org/10.1177/0969733016687162
Dieser Artikel erläutert die wichtigsten Phänomene im Zusammenhang mit Fähigkeit und Zustimmung.

Sauter, D., Abderhalden, C., Needham, I. & Wolff, S. (2023). *Lehrbuch Psychiatrische Pflege* (4. Aufl.). Hogrefe. https://doi.org/10.1024/85673-000
Dieses Lehrbuch bietet einen umfassenden Überblick über die Psychiatrische Pflege im deutschsprachigen Raum und den Möglichkeiten, Menschen in psychischen Krisensituationen gekonnt zu begleiten [Anm. d. Lek.].

Webseiten

Mind. (2024). *Mind – Website.* Available from http://www.mind.org.uk

National Elf Service. (2024). *National Elf Service.* Available from https://www.nationalelfservice.net/
Diese Seiten bieten gute, zuverlässige, zugängliche Informationen mit Hinweisen.

Rethink Mental Illness. (n.d.). *We are Rethink Mental Illness.* Available from http://www.rethink.org

US Centers for Disease Control and Prevention. (2021). *Violence Prevention: About the CDC-Kaiser ACE Study.* Available from http://www.cdc.gov/violenceprevention/aces/about.html
Die ACE-Studie erklärt, inwiefern die Kindheitserfahrungen einer Person sich auf deren Gesundheit und Wohlbefinden im Erwachsenenalter auswirken.

Wege zur Pflege. (o. D.). *Die Pflege-Charta.* Bundesministerium für Familie, Senioren, Frauen und Jugend. Verfügbar unter https://www.wege-zur-pflege.de/pflege-charta
Diese Seite stellt zahlreiche Informationen, Arbeitsmaterialien und Übungen zur Pflege-Charta zur Verfügung. Die Materialien können kostenfrei heruntergeladen werden.

8 Komplexe Pflege: Erwachsene

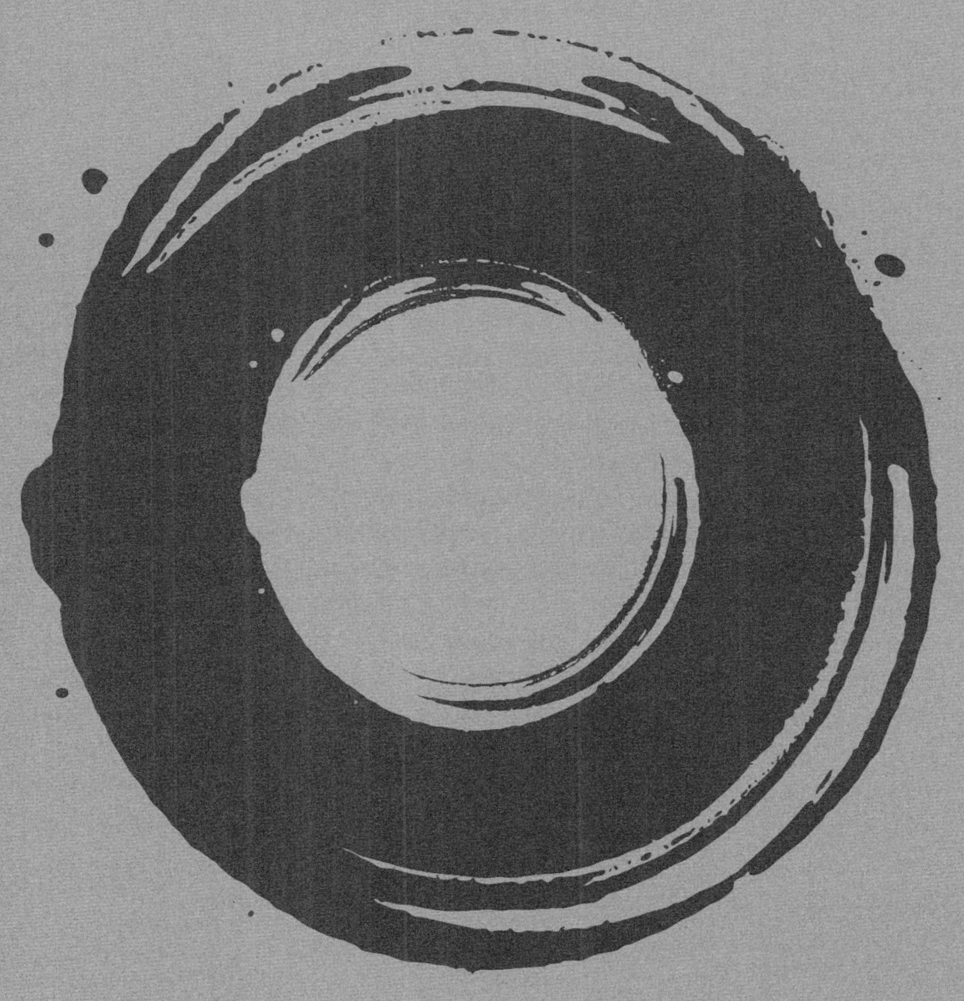

In diesem Kapitel gehen wir auf weitere Besonderheiten in der Versorgung von erwachsenen Menschen mit komplexen Bedürfnissen ein, veranschaulicht mit Fallstudien von Expert*innen, die auf Erfahrungen aus der Praxis basieren. Thematisiert wird das Energiemanagement mit zugehörigen Theorien, das Arbeiten im Team, die Kommunikation und Aspekte der Sexualität. Auch in diesen Ausführungen wird deutlich, wie soziale und politische Determinanten im Hinblick auf die Gesundheit das Leben und die Versorgung der betroffenen Personen beeinflusst.

Nach Durchsicht dieses Kapitels sind Sie in der Lage, die Konzepte der früheren Kapitel auf die pflegerische Versorgung von Erwachsenen mit komplexen Bedürfnissen zu übertragen. Sie finden Strategien, die es Ihnen ermöglichen, Ihre Praxis so zu gestalten, dass Sie als Partner(in) Ihrer Patient*innen agieren. Sie können die Strategien aus den bisherigen Kapiteln auf die Fallstudien in diesem Kapitel übertragen.

8.1 Einleitung

Statistiken

Es gibt zuverlässige Zahlen zum Prozentsatz der von Langzeit-Erkrankungen betroffenen Menschen über 60 Jahre; im Vereinigten Königreich leben 58 % mit nur einer Langzeit-Krankheit und 25 % haben zwei oder mehr Krankheiten, wobei der Prozentsatz dem höheren Alter entspricht (Frost et al., 2020). In Deutschland haben unter den 55- bis 69-Jährigen 65,5 % mehr als zwei Erkrankungen, bei den 70- bis 85-Jährigen sind 81,1 % mehrfacherkrankt, d.h. sie haben zwei oder mehr Erkrankungen (Wolff et al., 2017).

Unberücksichtigt bleiben bei älteren Menschen häufig auftretende Krankheiten und Zustände wie Gebrechlichkeit, Demenz, die Parkinson-Krankheit, Schlaganfälle oder psychische Erkrankungen wie Depressionen. Trotzdem weiß man nicht, wie viele Erwachsene mit komplexen Versorgungsbedürfnissen es gibt, einerseits weil es Überschneidungen gibt mit Menschen, die Langzeit-Erkrankungen haben, und andererseits, weil unsere Systeme definitionsgemäß nicht darauf ausgerichtet sind, ihren Bedürfnissen gerecht zu werden und wir eine fragmentierte Sicht auf ihr Leben und ihre Bedürfnisse haben.

NICE-Richtlinien

Die NICE-Richtlinien für *Older People with Social Care Needs and Multiple Long-term Conditions* (National Institute for Health and Care Excellence, 2015; Ältere Menschen mit sozialen Versorgungsbedürfnissen und multiplen Langzeit-Erkrankungen) konzentrieren sich auf Maßnahmen für Menschen mit mehr als einer Langzeit-

Erkrankung, wobei die Krankheit trotz des angestrebten Ziels der personenzentrierten Versorgung wieder einmal Vorrang vor der Person hat. Es wurde immer wieder darauf hingewiesen, wie wichtig es für Menschen mit komplexen Bedürfnissen ist, dass sie im Mittelpunkt stehen und dass sie es sind, die über ihre Versorgung entscheiden. Die Anwendung von Strategien und die Festlegung von Zielen bewirken wenig, wenn sie für die betreffende Person nicht geeignet sind. Wir hoffen, dass im Verlauf des Buchs klar geworden ist, dass sie mit Problemen konfrontiert sind, bei denen ihre Bedürfnisse den Funktionen und Systemen der gesundheitlichen und sozialen Versorgung entsprechen.

8.2 Theorien zum Thema Energie

Bislang wurde noch nicht das Thema Energie diskutiert und wie diese die Fähigkeit einer Person beeinflusst, sich an der Entscheidungsfindung, dem Selbstmanagement, der Selbstversorgung und der Bewältigung des restlichen Lebens zu beteiligen. In diesem Zusammenhang möchte ich Sie mit der Unified Cutlery Theory vertraut machen, die drei andere Theorien in sich vereinigt: die Löffeltheorie (Miserandino, 2003), die Gabeltheorie (Rose, 2018) und die Messertheorie (Masson, 2019). Mithilfe dieser Theorien sollten die Probleme von Menschen mit chronischen Erkrankungen unter dem Aspekt der Energie verdeutlicht werden. Auch Sie sollten darüber Bescheid wissen, wenn Sie Patient*innen mit komplexen Bedürfnissen versorgen. Dies gilt insbesondere für nicht sichtbare Erkrankungen, deren Auswirkungen man wahrnehmen, aber oft nicht sehen kann.

8.2.1 Die Löffel-, Gabel- und Messertheorie

Die Löffeltheorie

Ein Löffel ist eine energetische Einheit. Wenn Sie acht Löffel für den Tag zur Verfügung haben und verschiedene Aufgaben erledigen müssen, beansprucht jede Aufgabe X Löffel. Diese Löffel können emotional, psychisch oder physisch sein oder eine Kombination aus allen dreien. Die Anzahl der Löffel variiert von Mensch zu Mensch – an einem Tag wachen Sie mit einem Dutzend auf und am nächsten Tag nur mit dreien und manchmal ist kein Grund erkennbar. Stellen Sie sich vor, Sie haben acht Löffel zur Verfügung und wissen, dass Sie für die Körperpflege vier brauchen, aber Sie müssen noch einige Anrufe tätigen (was für die emotionalen Löffel eine Herausforderung darstellt!) und das Geschirr spülen. Dies zeigt hoffentlich: Manchmal müssen unsere Patient*innen schwierige Entscheidungen treffen, wofür sie ihre

Löffel einsetzen, die durch einen restlichen Wert wieder hergestellt werden können. Dies ist aber schwer zu bewerkstelligen, wenn man starke Schmerzen oder große Angst hat. Man kann Löffel einsparen, doch dazu muss die Aktivität vorher und nachher begrenzt werden.

Die Gabeltheorie

Gabeln bedeuten Stress. Stellen Sie sich vor, es stecken Gabeln in Ihrem Körper, und überlegen Sie, was dadurch alles schwieriger wird. Eine Gabel steht für finanziellen Stress, Beziehungsstress oder alles, wodurch Sie sich schlechter fühlen, oder alles, was Dinge etwas schlimmer macht. Wenn die Grenze der Gabeln, die erträglich ist, erreicht ist, kann es passieren, dass die Person nicht mehr in der Lage ist, noch irgendetwas zu tun. Gabeln können unterschiedlich groß sein – die Spanne reicht von kleinen Gabeln zu Mistgabeln und zudem können Gabeln von der Benutzung von Löffeln abhalten.

Die Messertheorie

Messer kommen ins Spiel, wenn keine Löffel mehr da sind oder wenn Sie zu viele Gabeln in Ihrem Körper haben, die Sie nicht erreichen können, und Sie aus irgendwelchen Gründen gezwungen sind, weiterzumachen. Ein Messer ist eine Anleihe – Energie, die aus der Zukunft kommt und eine Person sichere Grenzen überschreiten lässt.

Gezackte Löffel

Eine Neuanschaffung für die Besteckschublade ist der gezackte Löffel. Sie können ihn wie einen Löffel benutzen, aber er kann Sie verletzen wie ein Messer. Gemeint ist ein Medikament, eine Stimmung oder ein Symptom Ihrer Krankheit, das es Ihnen ermöglicht, sich etwas vorzumachen und die Schmerzen zu ignorieren, die Sie am nächsten Tag haben werden.

8.2.2 Die Unified Cutlery Theory

Das Resümee dieser Beschreibungen mündet in der Unified Cutlery Theory („Einheitliche Besteck-Theorie“), die uns die sprachlichen Mittel liefert, die wir brauchen, um nachzuvollziehen, wie sich Menschen mit komplexen Bedürfnissen und wenig

Energie fühlen. Diese Sprache, die ursprünglich entwickelt wurde, um nicht behinderten Personen zu vermitteln, warum Menschen mit chronischen oder komplexen Krankheiten ihre Zeit so wichtig ist, hilft uns, die Bedeutung dessen zu erkennen, was wir verlangen. Wenn wir unsere Patient*innen auffordern, sich an den Prozessen zu beteiligen, die wir für wichtig halten, fordern wir sie auf, Löffel zu benutzen, um es gelinde auszudrücken. Die Medikamenteneinnahme zu bewältigen, ungeachtet der Tatsache, dass die Patient*innen dreizehn verschiedene Medikamente pro Tag nehmen müssen, ist eine schwierige Aufgabe, genauso schwierig wie die Organisation von Terminen oder der Umgang mit zwei Krankheiten, bei denen die Spezialist*innen nicht zusammenarbeiten. Auch die eigenen Interessen zu vertreten, erfordert viel Kraft und der Kampf gegen die momentane Arbeitsweise der Gesundheits- und Sozialversorgung ist vergleichbar mit dem Essen von einem Löffel, der Löcher hat. Ein Beispiel: Ein Anruf, um einen Termin zu vereinbaren, entspricht der Anzahl der Löffel, die erforderlich ist, um eine wichtige Aufgabe der Selbstversorgung durchzuführen. Die Autorin, von der die Löffeltheorie eigentlich stammt, erläutert den Grund für deren Entwicklung so:

„Der Unterschied zwischen krank sein und gesund sein ist der, dass man Entscheidungen treffen oder bewusst über Dinge nachdenken muss, über die alle anderen nicht nachdenken müssen. Die Gesunden sind in der komfortablen Situation, ein Leben ohne Entscheidungen führen zu können, ein Geschenk, das für die meisten Menschen eine Selbstverständlichkeit ist [...]. Ich habe versucht, diese Idee mithilfe von Löffeln zu veranschaulichen. [...] Wenn ich bestimmen könnte, die Löffel wegzunehmen, dann wüsste sie, wie es sich anfühlt, dass es jemanden oder irgendetwas gibt, in diesem Fall Lupus, worüber sie bestimmen kann“ (Miserandino, 2003, n. p.).

Es geht demnach nicht nur um Energie, sondern auch um Verlust – Verlust der Kontrolle, Verlust der Funktion und Verlust eines Lebens, über Dinge zu entscheiden, die wichtig sind.

Übung 8-1: Aufgabe

Lesen Sie noch einmal das Zitat von Miserando und denken Sie an eine Situation in Ihrem Leben, in der Sie vor einer solch schwierigen Entscheidung standen. Oder (wenn Sie das Glück hatten und noch nie in einer solchen Situation waren) denken Sie an einen Patienten/eine Patientin, die Sie vor Kurzem betreut haben und an dessen/deren Kummer im Zusammenhang mit dieser Entscheidung.

Da Sie bei dieser Übung selbst nachdenken sollen, fehlt die Antwort am Ende dieses Buchs.

Um Kummer und Verlust geht es oft bei Erwachsen mit komplexen Bedürfnissen. Dies trifft auch zu, wenn diese Bedürfnisse schon seit ihrer Kindheit bestehen (wie bei Harry). Es ist dann völlig normal, dass es Zeiten gibt, in denen ihre Emotionen hohe Wellen schlagen, wenn sie sich mit Gleichaltrigen vergleichen oder wenn sie wegen ihrer Einschränkung auf etwas verzichten müssen, das sie gerne getan haben. Dies kann sich auf die Zusammenarbeit mit den Diensten auswirken: Dienste, die dies beachtet und mehr psychische Unterstützung angeboten haben, verzeichneten mehr Mitarbeit vonseiten der Betroffenen (Michlig et al., 2018).

Berücksichtigt man all dies, wird klar, warum die Koordination der Versorgung (**Kap. 4, 5, 7, 9, 10**) ein wesentliches Element der Unterstützung von Erwachsenen mit komplexen Versorgungsbedürfnissen darstellt. In dem folgenden Szenario zeigt Colette, was sie tun muss, um Aufgaben zu erledigen, die für uns selbstverständlich sind, und in welchem Umfang die Auseinandersetzung mit dem System den Energieverlust verstärkt. Zudem kostet die Auseinandersetzung mit einem System, über das man sich aufregt, mehr Energie. Termine zu vereinbaren oder wahrzunehmen, die mit Verlust, Ärger oder Kummer verknüpft sind, ist schwieriger, als es andernfalls wäre.

Fallstudie: Colette

Ihre eigenen Worte:

Ich habe einen guten Hausarzt, aber immer, wenn ich an einen Facharzt überwiesen wurde, wurde mir fast immer gesagt, ich hätte eine Sehnenscheidenentzündung, die sie auf meine rheumatoide Arthritis zurückführten. Das passte irgendwie nicht, denn meine Röntgenaufnahmen waren zu gut, d.h. man sah keine Abnutzung der Knochen, obwohl ich diese Probleme schon lange hatte. Die Physiotherapeuten gaben auf, weil es mir trotz ihrer Behandlung schlechter ging anstatt besser. Als ich Anfang 50 war, kam einiges zusammen und eine Rheumatologin stellte bei mir EDS fest, Gott sei Dank! Sie merkt dies sehr schnell, schon als ich ins Sprechzimmer kam; weitere Untersuchungen schienen die Diagnose zu bestätigen und ich habe seitdem nie mehr zurückgeschaut; alles schien zu stimmen und mit der Zeit passten auch einige andere Dinge aus meiner Kindheit ins Bild.

Das Leben geht weiter und ich komme ganz gut zurecht, obwohl es mir schlechter geht, weil mein Körper älter wird. Wenn ich mich auf die sozialen Dienste verlassen hätte, wäre ich ans Haus gefesselt und man würde mir zubereitetes Essen nach Hause bringen – um zu verhindern, dass ich im Supermarkt Probleme habe, und um es mir zu ersparen, im Rollstuhl sitzend kochen zu müssen. Mein Rollstuhl vom nationalen Gesundheitsdienst ist nicht gut für draußen geeignet und zudem kann ich nicht kochen, wenn ich im Rollstuhl sitze, weil die Kücheneinrichtung höher ist als ich, was schlecht für die Gesundheit und die Sicherheit ist. Dabei gibt es eine einfache Lösung; Man könnte am Rollstuhl einen zusätzlichen Motor anbringen, der mich nach oben fährt, aber kochen und essen ist ein soziales Bedürfnis und kein Mobilitätsproblem. Ich hoffe sehr, dass zukünftig verschiedene Dienste hinzugezogen werden und dass es dann Lösungen gibt, die dem Menschen wirklich nützen, und nicht einfach die billigste Lösung genommen wird. Einige Fachleute waren sehr gut und haben mein Problem durchaus ernst genommen, aber oft ist es das „System", das die Schuld trägt.

Im Laufe der Jahre habe ich ein Vermögen für Dinge ausgegeben, die mir helfen; das war schwierig, weil das Geld für den Haushalt knapp war, aber der Verzicht auf andere Aktivitäten und Urlaub hat das Leben für uns alle leichter gemacht. Ich habe an den meisten meiner Gelenke Stützen, die Halt geben und gleichzeitig eine vollständige, aber keine ausufernde Bewegung ermöglichen (im Gegensatz zu Schienen, die ein Gelenk an der Bewegung hindern); noch einmal, die Sachen vom nationalen Gesundheitsdienst sind nicht gut genug, also habe ich mir selbst welche gekauft, die besser funktionieren.

Der Fall von Colette macht deutlich, welche Schwierigkeiten sie hatte, eine Diagnose zu bekommen, und wie viel Energie und Zeit sie allein dafür aufwenden musste. Sie beschreibt die Probleme, die sie hatte, bei unseren für Gesundheit und soziale Versorgung zuständigen Systemen die Lösungen durchzusetzen, die sie braucht, und wie hart es war, sich die für sie wichtigen Dinge selbst zu kaufen.

Übung 8-2: Kritisches Denken

Lesen Sie das oben beschriebene Szenario noch einmal und überlegen Sie, wo das System verändert werden könnte, damit Colette die Geräte bekommt, die sie braucht, um ihren Energieverlust einzudämmen.

Eine kurze Antwort finden Sie am Ende des Buchs.

Hier sieht man, wie die sozialen und finanziellen Determinanten der Gesundheit (**Abb. 2-1**) das Leben von Colette beeinflussen – der Kauf von Geräten hat Vorrang vor Urlaub oder anderen Aktivitäten. Betrachten Sie die potenziellen Auswirkungen im Zusammenhang mit der Betreuung von Kindern (**Kap. 10**) und übertragen Sie diese auf die Situation von Erwachsenen. Rollstühle sind ein optimales Beispiel: Die vom NHS angebotenen entsprechen nicht den Bedürfnissen vieler Erwachsener (geringes Gewicht) oder sind nicht geeignet für die von ihnen ausgewählten Situationen (z. B. offenes Gelände, Festivals). Wenn wir uns das Modell House of Care und die Kritik daran vergegenwärtigen, ist die Situation von Colette bestens geeignet, die Probleme mit dieser Aufteilung zu demonstrieren; die Aufteilung in gesundheitsbezogene und soziale Versorgung bedeutet, dass Bedürfnisse, die dazwischen liegen, unter den Tisch fallen. Betrachten wir die Arbeitsmodelle aus Sicht unserer Musterteams für komplexe Versorgung, die mit ihrer Arbeit diese Kluft überbrücken können, werden die Vorteile für die Patient*innen offensichtlich. Ohne deren Arbeit muss Colette sich mit den beiden Bereichen auseinandersetzen, nach einer Lösung suchen und ihre Interessen geltend machen oder sich die benötigten Geräte selbst kaufen.

Übung 8-3: Teamarbeit

Stellen Sie sich vor, Sie wären Teil des Teams für komplexe Versorgung, das Colette betreut: Welche Teammitglieder sollten die Einschätzung vornehmen und welche Prioritäten lassen sich aus Colettes Geschichte ableiten? Wie muss die Zusammenarbeit dieser Teammitglieder aussehen, um die von Colette angestrebten Ziele zu erreichen?

Eine kurze Antwort finden Sie am Ende des Buchs.

Auch die Auswirkungen dieses Energieverlustes auf andere Aspekte des Lebens müssen berücksichtigt werden. Gemäß dem Pflegemodell von Roper-Logan-Tierney (Roper et al., 2023) (**Abb. 4-1**) gehören Arbeiten, Spielen und der Ausdruck von Sexualität dazu – was zugegebenermaßen häufig ignoriert wird, doch wir Menschen brauchen diese Art von sozialer Interaktion und Kontakt.

Fallstudie: Colette

Ihre eigenen Worte:

Ich habe 24 Stunden einen Betreuer – einen Partner, der unglaublich wertvoll für mich ist, einen Hund, der mich bei vielen körperlichen Arbeiten unterstützt: die Kühlschranktür und andere Türen öffnen und schließen, Dinge wie mein großes Badetuch ins Badezimmer bringen, mir Dinge anreichen, die Wäsche aus der Waschmaschine nehmen, etwas aufheben, was ich fallen lassen, Nahrungsmittel aus den Regalen im Supermarkt holen, er löst den Klettverschluss auf meinen Armen und zieht mich ganz aus, um nur einige Dinge zu nennen. Alles, was er tut, schont meine Gelenke und jetzt, wo ich allein lebe, leistet er mir auch Gesellschaft. Genauso wichtig ist, dass ich mich um ihn kümmere, indem ich ihn füttere, pflege, mit ihm übe und spiele etc., aber das ist ein geringer Preis, den ich für seine Hilfe zahle und die ich brauche, um weiterzumachen.

Colette lässt sich in vielen Dingen von ihrem Gefährten unterstützen, und besonders interessant ist hier der Ausgleich der Energie – einerseits beansprucht der Hund ihre Energien, hilft ihr andererseits aber auch, Energien einzusparen. Vor allem ist er ihr Partner (ein hervorragend ausgebildeter noch dazu!), der mit ihr in vielen Belangen des Lebens zusammenarbeitet.

Übung 8-4: Kritisches Denken

Apropos Colettes Kamerad und seine Rolle: Können Sie sich andere Situationen im Bereich Gesundheit vorstellen, in denen Tiere Menschen mit komplexen Bedürfnissen unterstützen? Überlegen Sie, wie Menschen Zugang zu dieser „Dienstleistung" bekommen können – diese Tiere sind sehr gut dressiert und sehr teuer.

Eine kurze Antwort finden Sie am Ende des Buchs.

Häufig wird in den Fallstudien, von denen unsere Expert*innen uns freundlicherweise berichtet haben, nicht erwähnt, dass komplexe Bedürfnisse auch mit Einsamkeit einhergehen können. Dies hat nicht nur etwas mit den Bedürfnissen selbst zu tun oder mit der Diskrepanz zwischen dem Gesundheitssystem und dem System der sozialen Versorgung, sondern mit der zur Verfügung stehenden Energie der Betroffenen. Colette hat freundlicherweise ein Diagramm entwickelt, das ihre Erfahrungen damit abbildet (**Abb. 8-1**). Diese Abbildung zeigt, dass eine Aufgabe, die ihr Energie raubt, dazu führt, dass ihr soziales und emotionales Wohlbefinden leidet.

In **Kapitel 4** wurde dargelegt, dass die Einschätzungen im Bereich der komplexen Versorgung sowohl die Ergebnisse der sozialen Gesundheit als auch der psychischen Gesundheit berücksichtigt (**Tab. 4-2**). Es wird klar, warum dies ein wichtiger Aspekt ist, wenn das Leben unserer Patient*innen ganzheitlich betrachtet wird. Die Arbeit von multidisziplinären Teams kann uns dabei helfen. Die Einbeziehung von Sozialarbeiter*innen und Psycholog*innen bietet uns eine Perspektive, die diese Aspekte von jeher mit einbezieht. Aber sie zeigt auch, wie wichtig es ist, dass die betroffene Person dabei im Mittelpunkt steht. Ist dies nicht der Fall, vergessen wir, dass deren Ziele für uns absolute Priorität haben müssen. Obwohl die Entscheidungsfindung unter bestimmten Bedingungen sehr schwierig sein kann, kommt es vor, dass die Person ihr Bedürfnis klar zum Ausdruck bringen kann (z.B. Colette, die sich einen Motor für ihren Rollstuhl wünscht). Auf andere Bedürfnisse einzugehen, ist für alle Beteiligten nicht nur eine Verschwendung von Energie, sondern es ist auch kontraproduktiv, wenn es darum geht, Vertrauen aufzubauen, das in diesem Praxisbereich unverzichtbar ist. Denken Sie zurück an **Kapitel 6**; hier waren bei der Darstellung des IP-SDM Modells (**Abb. 6-2**) Vertrauen und Angst Teil des ersten

Stadiums der Entscheidungsfindung. Ohne Vertrauen, das auf einer authentischen Beziehung basiert, ist Entscheidungsfindung zur Planung der Versorgung weniger effektiv und weniger hilfreich.

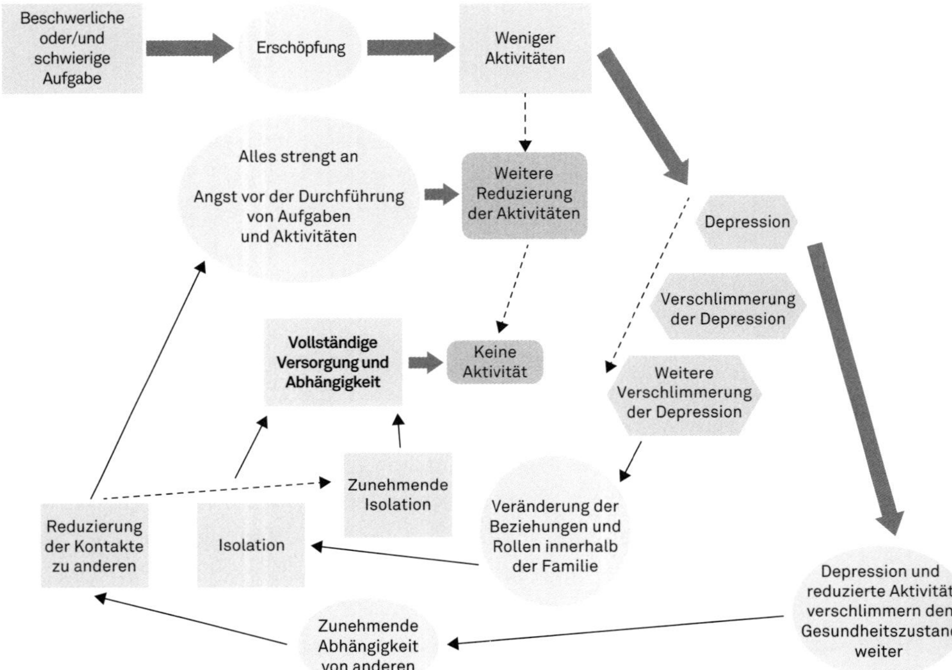

Abbildung 8-1: Colettes Flussdiagramm zeigt die Abwärtsspirale bei einer schwierigen oder schmerzlichen Aufgabe, die totale Abhängigkeit und Isolation zur Folge hat (realisiert in schwarz-weiß), mit freundlicher Genehmigung

Übung 8-5: Kommunikation

Häufig setzen sich Patient*innen, die an ein Team für komplexe Versorgung überwiesen werden, mit den Emotionen auseinander, die mit ihrer Situation, Diagnose oder mit ihren Symptomen einhergehen. Wie nutzen Sie Ihre kommunikativen Fähigkeiten in dieser Situation? Welche Fähigkeiten setzen Sie ein, um zu gewährleisten, dass in den Anfangsstadien der Beziehung Vertrauen aufgebaut und Angst abgebaut wird?

Eine kurze Antwort finden Sie am Ende des Buchs.

8.2.3 Sexualität als Aktivität des täglichen Lebens

Eine Sache, die Vertrauen und Verständigung fördert, basiert auf der Fähigkeit von Gesundheitsfachpersonen: Themen, über die die Betroffenen nicht gerne sprechen, auf eine Art und Weise zu diskutieren, die nicht taktlos ist, sondern einfühlsam und evidenzbasiert. Diese heiklen Themen können persönlicher Natur sein und rühren häufig von Traumata her, die in **Kapitel 4** diskutiert wurden (**Abb. 4-2**), oder aber sie haben mit der Kultur zu tun, wie die Themen Geld, Status oder Sexualität. In **Kapitel 4.2** wurde das Modell von Roper-Logan-Tierney (Roper et al., 2023) vorgestellt (**Abb. 4-1**); achten Sie noch einmal auf die Einschätzung des Elements Sexualität. Dieser Bereich der Versorgung wird häufig ignoriert und die Auswirkungen davon werden unterschätzt. Dies gilt nicht nur für Erwachsene mit Behinderungen, sondern auch für ältere Menschen. McGrath und Kollegen (2021) zeigen in ihrem ausgezeichneten systematischen Überblick über verschiedene Methoden, dass die Gesundheitsfachpersonen die eigentlich Schuldigen sind – lediglich 14,2 % sprechen routinemäßig das Thema Sexualität an oder geben den Patient*innen Informationen darüber. Es ist sehr unwahrscheinlich, dass die Patient*innen das Thema von sich aus ansprechen. Und selbst wenn sie es tun, kann es passieren, dass sie die Situation aufgrund der Erfahrung der Gesundheitsexpert*innen als peinlich empfinden und das Thema lieber meiden, was dazu führt, dass Sexualität ein Tabuthema bleibt. Der Fall von Binita zeigt, welche Folgen dies hat.

Fallstudie: Binita

Binita ist eine junge Frau, die an früh einsetzender Parkinson-Krankheit leidet; Dating spielt für sie eine wichtige Rolle. Ihre Mobilität ist derzeit in einem Stadium, das ihr erlaubt, ohne fremde Hilfe zu gehen; doch es gibt Phasen, in denen die Medikation nicht mehr richtig wirkt und ihre Funktionsfähigkeit rapide abnimmt. Sie kontaktiert die für ihr Problem zuständige Pflegeperson, um zu erfahren, was sie dagegen tun kann, und erwähnt dabei, dass ihr Sexualleben beeinträchtigt ist. Der Pflegeperson ist das Gespräch unangenehm, sie geht darüber hinweg und sagt, dass dieses Problem verglichen mit ihren anderen Symptomen (Harnprobleme und Schmerzmanagement) doch ziemlich unwichtig ist.

Einer der Gründe, weshalb die Interaktion so unerfreulich und unangenehm verlief, war der, dass die Pflegeperson in Bezug auf ein gesundes Sexualverhalten nicht ausgebildet war. Gerbild und Autorenteam (2018) haben festgestellt, dass die Einstellung von Studierenden durch einen kurzen Kurs verändert wurde und die Hemmungen, über gesundes Sexualverhalten zu sprechen, beseitigt werden konnten. Ein anderes Autorenteam (Abwao et al., 2021) hat herausgefunden, dass die Sexualität

Übung 8-6: Evidenzbasierte Praxis und Forschung

Welche Lektüre würden Sie der Pflegeperson angesichts der skizzierten Fallstudie empfehlen? Basiert ihre Praxis auf Evidenz oder auf ihrer Einschätzung von Binitas Situation?

Suchen Sie nach einem guten Zeitschriften-Artikel zum Thema Behinderung und Sexualität und vergleichen Sie ihn mit dem Verhalten der Pflegeperson.

Da Sie bei dieser Übung selbst nachdenken sollen, fehlt die Antwort am Ende des Buchs.

von Menschen mit Behinderungen aus medizinischer, finanzieller und genderspezifischer Sicht betrachtet wurde und jeder Ideen hatte, wie das Geld von der Regierung ausgegeben werden sollte, um Menschen zu helfen, ihrer Sexualität Ausdruck zu verleihen. Zudem wurde herausgefunden, dass Männer anders wahrgenommen wurden als andere Geschlechter und dass die Leute meinten, sie hätten das Recht, die Entscheidungen von Menschen mit Behinderungen in Bezug auf Reproduktion zu diskutieren. Wenn wir unterstellen, dass dies der situative Gesprächskontext des

Fallstudie: Bettie

Dieser Text kann negative Erinnerungen wecken bei Menschen, die sexuell missbraucht wurden. Ignorieren Sie den Text, wenn Sie glauben, dass Sie Schwierigkeiten damit haben. Betties eigene Worte:

Als Überlebende/Opfer von sexuellem Missbrauch in der Kindheit ist meine Sexualität ein unglaublich schwieriges, aber wichtiges Thema. Gesundheitsfachpersonen – Pflegepersonen, Ärzt*innen und Psycholog*innen – haben es systematisch ignoriert. In meiner Krankenakte wird mehrfach erwähnt, dass ich Probleme mit intimen Beziehungen habe, doch niemand hat mir für den Umgang mit meinen Problemen eine psychosexuelle Beratung empfohlen. Ich kenne meine Probleme sehr gut und mein Ehepartner auch. Ich weiß ganz genau, dass diese Probleme meine Ehe belasten und somit auch meine psychische Gesundheit und wahrscheinlich auch die von meinem Mann. Doch niemand, wirklich kein einziger, hat mir Hilfe angeboten, und das liegt daran, dass niemand sich jemals nach meinem Sexualverhalten erkundigt hat. Es ist jetzt zwanzig Jahre her, dass ich mit meinem Mann intim war, das lässt sich nicht mehr ändern. Ich finde, das System hat mich im Stich gelassen und meinen Mann auch, weil sie zu viel Angst hatten, mit mir über dieses Thema zu sprechen. Ja, ich bin missbraucht worden. Ja, das war eine traumatische Erfahrung, und ja, ich leide immer noch an den Folgen, aber macht mich das wirklich zu einer Person mit komplexen Bedürfnissen?

Szenarios ist, wird klar, dass die damit einhergehenden Hemmnisse und Ängste zugenommen haben und wir können das, was Bettie berichtet, gut nachvollziehen. Selbst unsere eigenen NMC-Vorgaben behandeln Sexualität nicht so wie andere Aktivitäten des täglichen Lebens, vielmehr wird sexuelles Verhalten als etwas dargestellt, das die psychische, körperliche und verhaltensbezogene Gesundheit und das Wohlbefinden genauso beeinträchtigt wie Rauchen, Drogen- und Alkoholkonsum (NMC Plattform 2.4). Aufgelistet werden andere Aktivitäten des täglichen Lebens, bei denen wir auf evidenzbasierte Versorgung achten sollten, z. B. Ernährung, Flüssigkeitszufuhr, gesunde Blase und gesunder Darm, Mobilität, Hygiene, Zahnpflege, Wundversorgung und intakte Haut (NMC Plattform 4.6 und 4.7). Nicht aber Sexualität.

Einfache, aber wichtige Informationen fehlen, weil solche Gespräche nicht stattfinden. Dies ist vielleicht auch ein Anzeichen dafür, dass wir unsere Patient*innen als asexuelle Wesen betrachten und nicht als gleichberechtigte Erwachsene (Abwao et al., 2021) – in der Vergangenheit wurde ihre Sexualität überwacht wie bei keiner anderen Gruppe. Wenn wir über diese Dinge nicht sprechen, können wir nicht wissen, wann eine Situation für einen Patienten/eine Patientin gefährlich wird – bestimmte Krankheiten und Medikamente haben Nebenwirkungen, die unangenehm oder in der Gesellschaft Tabu sind. Manchmal bietet ein Gesprächsangebot die Chance, Informationen über ein schwieriges Problem zu erlangen, wie der Fall von Binita zeigt.

Fallstudie: Binita

Binita sucht nach der Umstellung ihrer Medikation ihre Pflegespezialistin auf – ihr Neurologe hat ihr zusätzlich Dopamin verordnet. Die Pflegespezialistin erwähnt, dass eine der potenziellen Nebenwirkungen dieses Medikaments eine gestörte Impulskontrolle ist. Dies bedeutet, dass die Patient*innen Verhaltensweisen zeigen, die sie vorher nicht hatten, z. B. mehr oder neue sexuelle Verhaltensweisen, einkaufen gehen oder Spielen. Binita gibt zu, dass sie mehr Geld für spontane Einkäufe ausgibt und dass dieses Verhalten sie in finanzielle Schwierigkeiten gebracht hat.

8.3 Bereich psychische Gesundheit von Erwachsenen

In **Kapitel 7** wurden die psychischen Probleme von Menschen mit komplexen Bedürfnissen sowie die Themen Fähigkeit und Zustimmung thematisiert. Wir weisen darauf hin, dass Depressionen und Ängste bei Erwachsenen mit komplexen Bedürfnissen üblich sind. Ein weiteres heikles und zu führendes Gespräch ist über die Themen Kummer und Verlust, unter dem die Betroffenen oft leiden - diese Phänomene sind miteinander verknüpft.

Denken Sie an Bettie (**Kap. 3.1**, Übung 3-1): Es war die Rede davon, wie es sich anfühlt, sich von einer Person mit einer gesellschaftlich anerkannten Rolle in eine zu verwandeln, die auf Zuwendungen angewiesen ist, wenn es um ihr Wohlbefinden und ihre psychische Gesundheit geht. Denken Sie an die Aufgabe in diesem Kapitel (Übung 3-3) im Zusammenhang mit finanziellen Problemen und Einkommensverlust. Depressionen und Ängste können als Symptome einer bestimmten Erkrankung in Erscheinung treten, doch oft entstehen solche Symptome dort, wo Gesellschaft, Kultur und die Situation der Person mit komplexen Bedürfnissen aufeinandertreffen. Wie beim Haushalten mit körperlichen, emotionalen und intellektuellen Aspekten treiben die in diesem Buch immer wieder erwähnten Zwänge Menschen mit komplexen Bedürfnissen dazu, finanzielle und soziale Entscheidungen zu treffen, die allesamt Auswirkungen haben. Sobald Sie die Dinge aus der Sicht Ihrer Patient*innen wahrnehmen, werden Sie zu einem besseren Verbündeten für sie. Wenn Sie die Auswirkungen der Strukturen auf der gesellschaftlichen Ebene verstehen, können Sie ihnen helfen, die durch diese entstandenen Hemmnisse zu überwinden, gerade so wie die Kenntnis der Arbeitsweise des NHS Sie in die Lage versetzt, die Patient*innen in diesem Bereich zu unterstützen.

Übung 8-7: Aufgabe

Wie können Sie sicherstellen, dass Sie versuchen, die Welt der Patient*innen aus deren Sicht wahrzunehmen und nicht aus medizinischer Sicht?

Da Sie bei dieser Übung selbst nachdenken sollen, fehlt die Antwort am Ende des Buchs.

8.4 Zusammenfassung, Ausblick und Weiterführendes

Der NMC-Code verpflichtet uns, auf jeder Ebene der Gesellschaft, von der individuellen bis hin zur politischen, als Fürsprecher*innen unserer Patient*innen aufzutreten. Wenn wir unsere Praxis nicht täglich überprüfen, können wir dieser Verpflichtung nicht gerecht werden. In diesem Buch wurde immer wieder versucht, Ihnen die vielen Möglichkeiten aufzuzeigen, wie die sozialen und politischen Determinanten der Gesundheit die Versorgung von Menschen mit komplexen Bedürfnissen beeinflussen können. In diesem Kapitel wurden auch Besonderheiten im Zusammenhang mit den Bedürfnissen von Erwachsenen diskutiert und diese veranschaulicht anhand individueller Fallstudien, die von unseren Expert*innen stammen und auf Erfahrungen aus der Praxis basieren. Im nächsten Kapitel beschäftigen wir uns mit den Besonderheiten der komplexen Versorgung bei Lernbehinderungen.

Weiterführende Hinweise und Webseiten werden in dem nachfolgenden Kasten zusammengefasst.

Weiterführende Literatur und Webseiten

Bailey, R. (2023). *Let's talk about sex: why STIs are at a record high* [opinion]. Royal College of Nursing. Available from https://www.rcn.org.uk/magazines/Opinion/2023/Sep/Lets-talk-about-sex-why-STIs-are-at-a-record-high
Dieser Kommentar macht deutlich, wie wichtig es ist, mit Bewohner*innen von Pflegeheimen über das Thema Sexualität zu sprechen.

De Iongh, A., Fagan, P., Fenner, J. & Kidd, L. (2015). *A practical guide to self-management support. Key components for successful implementation.* The Health Foundation. Available from https://www.health.org.uk/publications/a-practical-guide-to-self-management-support
Diese Webseite bietet sehr viele Informationen zum Thema erfolgreiches Selbstmanagement.

White, E. (2013). *Sexualität bei Menschen mit Demenz*. Huber.
Das von Peter Offermanns im Deutschen herausgegebene Buch bietet Aufklärung und thematisiert die Bedeutung von Intimität und Sexualität.

Webseiten

Deutsches Zentrum für Altersfragen. (o. D.). *Deutscher Alterssurvey (DEAS)*. Verfügbar unter https://www.dza.de/forschung/deas
Diese Webseite informiert über Befunde des Deutschen Alterssurvey. Hier werden regelmäßig Ergebnisse aus Quer- und Längsschnitterhebungen publiziert, über Personen im Alter von 40+.

Emotional Support Animals (UK). (2024). *Emotional Support Animals - Website*. Available from https://www.esaorguk.com/
Diese Webseite informiert umfassend über Tiere, die ihre Besitzer*innen unterstützen.

The Patients Association. (2022). *Self-management*. Available from https://www.patients-association.org.uk/self-management
Eine Organisation, die sich für Patient*innen einsetzt, aber auch nützliche Informationen zum Thema Selbstmanagement anbietet.

9 Komplexe Versorgung und Lernbehinderung

Sam Greedy und Nick Preddy

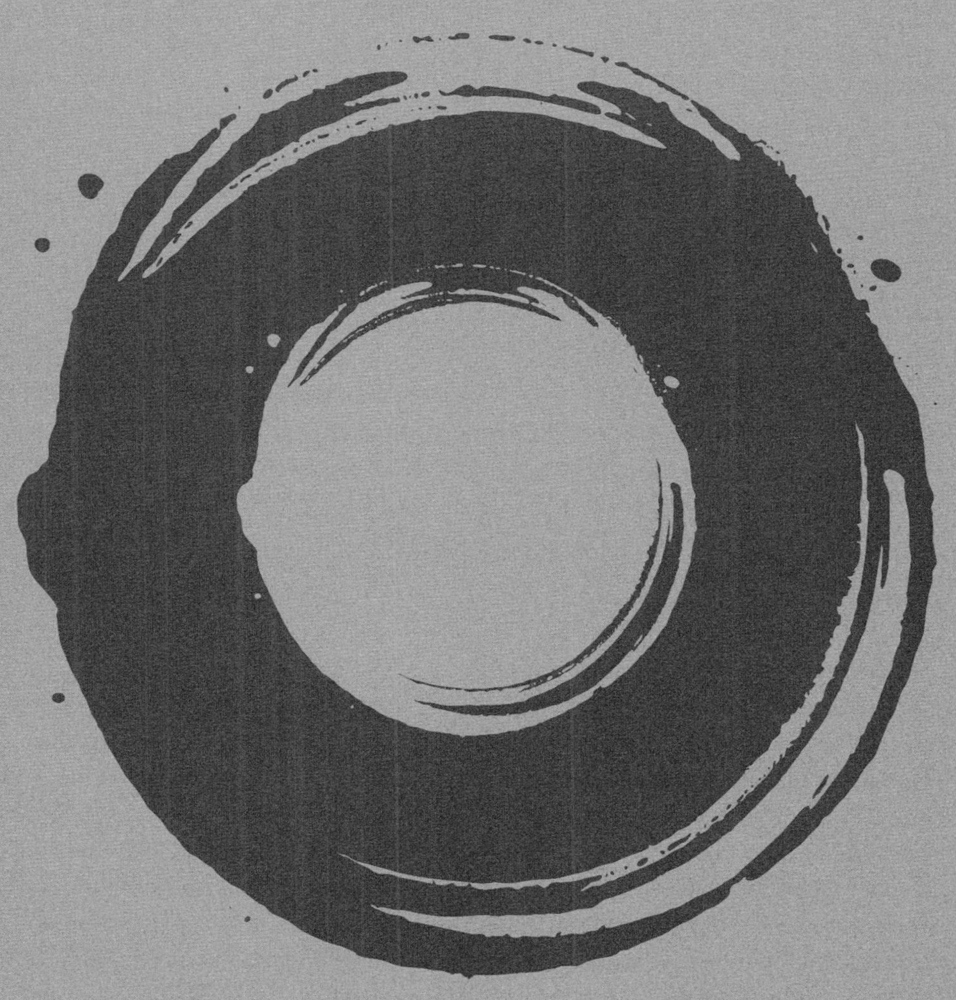

Auch Menschen mit Lernbehinderungen haben komplexe Bedürfnisse. Insbesondere herausforderndes Verhalten und Autismus stellt Pflegende bei dieser Patient*innengruppe öfter vor schwierige Situationen. Deshalb beschäftigen wir uns damit, was unter Lernbehinderung zu verstehen ist und welche Besonderheiten im Zugang zu und Umgang mit den betroffenen Menschen zu berücksichtigen sind, um auf ihre oft speziellen Reaktionen helfend und unterstützend eingehen zu können. Dazu gehören Themen wie Etikettierungen dieser Personengruppe, sensorische Probleme und sinnvolle Stimuli bei Autismus sowie die Phasen und Trigger bei herausfordernden Verhaltensweisen. Wie reagieren Pflegekräfte angemessen, verständnisvoll und hilfreich?

Nach der Lektüre dieses Kapitels werden Sie die Hauptmerkmale von Krankheiten kennen, die zum Autismusspektrum gehören, und diese Kenntnisse anwenden können, um eine individualisierte, personenzentrierte Versorgung anzubieten, die den Bedürfnissen von Menschen mit Autismus gerecht wird. Sie verfügen über wichtige Konzepte, um mit Menschen arbeiten zu können, die komplexe Verhaltensweisen zeigen, und kennen die funktionalen Aspekte komplexen Verhaltens. Sie können Ihr Wissen zur Entwicklung effizienter Strategien nutzen, um Menschen mit komplexen Verhaltensweisen zu unterstützen.

9.1 Einleitung

Im Vereinigten Königreich leben ungefähr 1,5 Millionen Menschen mit Lernbehinderungen (Mencap, n.d.), das sind etwa 2,16 % der Bevölkerung. Für Deutschland liegen im Unterschied zu Großbritannien keine verlässlichen Zahlen zu Menschen mit Lernbehinderungen vor. Schätzungen gehen von etwa 2,3 % der Bevölkerung aus.

Die Ursachen von Lernbehinderungen sind zahlreich und vielfältig und jede Person mit der Diagnose Lernbehinderung erlebt ihre Krankheit anders. Zudem gibt es eine große Spannweite, was die Komplexität der Bedürfnisse dieser Menschen anbelangt. Das bedeutet: Einige Menschen führen ein erfülltes, gesundes und unabhängiges Leben, wohingegen andere noch weitere komplexe gesundheitliche Bedürfnisse, psychische Probleme oder komplexe Verhaltensweisen haben, die eine Versorgung und Unterstützung rund um die Uhr erfordern. In Ihrer Praxis werden Sie auch mit Menschen mit Lernbehinderungen zu tun haben und dieses Kapitel soll Ihnen helfen, dies auf eine effiziente Art und Weise zu tun. Auf Lernbehinderungen spezialisierte Pflegepersonen sehen es als ihre Aufgabe an, Menschen mit Lernbehinderungen zu unterstützen, und wir wollen erreichen, dass Sie dies auch tun.

Was sind Lernbehinderungen?

Es gibt verschiedene Definitionen von Lernbehinderungen, die sich international in Bezug auf den Inhalt und die Terminologie kaum unterscheiden, doch seit der Publikation von *Valuing People: A New Strategy for Learning Disability for the 21st Century* (Department of Health, 2001) im Vereinigten Königreich gilt in der Regel diese Definition (S. 14):

Eine Lernbehinderung weist folgende Merkmale auf:

- „Eine signifikant reduzierte Fähigkeit, neue oder komplexe Informationen zu verstehen, die für die Aneignung neuer Fähigkeiten erforderlich sind (mangelnde Intelligenz;
- Eine reduzierte Fähigkeit, ohne fremde Hilfe zurechtzukommen (beeinträchtigte soziale Funktionsfähigkeit);
- Diese setzt vor dem Erwachsenenalter ein und beeinträchtigt die Entwicklung dauerhaft."

Die Definition in *Valuing People* stellt explizit fest, dass die Ermittlung von Lernbehinderungen mittels IQ-Test durchaus Sinn macht, um sich einen ersten Eindruck zu verschaffen, jedoch nicht der einzige Indikator sein sollte (Department of Health, 2001).

Es ist strittig, ob es sinnvoll oder eher nachteilig ist, Lernbehinderungen zu definieren. Nach Atherton und Crickmore (2011) sind Lernbehinderungen ein Konstrukt, das den Menschen ein Schild um den Hals hängt, das negative Konsequenzen für sie haben kann. Als Anhänger der Idee des *Social Model of Disability* (Buder & Perry, 2023; Scope, n.d.) behaupten Atherton und Crickmore (2011, S. 6): „Man macht sich nicht selbst zu einer Person mit einer Lernbehinderung."

Übung 9-1: Kritisches Denken

Denken Sie an die „Etikettierungen" von Menschen aufgrund ihrer Ethnizität, Hautfarbe, Sexualität, Behinderung, diagnostizierten psychischen Störung, ihres Geschlechts, ihres Alters, ihrer politischen Einstellung (i.e. „Schneeflocke").

- An welche Bilder oder Klischeevorstellung denken Sie, egal ob begründet oder unbegründet?
- Welche Etikettierungen, positive oder negative, haben Sie schon bekommen? Trafen sie zu?
- Welche negativen Auswirkungen könnte es auf das Leben einer Person haben, die das Etikett „zeigt herausforderndes Verhalten" trägt?

Eine Antwort finden Sie am Ende des Buchs.

Für uns als Pflegepersonen ist es wichtig, dass wir uns in die Lage unserer Patient*innen/Dienstleistungsnutzer*innen hineinversetzen können und deshalb hoffen wir, dass diese Aufgabe Ihnen geholfen hat, in etwa nachzuvollziehen, wie sie sich fühlen.

Fallstudie: Mark

Seine eigenen Worte:

Dass ich eine Lernbehinderung habe, bedeutet nicht, dass etwas mit mir nicht stimmt. Ich brauche lediglich Unterstützung bei einigen Dingen, genau wie alle anderen. Nick (Preddy) braucht zum Beispiel immer Hilfe, wenn es um technische Dinge geht, weil er sich damit nicht auskennt!

Einige diagnostizierte Lernbehinderungen gehen mit zusätzlichen Gesundheitsproblemen einher, z. B. Down-Syndrom und Demenz, Rhett-Syndrom, gastrointestinale Probleme und Skoliose in höherem Lebensalter (Rodocanachi Roidi et al., 2018). Epilepsie beispielsweise tritt häufiger auf (bis zu 33 %) bei Menschen mit Lernbehinderungen (Gates et al., 2014) sowie verschiedene andere chronische Krankheiten, die durch den Lebensstil und Dinge wie Bewegungsmangel verursacht werden.

In den meisten Fällen ist die medizinische Behandlung dieselbe, doch Dinge wie Erreichbarkeit und Unterstützung können variieren.

Fallstudie: Mark

Seine eigenen Worte:

Wenn ich zum Arzt oder Zahnarzt gehe, möchte ich, dass die Leute mir zuhören, mich kennenlernen, mir genügend Zeit geben, die Termine einhalten, mir erlauben, meine Unterstützerin mitzubringen (für den Fall, dass ich sie brauche), zuerst mit mir sprechen (und nicht mit meiner Unterstützerin), sich so ausdrücken, dass ich sie verstehe.

In unserer Funktion als Akademiker*innen und auf Lernbehinderungen spezialisierte Pflegepersonen sind die beiden Lernbehinderungen, nach denen wir am häufigsten gefragt werden und die unseren Kolleg*innen – besonders, wenn es um die pflegerische Betreuung von Erwachsenen geht – am meisten Angst machen:

- Autismus; und
- komplexes (oder „herausforderndes“) Verhalten.

Diese Krankheiten sind oft der Grund, weshalb für die Unterstützung der Betroffenen in Settings der Gesundheitsversorgung die Mitarbeiter*innen von Pflegeeinrichtungen, Familien oder andere Betreuungspersonen um Hilfe bei der Unterstützung der Betroffenen gebeten werden: Es ist für die Mitarbeiter*innen in den Settings der Gesundheitsversorgung schwierig, belastend und sogar beängstigend, Menschen mit diesen Krankheiten zu unterstützen. Wir haben erlebt, dass die Mitarbeiter*innen eines Pflegeheims, mit denen wir zusammengearbeitet haben, von den Pflegepersonen einer Krankenhausstation gebeten wurden, einer Person mit Behinderungen während deren Aufenthalt auf der Station die Medikamente zu verabreichen; die Pflegepersonen fanden den Gedanken an „herausforderndes Verhalten“, mit dem wir uns an dieser Stelle befassen wollen, ziemlich abschreckend.

9.2 Herausforderndes Verhalten

Es ist bekannt, dass die für die gesundheitliche und soziale Versorgung zuständigen Dienste häufig mit Hochdruck arbeiten – und die Unterstützung einer Person mit einer Lernbehinderung und herausforderndem Verhalten bedeutet einen zusätzlichen Aufwand von Zeit und Ressourcen. Zudem kann die Unterstützung auch beängstigend sein, weil wir häufig unsicher sind, ob wir das „Richtige“ tun, besonders wenn die Gefahr besteht, verletzt zu werden Wir sollten versuchen, das Verhalten zu verstehen und die Gefahr zu minimieren. Wenn dies das Beste für unsere Patient*innen oder Dienstleistungsnutzer*innen und uns ist, warum sollten wir das dann nicht tun?

Definitionen

Bevor wir herausforderndes Verhalten definieren, müssen wir klären, was „Verhalten“ ist. Verhalten umfasst alles, was wir tun, all unsere wahrnehmbaren Handlungen und Verhaltensweisen. Jeder Mensch zeigt Verhalten. Es gibt drei Definitionen für herausforderndes Verhalten (Kasten 9-1).

Diese Definitionen enthalten in etwa die gleichen Kriterien für herausforderndes Verhalten. Verhalten ist jedoch sehr viel nuancierter als diese Definitionen und es gibt weitere Dinge, die es zu berücksichtigen gilt.

- *Die gesellschaftlichen Regeln, die vorgeben, was als angemessenes Verhalten in einem bestimmten Setting gilt.* Manche Verhaltensweisen sind in einem bestimmten Kontext angemessen. Ein Beispiel: Wir sollten mindestens zwei Mal beim Zähneputzen ausspucken. Doch wenn wir in einem Café auf den Boden spucken, wäre

Kasten 9-1:
Definitionen von herausforderndem Verhalten

Definition 1: „Kulturell nicht der Norm entsprechendes Verhalten, das so intensiv, häufig oder dauerhaft ist, dass die körperliche Sicherheit der Person oder anderer Personen ernsthaft in Gefahr gerät, oder Verhalten, das die Nutzung oder den Zugang der Person zu normalen Einrichtungen der Gemeinde ernsthaft gefährdet" (Emerson, 1995, zitiert in Emerson & Einfeld, 2011, S. 3).

Definition 2: Verhalten, das so intensiv, häufig oder anhaltend ist, dass die Lebensqualität und/oder die körperliche Sicherheit der Person oder anderer Personen bedroht ist und das Reaktionen zur Folge hat, die restriktiv, abschreckend sind oder zum Ausschluss führen" (Royal College of Psychiatrists, British Psychological Society and Royal College of Speech and Language Therapists, 2007, S. 10).

Definition 3: Ein Problem kann vorliegen, wenn mindestens einige der folgenden Kriterien gegeben sind:

- Das Verhalten an sich oder seine Heftigkeit ist angesichts des Alters oder des Entwicklungsstandes der Person unangemessen
- Das Verhalten ist für die Person oder andere gefährlich
- Das Verhalten stellt ein gravierendes zusätzliches Handicap für die Person dar, weil es das Erlernen neuer Fähigkeiten beeinträchtigt oder weil es die Person von wichtigen Lernmöglichkeiten ausschließt
- Das Verhalten bedeutet eine signifikante Belastung für die Menschen, die mit der Person zusammenleben und zusammenarbeiten, und beeinträchtigt die Lebensqualität dieser Menschen in einem signifikanten Ausmaß
- Das Verhalten geht nicht konform mit den sozialen Normen (Zarkowska & Clements, 1994, S. 3).

dies unangemessenes Verhalten. Zu überlegen ist auch, welche Rolle das Alter beim Thema Kontinenz spielt.

- *Die Fähigkeit des Settings, mit den Mängeln umzugehen, die durch das Verhalten der Person verursacht werden.* Herausfordernd ist jedes Verhalten, welches das System stört. Die Grenze für herausforderndes Verhalten ist abhängig von der Art des Dienstes, den Fähigkeiten der Mitarbeiter*innen und davon, was man unter Verhalten versteht.

Übung 9-2: Kritisches Denken

Zählen Sie möglichst viele unterschiedliche Arten von herausforderndem Verhalten auf.

Da Sie bei dieser Übung selbst nachdenken sollen, fehlt die Antwort am Ende des Buchs.

Teilen Sie die Verhaltensweisen, die Sie notiert haben, in Kategorien ein:

- Aggressives Verhalten gegenüber anderen (wahrscheinlich das Verhalten, das uns am meisten Angst macht);
- Aggressives Verhalten, das sich gegen die eigene Person richtet – selbstverletzendes Verhalten; dies ist oft schwer zu ertragen und kann sehr verstörend sein, besonders wenn die betreffende Person sich selbst verletzt hat;
- Aggressives Verhalten gegenüber der Umgebung, beispielsweise die Beschädigung von Dingen, die anderen gehören;
- Sozial unangemessene Verhaltensweisen wie in der Öffentlichkeit schreien, sich entkleiden oder masturbieren;
- Stereotypien – darunter versteht man Verhaltensweisen, die ständig wiederholt werden, z. B. immer wieder dieselbe Frage stellen, was nur schwer zu ertragen ist.

Diese Verhaltensweisen sind sehr komplex und es stellt sich die Frage, warum sie stattfinden.

9.2.1 Verhalten und seine Funktionen

Wenn wir uns mit Teammitgliedern oder Familien über Verhaltensweisen unterhalten, die sie als herausfordernd wahrnehmen, dann wird in der Regel immer die Frage gestellt: Warum ist das so? Man sollte meinen, dass Verhalten keinen Grund braucht. Doch erinnern wir uns, dass Verhalten mit Kommunikation zu tun hat, bei der es darum geht, was die Person will oder nicht will. Verhalten hat immer einen Grund. Verhalten erfüllt vier Hauptfunktionen:

1. Die Person will etwas haben (z. B. etwas zu essen oder bestimmte Dinge).
2. Die Person will etwas vermeiden (z. B. Aktivitäten, Menschen oder Dinge).
3. Die Person will Aufmerksamkeit.
4. Sensorische Stimulation, d. h. die Person zeigt ein bestimmtes Verhalten, weil der Sinneseindruck angenehm ist.

Manche fügen noch eine fünfte Funktion hinzu: kommunizieren, dass man Schmerzen hat oder sich unwohl fühlt.

Pflegende müssen manchmal Detektivarbeit leisten, um herauszufinden, welche Bedeutung das Verhalten einer Person hat. Es gibt ABC-Charts, die uns helfen können, weil sie aufzeichnen, was vor und nach einem Vorfall passiert ist (the Antecedent oder die Vorgeschichte), was während des Vorfalls passiert ist (the Behaviour oder das Verhalten selbst) und was danach passiert ist (the Consequence oder die Folge). Auf diese Art und Weise bekommen wir mehr Informationen über das Verhalten, besonders in Fällen, wo der Grund, warum es geschieht, unklar ist. Je mehr Informationen wir darüber haben, desto besser können wir das Verhalten verstehen und dies für unser eigenes Verhalten und die Versorgungspläne nutzen.

Wie kommt es, dass Menschen mit einer Lernbehinderung Verhaltensweisen zeigen, die wir als herausfordernd empfinden? Es wurde die Beziehung zwischen Verhalten und Kommunikation erwähnt und die Kommunikation eines unerfüllten Bedürfnisses. Menschen, die Schwierigkeiten haben, verbal zu kommunizieren, versuchen, uns über ihr Verhalten mitzuteilen, was sie benötigen. Oft reagieren wir eher auf ein Verhalten, wenn jemand sich selbst oder eine andere Person verletzt. Das macht das Verhalten sehr effizient und motiviert dazu, es beizubehalten.

9.2.2 Verhalten und körperliche Gesundheit

Es kann sein, dass eine Person ein unbekanntes gesundheitliches Problem oder Schmerzen hat, die sich auf das Verhalten auswirken. Wir sollten uns zuallererst die körperliche Gesundheit anschauen, um auszuschließen, dass eine Krankheit vorliegt, die wir behandeln oder managen können. Auf folgende häufig auftretende Krankheiten sollte geachtet werden:

- Ohrinfektionen
- Harnwegsinfektionen
- Verstopfung/Darmprobleme
- Epilepsie
- Zahnprobleme
- Sehvermögen
- Pica-Syndrom (überprüfen Sie, ob die Person etwas Ungenießbares heruntergeschluckt hat)
- Nebenwirkungen der Medikation
- Schlafprobleme
- Ernährungsprobleme.

„Es besteht die Gefahr, dass eine Diagnose die andere verschleiert und die Symptome körperlicher Gesundheitsprobleme irrtümlich auf eine psychische Krankheit/ein Verhaltensproblem zurückgeführt oder als Teil der Lernstörung betrachtet werden“ (Emerson & Baines, 2010, S. 9). Jede Verhaltensveränderung einer Person muss als potenzielles Anzeichen eines Gesundheitsproblems angesehen werden, bis dieses ausgeschlossen werden kann.

9.2.3 Das Time-Intensity model

Das Modell von Kaplan und Wheeler (1983) oder die Eskalationskurve beschreibt die verschiedenen Stadien, die eine Person erlebt, wenn sie überstimuliert wird oder die Agitation einen Krisenpunkt erreicht. Mein Team hat dies bildlich als Vulkanausbruch dargestellt (**Abb. 9-1**). Nachstehend betrachten wir die Phasen.

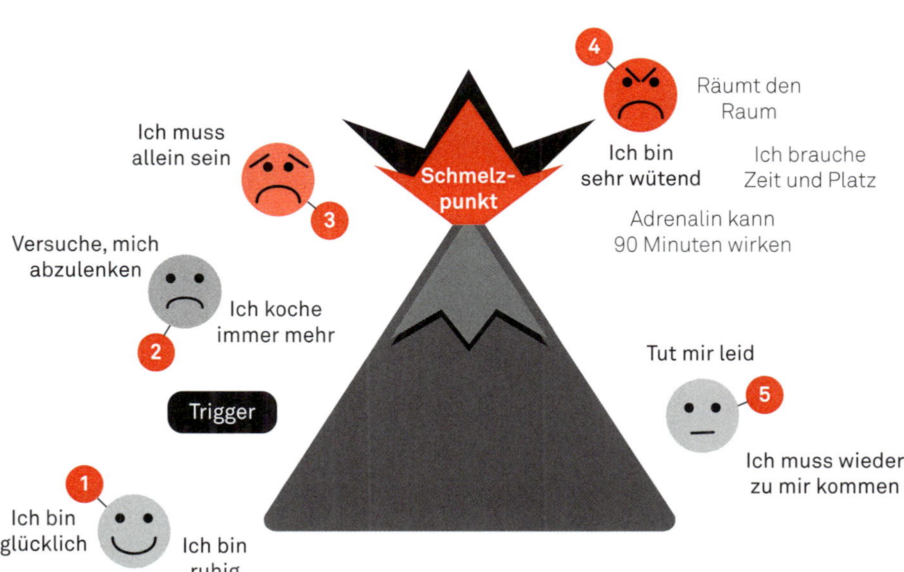

Abbildung 9-1: Vulkanausbruch

Der Ruhezustand

In diesem Zustand ist eine Person ruhig und ausgeglichen und in diesem Zustand sollten unsere Patient*innen und Dienstleistungsnutzer*innen bleiben, wenn es nach uns geht. Die Menschen können in dieser Ruhephase am besten kommunizieren und mit uns in Kontakt treten. Jede Person hat einen anderen Ruhezustand, aber in diesem Zustand ist die Person am besten erreichbar. Doch diese Situation kann von ihrer Lernstörung beeinträchtigt werden. In diesem Stadium können wir proaktive Strategien anwenden, die bewirken, dass die Person ruhig bleibt.

Trigger und Eskalation

Ein Trigger wird von uns als Bedrohung wahrgenommen. Es kann etwas sein, was sichtbar oder unsichtbar ist, wie ein interner Trigger oder eine Erinnerung. Wir wissen nicht immer, was dieser Trigger ist oder ob er aus der Vergangenheit stammt. Sobald ein Trigger ins Spiel kommt, beginnt die Eskalation. Bei einigen Menschen vollzieht sie sich langsam, bei anderen sehr schnell. Ablenkung kann helfen, eine Krise zu verhindern.

Die Krise

Einige nennen dieses Stadium „Schmelzpunkt“. In einer Krise hat Sicherheit oberste Priorität. Bringen Sie sich und andere in Sicherheit. Denken Sie nicht, dass Sie nicht genug tun. Wenn etwas passiert, glauben wir, die Kontrolle dadurch wiederzuerlangen, dass wir aktiv werden. Unmittelbar nach einem Vorfall sollten Sie nicht sofort wieder auf die Person zugehen. Weitere Trigger können erscheinen und sofort eine neue Krise auslösen, weil die Person nicht genug Zeit hatte, zu ihrem Ruhezustand zurückzukehren.

Nach dem Vorfall

Nach einem Vorfall kann die Person „abdriften“, sich in sich zurückziehen oder müde werden. Überlegen Sie, was die Person braucht: Abstand, bevor Sie mit der Unterstützung beginnen, oder eine Aktivität, die sie ablenkt? Ist erste Hilfe angezeigt? Man gerät oft in Versuchung, sich einzumischen und zu analysieren, was passiert ist, und die Person zu befragen, doch das ist nicht unbedingt das, was am besten hilft. Ein Vorfall kann Konsequenzen nach sich ziehen: Es ist möglich, dass die Person nicht in der Lage ist, an einer Aktivität teilzunehmen, oder dass sie keinen Gegenstand mehr hat, weil dieser zerbrochen wurde. Keinesfalls aber dürfen wir die Person nach einem Vorfall bestrafen.

9.2.4 Vergessen Sie nicht, auf sich zu achten

Pflegepersonen, die Menschen mit herausforderndem Verhalten unterstützen, sollten auf sich achten. Nutzen Sie Strategien, die Ihnen helfen, damit Sie nicht selbst in eine Krise geraten. Hier geht es nicht darum, als Held dazustehen. Wenn Sie Zeit und Abstand brauchen, nehmen Sie dies wahr. Nach einem Vorfall sollten Sie sich zu Ihrer eigenen Sicherheit durch Gespräche und Supervision helfen lassen.

Übung 9-3: Aufgabe

- Was ist wichtig in jedem Stadium der Eskalationskurve?
- Wie schaffen Sie es, im Ruhezustand zu bleiben?
- Was ist wichtig, wenn ein Trigger ins Spiel kommt?
- Was ist wichtig, damit es nicht zu einer Krise kommt?
- Was ist wichtig, wenn es zu einer Krise kommt?
- Was ist wichtig nach einem Vorfall?

Da Sie bei dieser Übung selbst nachdenken sollen, fehlt die Antwort am Ende des Buchs.

Zusammenfassung zu herausforderndem Verhalten

- Jedes Verhalten ist eine Form der Kommunikation.
- Wir müssen herausfinden, welche Funktion das Verhalten hat und das Bedürfnis erfüllen.
- Es ist wichtig, dass wir auf uns selbst achten und gut aufpassen, wenn wir Menschen mit Verhaltensweisen unterstützen, die für uns eine Herausforderung darstellen.

Dieses mangelnde Wissen und unzureichende Verständnis für Menschen mit Lernbehinderungen und ihre Bedürfnisse hat zu erheblichen Ungleichbehandlungen geführt, die im *Confidential Inquiry into Premature Deaths of Peoople with Learning Disabilities* (Heslop et al., 2013) und in dem Bericht *Death by Indifference* (Mencap, 2007) nachzulesen sind. Beide weisen institutionalisierte Diskriminierung vonseiten der Gesundheitsdienste nach.

Übung 9-4: Aufgabe

Falls Sie schon einmal bei einem Gesundheitsdienst gearbeitet haben, dann hatten Sie vielleicht schon Kontakt zu Menschen mit Lernbehinderungen. Wie wurden sie unterstützt bei der Kontaktaufnahme mit Ihrem Dienst?

Welche Schwierigkeiten können bei der effizienten Unterstützung dieser Menschen auftreten?

Die Antwort finden Sie am Ende dieses Buchs.

Dieses Kapitel geht näher auf die beiden Probleme Autismus und komplexes Verhalten ein. Dies sind natürlich nur zwei Probleme von vielen, aber die Kriterien wie gutes Assessment, angemessene Behandlung, Flexibilität bei der Durchführung von Dienstleistungen und die Anerkennung von Menschen mit Lernstörungen, komplexen Bedürfnissen und Autismus als gleichwertige Mitglieder der Gesellschaft, die gleichberechtigten Zugang zu der in diesem Kapitel beschriebenen guten gesundheitlichen Versorgung haben, gelten für die meisten Situationen.

9.3 Autismus

Bevor wir zu der Definition und Beschreibung der wichtigsten Merkmale von Autismus kommen, sollte noch erwähnt werden, dass Autismus ein Sammelbegriff für unterschiedliche Manifestationen ist, die typisch für jede Person mit dieser Krankheit sind. Der Begriff „Spektrum"-Störung (National Autistic Society, 2024) besagt, dass jedes Individuum die Welt subjektiv wahrnimmt und verarbeitet. Doch hier müssen wir generalisieren und sagen, es gibt keine zwei Menschen mit Autismus, die gleich sind.

Eine Anmerkung zur Terminologie und „Ich-Erzähler". Neulich bat mich eine Person mit Autismus in einem Gespräch, „autistische Person" zu sagen, woran wir uns hier halten werden. Das ist auch im Sinne der National Autistic Society.

Interessanterweise sind Menschen mit Autismus immer häufiger Teil der allgemeinen Kultur. Es war nicht unumstritten, dass Ricky Gervais in seiner Sitcom *Derek* eine autistische Person porträtiert hat, Benedict Cumberbatch Sherlock Holmes dargestellt und dabei leicht zu erkennende Eigenschaften wie Probleme mit sozialen Interaktionen, geschärfte Sinneswahrnehmungen und ein Auge für Details betont hat, und Sheldon Cooper, gespielt von Jim Parsons in *The Big Bang Theory*, wohl am meisten überzeugt hat.

Viele dieser Charaktere werden sympathisch dargestellt mit Stärken und positiven Eigenschaften, die genauso wahrgenommen und gefeiert werden wie die vielen Schwierigkeiten, mit denen der einzelne Charakter konfrontiert wird.

Definition

Beide Kategorisierungen von Autismus, die DSM-5 und die ICD-10, weisen zwei Merkmale auf (National Autistic Society, 2024):

- dauerhafte Schwierigkeiten mit sozialer Interaktion und Kommunikation
- eingeschränkte und sich wiederholende Neigungen und Verhaltensmuster (einschließlich sensorischer Verarbeitung).

Diese Merkmale zeigen sich schon in der frühen Kindheit und bleiben lebenslang bestehen.

Bevor wir weiter auf dieses Thema eingehen, sollten Sie über eine weit verbreitete Ansicht in Form einer Äußerung nachdenken, die wir relativ regelmäßig hören: *Jeder von uns ist doch ein bisschen auf dem Autismusspektrum.* Auch wenn Menschen mit normaler neuronaler Ausstattung zustimmen würden, sind wir der Meinung, dass dieser Satz die tagtäglichen Erfahrungen von Menschen mit Autismus herabwürdigt und trivialisiert. Bitte lesen Sie dieses Kapitel und bilden Sie sich Ihre eigene Meinung.

9.3.1 Diagnose, Inzidenz und Ursachen

Gemäß der National Autistic Society (2024) ist einer von 100 Menschen im Vereinigten Königreich autistisch. Die diagnostizierten Fälle variieren weltweit (weltweite Prävalenz von 0,6 bis 1 %, wobei es sich um Schätzungen handelt), doch in den letzten Jahren hat die Anzahl der Diagnosen deutlich zugenommen. Eine kürzlich durchgeführte Studie (Russell et al., 2022) verweist auf eine Zunahme der Fälle zwischen 1998 und 2018 um 787 %. Die Autor*innen schließen daraus, dass dies in erster Linie auf eine vermehrte Berichterstattung und nicht auf eine signifikant gestiegene Inzidenz zurückzuführen ist. Es sind mehr männliche Personen betroffen; laut National Autistic Society (2024) ist das Verhältnis 3:1, es wird jedoch darauf hingewiesen, dass die Forschung zu unterschiedlichen Zahlen kommt. Die Gründe dafür werden derzeit diskutiert, sie reichen von biologischen bis hin zu sozialen Ursachen (Mandy & Lai, 2017).

Die Diagnose stellt in der Regel ein Psychologe nach einer Überweisung von einem Allgemeinmediziner (bei Erwachsenen) oder einem Lehrer (bei Kindern), doch die meisten Menschen lassen sich privat untersuchen (Russell et al., 2022). Die Wartezeit auf eine Diagnose kann sehr lang sein, was die Regierung in der letzten *National Strategy* (Department of Health and Social Care & Department for Education, 2021) als problematisch bezeichnet hat.

Ursachen

Psychologische Ursachen werden derzeit nicht mehr angenommen, sondern eher genetische; dieser Trend wird von vielen Forscher*innen bestätigt (Casanova & Casanova, 2019; Rylaarsdam & Guemez-Gamboa, 2019) und weiter untersucht.

Nach Rylaarsdam und Guemez-Gamboa (2019) wurde Anfang der 2000er Jahre bestätigt, dass Gene die Ursache von Autismus sind. Diese Annahme basierte auf Untersuchungen, insbesondere Zwillingsstudien, die eine große Übereinstimmung bei monozygotischen Zwillingen und eine starke Übereinstimmung zwischen der Menge an genetischem Material von Eltern und Geschwistern mit Autismus zeigten. Es wurde keine einzelne Ursache und auch keine einzelnen Gene gefunden (Fletcher-Watson & Happé, 2019) und wahrscheinlich ist es so, dass bei einer Person mit Autismus viele unterschiedliche Gene verantwortlich sind. Diese Individualität ist eines der erstaunlichsten, aber auch wundervollsten Eigenschaften dieser Krankheit.

Impfstoffe sind erwiesenermaßen nicht die Ursache von Autismus, doch möglicherweise eine aus der unmittelbaren Umgebung wie die Erkrankungen der Mutter: Diabetes und eine Schilddrüsenerkrankung, Frühreife, das Alter der Eltern und Medikamente (Casanova & Casanova, 2019; Hodges et al., 2020). Ursache könnte der Kontakt des Fötus mit valproic acid (der in einigen Antiepileptika enthalten ist) sein (Casanova & Casanova, 2019; Hodges et al., 2020; Rylaarsdam & Guemez-Gamboa, 2019). Die Ursachen von Autismus werden weiter erforscht.

9.3.2 Soziale Interaktion und wörtlich verstandene Sprache

Autistische Menschen haben Probleme mit der Verarbeitung (Baron-Cohen et al., 2009), sie sind nicht in der Lage, die emotionale Verfassung anderer Menschen an deren Körpersprache, verbaler Sprache, Stimme und Gesichtsausdruck abzulesen. Nach Frith (2008) machen es die Komplexität sozialer Interaktionen und die vielen Stimmen, Geräusche, Gesichter (Augen, Mund etc.) sowie die vieldimensionale Körpersprache den Betroffenen schwer, Informationen zu verarbeiten und zu interpretieren.

Laut National Autistic Society (2024) verstehen Menschen mit Autismus Äußerungen wortwörtlich, weil sie die abstrakten und sozialen Funktionen der Sprache nicht kennen. Frith (1989) gibt folgendes Beispiel: Sie sitzt mit einer Person mit Autismus am Tisch und fragt die Person, ob sie ihr das Salz reichen kann, woraufhin die Person „Yes“ sagt, ihr aber nicht das Salz reicht, weil sie den sozialen und praktischen Aspekt der Frage nicht versteht. Wird die Frage wortwörtlich verstanden, ist die Antwort korrekt.

Es gibt viele Wörter und Ausdrücke, deren Bedeutung jeder kennt. Zwei Beispiele sind Sarkasmus und Spott. Sheldon Cooper hat Schwierigkeiten mit Sarkasmus, besonders am Anfang der Fernsehserie *The Big Bang Theory*. Er verlässt sich darauf, dass seine Kameraden ihm sagen, wenn andere sarkastisch sind.

Übung 9-5: Kritisches Denken

Schreiben Sie fünf häufig vorkommende Redensarten und „Idiome“ auf, die Menschen mit Autismus verwirren und die Sie bei Interaktionen mit ihnen möglichst vermeiden sollten.

Eine kurze Antwort finden Sie am Ende des Buchs.

Die Sprache kann sehr direkt und gleichzeitig ehrlich sein, z. B., wenn die äußere Erscheinung einer Person kritisiert wird. Ein Grund könnte sein, dass die Betroffenen Schwierigkeiten haben, die Emotionen anderer und deren Feingefühl für soziale Signale und Körpersprache zu verstehen (Baron-Cohen et al., 2009). Dies kann dazu führen, dass andere sie für unsensibel und taktlos halten und eine Freundschaft oder Beziehung zu ihnen ablehnen.

Sie verwenden Wörter und Redewendungen sehr formal und haben das Bedürfnis, über Themen zu sprechen, ohne Rücksicht darauf zu nehmen, ob es die andere Person interessiert (Attwood, 2007). Einmal hat eine Person beim Mitsingen „falsche“, aber korrekt angepasste Pronomen verwendet; aus „I can’t get you out of my head“ (in dem Song von Kylie Minogue) wurde „she can’t get him out of her head“. Eine derart idiosynkratische Sprache kann ebenfalls den Aufbau einer Beziehung verhindern.

Es ist allgemein bekannt, wie wichtig Blickkontakt beim Aufbau von Beziehungen ist (Stickley, 2011). Menschen mit Autismus tun sich schwer damit (Bogdashina, 2003; Williams, 2006) – sie vermeiden sogar den Blickkontakt mit Menschen im Fernsehen. Frith (2008) zitiert Untersuchungen, die belegen, dass sie eher auf das Kinn schauen anstatt in die Augen. Nach Untersuchungen von Jones und Klin (2013) schauen Babys, bei denen später Autismus diagnostiziert wird, im Alter zwischen zwei und sechs Monaten anderen weniger in die Augen.

All dies verleitet andere zu den Annahmen, dass Menschen mit Autismus keine Interaktionen wollen. Doch je mehr wir von Menschen wie Donna Williams und Willow Hope lesen, wird klar, dass sie (in der Regel) Freundschaften und Beziehungen wollen, aber mehr Schwierigkeiten haben als Menschen mit normaler neuronaler Ausstattung. Das Buch *The Girl in the Panda Hat* (2012) von Willow Hope enthält einige Gedichte mit diesem Inhalt:

„Ich bin unsichtbar"
Was kostet es dich zu sehen?
Das Ganze ist nicht der Mühe wert,
Würdest du mich überhaupt zur Kenntnis nehmen?
Wenn ich dir nicht ins Gesicht schreien würde.
Allein sein tut am meisten weh,
Wenn du dazu noch einsam bist.
Ich fühle mich manchmal wie ein Geist,
Der ins Unbekannte verschwindet,
Ich weiß du siehst mich nicht
Und ich weiß, ich existiere nicht,
Ich weiß, dass ich Glück habe,
Daher werde ich nicht übersehen,
Ich wünschte, du würdest mich einmal anschauen
Dann könntest du sehen,
Und hören, was ich zu sagen habe.
Aber natürlich nicht – ich bin ja unsichtbar.

Die meisten von uns kennen Einsamkeit und Isolation, und ich bitte Sie dringend, dies zu berücksichtigen, wenn Sie mit autistischen Menschen interagieren, die stärker gefährdet sind.

9.3.3 Eingeschränkte und repetitive Neigungen und Verhaltensmuster

Laut National Autistic Society (2024) ist die Welt für Menschen mit Autismus oft ein Ort, der sie überfordert und verwirrt. Sie werden ständig mit einer Vielzahl von sensorischen und emotionalen Erfahrungen konfrontiert.

Die eingeschränkten und repetitiven (sich wiederholenden) Neigungen und Verhaltensmuster sind in der Regel eine Möglichkeit für autistische Menschen, mit dieser Situation umzugehen, indem sie einer schwierigen und ungeordneten Welt irgendeine Form von Ordnung auferlegen.

Sie zeigen folgende Verhaltensweisen:

- Schaukeln
- Sich drehen
- Handbewegungen („hin und her bewegen")
- Geräusche machen
- Gegenstände mit Händen und Fingern verändern (Perlen, Kordeln, raue Objekte, weiche Objekte, harte Objekte)
- Immer die gleichen Bewegungen machen (gleiche Schrittfolge)
- Sich auf bestimmte Themen fokussieren, die oft sehr ausführlich dargestellt werden
- Gleiche Routinen (z. B. Spielsachen auf eine bestimmte Art und Weise anordnen, Ziele immer über die gleichen Wege erreichen etc.)
- Nur Nahrungsmittel essen, die eine bestimmte Textur und Farbe haben oder die auf dem Teller auf eine ganz bestimmte Art und Weise angeordnet sind
- Nur bestimmte Kleidungsstücke tragen oder eine Vorliebe für bestimmte Kleidungsstücke, Schuhe, Federbetten, Vorhänge etc.
- Darauf bestehen, dass die Dinge so bleiben, wie sie sind.

Das von der autistischen Bloggerin Amanda Baggs (2007) produzierte ausgezeichnete Video, das zunächst als negative „Obsessionen" verstanden wurde, heißt *In My Language* und zeigt sehr schön die Intensität der Interaktion, die ein Mensch mit Autismus zu seiner Umgebung haben kann, mit dem Ziel, sie zu verstehen und sich mit ihr auseinanderzusetzen, selbst wenn dies für Menschen mit einer normalen neuronalen Ausstattung schwer zu interpretieren ist (hilfreiche Hinweise zu Details nachfolgend in diesem Kapitel.) Das Video zeigt, dass Verhaltensweisen, die als unangemessen oder „obsessiv" gelten, in Wirklichkeit Teil einer einzigartigen und intensiven Interaktion mit der Welt sind und keine Abkehr von ihr.

Doch so positiv wir dieses Verhalten auch betrachten, es kann unter bestimmten Umständen zu einem Problem für die Person und die Menschen in ihrem Umfeld werden. Wenn bestimmte Rituale durchgeführt werden und alle anderen Aktivitäten warten müssen, sind die Konsequenzen für die Person manchmal schwierig zu handhaben und zu überwinden. Menschen mit Autismus bezeichnen diese Reaktion auf eine stressauslösende Situation als „Schmelzpunkt". Das bedeutet: Die Person ist so überfordert von der Situation, dass sich diese Überforderung als Verlust der Kontrolle über ihr Verhalten, entweder verbal oder körperlich, manifestiert und dass dies fälschlicherweise als Wutanfall interpretiert wird, speziell bei Kindern (National Autistic Society, 2024). Die Reaktion kann auch ein „Shutdown" sein, das ist eine friedlichere, eher introvertierte Form der Person, auf die Situation zu reagieren. Sie wird dann ganz ruhig oder wirkt wie erstarrt und kann sich nicht bewegen, bis sie die Situation verarbeitet hat und in der Lage war, auf sie zu reagieren.

Wenn wir mit Menschen mit Autismus arbeiten und interagieren, sollten wir die Trigger der Person kennen und wissen, wie diese von der Umgebung und den unvermeidlichen Unterbrechungen dieser Routinen und Rituale beeinträchtigt werden kann. Unser eigenes Verhalten und die Gestaltung der Umgebung eines Menschen mit Autismus kann sich spürbar darauf auswirken, wie effizient unsere gesundheitsbezogenen Interventionen, auch die unerwarteten, sind.

9.4 Sensorische Probleme

In diesem Kapitel geht es um sensorische Probleme von Menschen mit Autismus, bedingt durch ihre andersartige sensorische Verarbeitung. Dies ist immens wichtig für Fachleute, die mit dieser betroffenen Personengruppe arbeiten, denn eine proaktive Gestaltung der Umgebung für Menschen mit Autismus ist eine der effizientesten und wirksamsten Möglichkeiten zu ihrer Unterstützung. Ein wenig Achtsamkeit und Einfühlungsvermögen kann viel bewirken.

Bogdashina (2003) hat perzeptive Probleme von Menschen mit Autismus untersucht und benennt sieben sensorische Systeme oder Sinne, zu denen die bekannten fünf gehören:

- Gesichtssinn (sehen)
- Tastsinn (berühren)
- Gehörsinn (hören)
- Geruchssinn (riechen)
- Geschmackssinn (schmecken)

Die beiden anderen Sinne sind das Vestibularsystem und Propriozeptionssystem.

Das Vestibularsystem nutzt das Innenohr und den visuellen Kortex, um Balance, Einschätzung von Entfernungen, Tiefenwahrnehmung und Haltung des Kopfes zu steuern. Das propriozeptive System informiert über die Position des Körpers im Raum, die unmittelbare Umgebung und die Position der Person in der Welt.

Mit Blick auf die Ziele dieses Kapitels beschäftigen wir uns mit dem Tastsinn, dem Gehörsinn, dem Geruchssinn, dem Geschmackssinn und dem Gesichtssinn. Es gibt spezielle Therapien, die gut ausgebildete Fachleute nutzen können, um Betroffene langfristig zu unterstützen und ihnen zu vermitteln, wie sie die Welt über das Vestibular- und das Propriozeptionssystem besser wahrnehmen und verarbeiten können. Die sensorische Integrationstherapie ist seit der Studie von Ayres in den 1970er Jahren (May-Benson & Schaaf, 2015; Söderback, 2015) ein wesentlicher Teil der Arbeit von Beschäftigungstherapeut*innen, die Menschen betreuen, die Probleme mit der sensorischen Verarbeitung haben.

9.4.1 Hyper- und Hyposensibilität

Die Art und Weise, wie Menschen mit Autismus sensorische Stimuli wahrnehmen lassen sich zwei Zuständen zuordnen: „Hypersensibilität" und „Hyposensibilität". Sehr vereinfacht dargestellt empfinden hypersensitive Menschen Stimuli als sehr stark, egal ob es sich um ein Geräusch, einen Anblick, ein Aroma, einen Geschmack oder eine körperliche Berührung handelt; hyposensitive Menschen nehmen Stimuli entweder kaum oder gar nicht wahr (**Tab. 9-1**).

Auf hypersensible Menschen stürmt eine Fülle von Wahrnehmungen ein, die sie nicht ausschalten oder herausfiltern können, weshalb es zu einer „sensorischen Überforderung" kommt. Menschen mit normaler neuronaler Ausstattung können in der Regel Geräusche und visuelle Eindrücke aus der Umgebung wahrnehmen und ausblenden und sich (natürlich) auf die Stimuli fokussieren, die momentan wichtig für sie sind. Sie können „umschalten" und sich notfalls auf andere Dinge konzentrieren, genauso wie Sie: Lenken Sie jetzt Ihre Aufmerksamkeit bewusst von dem Buch ab (mit Ihren Augen) und richten sie auf andere Sinne, die zwar arbeiten, die Sie aber erst dann zur Kenntnis nehmen, wenn Sie gezwungen sind, ihnen Beachtung zu schenken.

Sensorische Überforderung kann eine große Herausforderung für Menschen mit Autismus darstellen und dazu führen, dass es für sie schwierig ist, bestimmte Umgebungen zu ertragen und sogar sich darin aufzuhalten. Zu viele Geräusche, Gerüche und visuelle, physikalische Stimuli, Geschmackserfahrungen oder eine Kombination verschiedener Stimuli oder alle zusammen können die Ursache einer Überforderung sein.

Es soll an dieser Stelle noch einmal darauf hingewiesen werden, dass es für Menschen mit Autismus wichtig ist, ihre Individualität und ihr Bedürfnis nach Unterstützung zu beachten.

Übung 9-6: Kritisches Denken

Notieren Sie in Ihrer Arbeitsumgebung alle sensorischen Wahrnehmungen, die eine Person dort erfahren kann, entweder weil sie dort arbeitet (vielleicht haben Sie einen Kollegen/eine Kollegin mit Autismus) oder sich dort als Patient*in/Dienstleistungsnutzer*in aufhält. Schreiben Sie alle Geräusche, Gerüche, Geschmackserfahrungen, taktile Wahrnehmungen, optische Eindrücke auf, die dort möglich sind. Danach beantworten Sie folgende Fragen:

- Wie muss es sich (z.B.) anfühlen, alle Geräusche sehr laut zu hören, ohne einzelne herauszufiltern zu können?
- Wie muss es sich (z.B.) anfühlen, alle visuellen Stimuli sehr intensiv wahrzunehmen, ohne einzelne herausfiltern zu können?

- Was ist, wenn Geräusche und visuelle Stimuli kombiniert auftreten?
- Was ist, wenn alle sensorischen Wahrnehmungen kombiniert auftreten?
- Was glauben Sie, wie Sie mit solchen Wahrnehmungen zurechtkommen würden?
- Was würde Ihnen helfen, damit umzugehen?
- Was können Sie an Ihrem Arbeitsplatz tun, um eine Person mit Autismus zu unterstützen, die die Umgebung auf diese Art und Weise wahrnimmt?

Die Antworten auf diese Fragen hängen von Ihrem Dienst ab oder davon, wo Sie im Rahmen Ihrer Ausbildung praktische Erfahrungen gesammelt haben und ob Sie aufgefordert wurden, sich eigene Bewältigungsstrategien auszudenken, die sich von denen der Leser*innen unterscheiden werden.

Eine Antwort finden Sie am Ende des Buchs.

Hypersensitivität kann sowohl problematisch als auch vorteilhaft sein. Wir haben bereits Cumberbatch erwähnt und seine Darstellung von Sherlock Holmes mit seinen überempfindlichen Sinnen, seiner Fähigkeit, sich Details zu merken und Muster und Zusammenhänge zu erkennen, die anderen entgehen. Solche Fähigkeiten sind (mehr oder weniger) Realität für manche Menschen mit Autismus und man muss nur seine Sicht auf die Dinge ein wenig verändern, um dies als Vorteil und nicht als Nachteil zu sehen.

Man hört oft, dass qualifizierte Menschen mit Autismus gezielt gesucht werden für Aufgaben in Government Communication Head Quarters. Wir halten das zwar für ein Märchen, doch zweifellos prädestinieren einige der Fähigkeiten und Eigenschaften, von denen oben die Rede war, manche Leute besonders für bestimmte Aufgaben, bei denen Fokus, Konzentration, ein Blick für Details und die Fähigkeit, Muster zu erkennen gefragt sind.

Doch es gibt auch hypersensitive Menschen mit Autismus, deren sensorische Wahrnehmungen in einigen oder allen genannten Bereichen gedämpft sind und die anstatt eines außergewöhnlich hohen sensorischen Inputs kaum etwas wahrnehmen.

Hyposensitive Menschen suchen oft nach sensorischen Erfahrungen und nutzen diese als eine Möglichkeit, mit der Welt und den Menschen in ihrer Umgebung in Kontakt zu treten (**Tab. 9-1**). Sie versuchen dies mithilfe starker sensorischer Erfahrungen wie Berührungen, Gerüche, visuelle Eindrücke, Geräusche und Geschmackserfahrungen:

- Laute Geräusche (zuhören oder selbst produzieren)
- Feste Berührungen, raue Oberflächen
- Sich hin und her bewegen, sich wiegen, mit dem Fuß aufstampfen
- Lebensmittel und Dinge, die intensiv riechen und schmecken.

Tabelle 9-1: Hyposensitivität und potenzielle Aktivität

Hyposensitivität	Potenzielle Aktivität
Geräusche	• Die Betroffenen werden von lauten Geräuschen angezogen. • Sie machen laute Geräusche (verbal, immer die gleichen Geräusche, lautes Rufen und Schreien). • Sie machen laute Geräusche (physisch, wie auf Dinge oder Oberflächen schlagen, Dinge schütteln, die Krach machen, etc.). • Sie halten das Ohr dicht an Lärmquellen und hören genau zu. • Sie halten sich mit den Händen die Ohren zu oder schlagen die Ohren gegen etwas, um der Wahrnehmung willen.
Taktile Wahrnehmung	• Sie bewegen sich hin und her. • Sie stampfen auf (wegen des Geräusches und der taktilen Wahrnehmung). • Sie mögen raue Fläche. • Sie mögen festen Druck auf der Haut und dem Körper. • Sie spielen mit Bürsten, Oberflächen und Gegenständen, die kleine Knoten haben oder rau sind. • Sie lassen Dinge durch ihre Finger gleiten (Steine, Sand, Perlen). • Sie schlagen mit dem Kopf gegen Objekte. • Sie verletzen sich selbst.
Geschmack	• Sie mögen Speisen und Getränke, die intensiv schmecken oder stark gewürzt sind. • Sie nutzen den Geschmack, um die Welt zu ergründen und wahrzunehmen. • Sie probieren ungewöhnliche Dinge (z.B. solche, die man nicht essen darf).
Geruch	• Sie mögen intensive Gerüche. • Sie mögen Speisen und Getränke, die intensiv riechen. • Sie nutzen den Geruch, um die Welt zu erforschen und wahrzunehmen.
Gesichtssinn	• Sie fühlen sich angezogen und zeigen Interesse für helle oder blinkende Lichter. • Sie gehen dicht an Licht, Fernseher etc. heran. • Sie manipulieren Licht, um unterschiedliche Erfahrungen zu machen (z.B. Gegenstände oder Finger in einem Sonnenstrahl bewegen, um ihn zu unterbrechen). • Sie beobachten und verfolgen Gegenstände, die wehen oder flattern (Flaggen, Wäsche auf der Wäscheleine etc.)

Diese Liste ist bei Weitem nicht vollständig und die Menschen sind außerordentlich verschieden.

9.4.2 Visuelle und akustische Wahrnehmungen

Menschen mit Autismus berichten von vielfältigen visuellen Wahrnehmungen, z. B. Donna Williams (2006), die von verschiedenen Dingen erzählt, die sie beeinflusst haben, und obwohl jede Person andere Dinge erlebt, gibt es Gemeinsamkeiten:

- Bilder teilen sich, verzerren sich und trennen sich, sodass sie nicht mehr als Ganzheit erscheinen oder so aussehen wie vorher
- Bilder bewegen sich in Richtung Fokus und entfernen sich vom Fokus
- Dinge, die weit entfernt sind, erscheinen nah und Dinge, die nah sind, erscheinen weit entfernt und sie können sich verändern und alternieren
- Gemusterte Gegenstände (Vorhänge/Teppiche) können bewirken, dass Menschen mit Autismus sich unwohl fühlen und unter Kopfschmerzen und Übelkeit leiden
- Dinge können extrem detailliert und klar wahrgenommen werden
- Aufgrund der Klarheit und Intensität der Bilder kann der Blickkontakt unangenehm und sogar schmerzhaft sein.

Solche visuellen Wahrnehmungen sorgen dafür, dass die Welt verwirrend und desorientierend wirkt und nicht so kohärent ist wie die von Menschen mit normaler neuronaler Ausstattung.

9.4.3 Akustische Wahrnehmungen

Bogdashina (2003) nennt eine vergleichbare Anzahl von Problemen, die Menschen mit Autismus in allen Bereichen der sensorischen Wahrnehmung beeinträchtigen. Hier einige Beispiele:

- Fragmentierung und Verzerrung
- Weit entfernte Geräusche wirken nah und nahe weit entfernt
- Schwierigkeiten, Geräusche zu unterscheiden und herauszufiltern, speziell in belebten Umgebungen mit vielen Geräuschen
- Alles wird intensiver wahrgenommen.

9.4.4 Taktile Wahrnehmungen

Menschen mit Autismus nehmen auch Berührungen und Körperkontakt sehr unterschiedlich wahr, weil ja jeder Mensch anders ist. Die folgenden Kriterien werden normalerweise im Zusammenhang mit „Hypertaktilität" oder Überempfindlichkeit gegenüber Berührungen genannt:

- Bestimmte Stoffe werden als unangenehm empfunden
- Kleidung, die eng anliegt, oder Dinge, die die Handgelenke und den Hals einengen, werden oft als unangenehm empfunden
- Der Kontakt von Kleidungsstücken auf Körperteilen wird von Menschen, die extrem hypertaktil sind, als sehr unangenehm oder sogar als schmerzhaft empfunden
- Die Berührung einer anderen Person kann als unangenehm empfunden werden
- Eine leichte Berührung (etwas mit der Hand wegwischen) fühlt sich oft schlimmer an als eine feste Berührung (Heath, in Bradley et al., 2019).

Interventionen, bei denen starker Druck ausgeübt wird, können in diesem Fall hilfreich sein.

Übung 9-7: Kritisches Denken

Welche taktilen Erfahrungen können Sie in diesem Moment an Ihrem Körper wahrnehmen?

- Vielleicht erinnern Sie sich, dass ein Preisschild in Ihrer Kleidung Sie gepiekt hat oder dass Sie von Schuhen wunde Füße hatten oder dass Ihr Kragen/Ihre Krawatte zu eng war.
- Stellen Sie sich vor, dass Sie dies (oder schlimmer noch) die ganze Zeit überall an Ihrem Körper wahrnehmen.
- Stellen Sie sich vor, dass eins oder zwei dieser Dinge extreme Schmerzen oder Qualen verursacht.

Wie würden Sie sich körperlich und emotional fühlen? Notieren Sie Ihre Gefühle.
Und jetzt zu Ihrem Arbeitsplatz.

- Wenn eine Person mit Autismus und taktiler Hypersensitivität in Ihrem Dienst erscheinen würde, wie oft und wovon und von wem würde sie berührt?
- Wie können Sie die Auswirkungen auf eine Person mit Autismus verringern, die Ihren Dienst kontaktiert und Ihre Dienstleistung nutzt?

Eine kurze Antwort finden Sie am Ende des Buchs.

9.4.5 Geschmack und Geruch

In diesem Kapitel wurde bereits erwähnt, dass Menschen, die *hyposensitiv* gegenüber Geschmack sind, Nahrungsmittel bevorzugen, die intensiv schmecken, und Speisen brauchen, die stark gewürzt oder aromatisiert sind, damit sie Speisen und Getränke überhaupt schmecken können. Für *hypersensible* Menschen ist der Geschmack und Geruch von Speisen, Menschen, Dingen, Orten sehr intensiv, belastend und schwer zu ertragen (Bogdashina, 2003).

In der Übung 9-6 sollten Sie an die verschiedenen Gerüche und andere sensorische Stimuli denken, mit denen Sie an Ihrem Arbeitsplatz konfrontiert sind. Bitte lesen Sie diese jetzt noch einmal.

Bei unserer täglichen Arbeit brauchen wir uns über solche Dinge keine Gedanken zu machen, es sei denn, eine Person sagt ganz offen, dass sie etwas nicht mag oder eine Allergie hat. Aber Sie müssen dies bedenken, wenn Sie mit einer Person mit Autismus arbeiten; wir haben es mit unserem Verhalten in der Hand, dass die Erfahrung für unsere Patient*innenen/Dienstleistungsnutzer*innen erträglich oder unerträglich wird.

9.4.6 Abschließende Bemerkungen zu sensorischen Problemen

Bei der Arbeit im Bereich der Gesundheitsversorgung ist die Vorbereitung der Umgebung für eine Person mit Autismus ein wesentlicher Teil des Pflegeplans oder der Versorgung. Es ist schwierig, jeden Aspekt in einem Kapitel wie diesem zu berücksichtigen. Umso wichtiger ist der Hinweis, dass jede Person absolut individuell ist und die allgemeine Überempfindlichkeit und Verschiedenartigkeit des sensorischen Profils von Menschen mit Autismus Voraussagen oft schwierig macht. Man kann daher nicht immer auf frühere Informationen und Einschätzungen einer Person und deren Reaktionen zurückgreifen.

9.5 Komorbidität

Komorbidität bedeutet, dass es eine (oder mehr) zusätzliche Krankheit(en) gibt, deren Symptome sich von der ursprünglichen Diagnose unterscheiden; sie treten parallel auf, in diesem Fall zusammen mit Autismus (Al-Beltagi, 2021; Casanova et al., 2020).

Es würde den Rahmen des Buchs sprengen, an dieser Stelle näher darauf einzugehen, folglich listen wir die häufigsten zusätzlichen Krankheiten nachfolgend auf.

Es ist absolut wichtig, unsere Patient*innen und Dienstleistungsnutzer*innen kennenzulernen und sich ein eigenes Urteil zu bilden, inwiefern diese die Person mit Autismus beeinträchtigen können.

- *Lernbehinderungen:* Links zu Fragile X-Syndrom und Down-Syndrom
- *Neurologische Erkrankungen:* Epilepsie (bis zu 30 %), Zerebrallähmung, Makrozephalie, Migräne
- *Gastrointestinale Störungen:* Verstopfung, Durchfall, Reflux, Entzündungen
- *Schlafstörungen:* Möglicherweise verursacht durch andere Probleme wie Hypersensitivität und andere zusätzliche Krankheiten
- *Allergien und Autoimmunerkrankungen:* Asthma, Zöliakie, Typ 1-Diabetes und rheumatoide Arthritis
- *Aufmerksamkeitsdefizit Hyperaktivitätsstörung (ADHS), Angst und andere psychische Gesundheitsprobleme.*

Menschen, die im Gesundheitsbereich arbeiten, müssen umfassend über ihre Patient*innen informiert sein, damit sie alle Probleme kennen, die auftreten können.

9.6 Therapien

Nachfolgend werden Therapien vorgestellt, die bei der Arbeit mit Menschen mit Autismus häufig zur Anwendung kommen. Es gilt zu beachten, dass diese Interventionen keine „Heilbehandlungen“ für Autismus sind und auch nicht als solche gedacht sind. Autismus und Lernbehinderungen sind keine Krankheiten, die geheilt werden können oder geheilt werden müssen.

Die beiden im Folgenden beschriebenen Interventionen (intensive Interaktion und sensorische Integrationstherapie) verfügen über eine wachsende und sich immer weiter entwickelnde Evidenzgrundlage, doch Praktiker*innen brauchen Erfahrung und Training, um diese Techniken anwenden zu können. Dieses Kapitel liefert Ihnen nicht das Rüstzeug dafür.

9.6.1 Intensive Interaktion

Die Intensive Interaktion (II), die von Caldwell, einer Beschäftigungstherapeutin, eingeführt und propagiert wurde, stellt eine Möglichkeit dar, mit Menschen, die nicht sprechen können, zu kommunizieren, indem man sich auf deren Laute einschwingt und sich an ihre Kommunikationsmethoden und emotionalen Zustände anpasst (Bradley et al., 2019). Einige Ziele dieser Therapie ähneln der anfänglichen

Kommunikation und dem allerersten Beziehungsaufbau, der normalerweise zwischen einem Säugling und seiner Mutter stattfindet (Bradley et al., 2019).

Praktiker*innen, die II bei einer Person mit Autismus anwenden, müssen auf die sensorischen Bedürfnisse dieser Person achten und versuchen, eine Umgebung zu schaffen, die den Bedürfnissen dieser Person entspricht, um externe Faktoren auszublenden und es der Person einfacher zu machen, zu kommunizieren und Kontakt aufzunehmen. Die Praktiker*innen beobachten die Person eine Weile, damit sie sich einen Überblick über Vokalisierungen, sensorische Wahrnehmungen, die Atemfrequenz, Interaktionen mit der Umgebung, Bewegung und emotionale Reaktionen verschaffen können.

Erst wenn die Praktiker*innen die Person beobachtet und genug über sie erfahren haben, nehmen sie Kontakt zu ihr auf, indem sie deren Laute, Bewegungen und die Atmung imitieren, so wie ein Elternteil es bei einem Säugling macht, um Kontakt zu ihm aufzunehmen. Laut Gurney (2019, zitiert in Bradley et al., 2019) soll dies der Person zeigen, dass sie wahrgenommen und wertgeschätzt wird und es beendet die (für uns) offensichtliche Sinnlosigkeit eines Verhaltens und zeigt, die Praktiker*innen verstehen, dass dieses für die Person eine Bedeutung hat.

Wenn die Person ihre eigenen Laute, Verhaltensweisen, Atemfrequenz und Bewegungen erkennt, können die Interaktionen und Reaktionen zunehmen und sich weiterentwickeln, was zum Aufbau einer engen Beziehung führen kann. Gurney (2019) und Bradley et al. (2019) liefern Beweise für den Erfolg dieser Interaktionen.

Übung 9-8: Kritisches Denken

Was halten Sie davon, die Laute, Bewegungen oder die Atemfrequenz einer erwachsenen Person nachzuahmen? Solche Interaktionen gelten als nicht altersgerecht; spielt das für Sie eine Rolle?

Eine kurze Antwort finden Sie am Ende des Buchs.

9.6.2 Sensorische Integrationstherapie

Die Sensorische Integrationstherapie (SIT) wird in der Regel von oder unter der Aufsicht von Beschäftigungstherapeut*innen durchgeführt.

Es wurden bereits einige Probleme mit der sensorischen Verarbeitung dargestellt, die Menschen mit Autismus haben. Die SIT begutachtet die Probleme einer Person mit Taktilität (berühren), Propriozeption (Positionierung im Raum, Nähe/Ferne etc.) und die vestibuläre Verarbeitung (Balance, Tiefenwahrnehmung etc.), und unterstützt sie, diese Dinge effizient zu bewältigen, Fähigkeiten zu entwickeln und die sensorische Integration aller Sinne zu verbessern.

Ziel ist es, die Betroffenen vorsichtig an eine speziell für sie entwickelte „Diät" sensorischer Erfahrungen heranzuführen, damit sie die Verarbeitung und Beurteilung sensorischer Daten weiterentwickeln können (Bogdashina, 2003). Geeignet sind Schaukeln und Dinge, die die Balance fördern wie Balken, Bereiche, wo man gefahrlos spielen kann etc. Aktivitäten dieser Art stimulieren das taktile, vestibuläre und propriozeptive System. Sie machen Spaß, sind interaktiv und fördern die positive Kommunikation, die Sozialisation und die Aufmerksamkeit.

9.6.3 Weitere einfache Maßnahmen

Es folgt eine Auflistung relativ einfacher Strategien, die Sie in Ihrer Praxis anwenden können. Mehr Informationen über die einzelnen Strategien und Ressourcen finden Sie im Internet.

- *Geschichten aus dem Leben* sind eine einfache Methode, einer Person mit Autismus ein Szenario zu erläutern und darzustellen. Diese Geschichten porträtieren eine Situation wie beispielsweise einen Besuch beim Arzt.
- *Now and next*: Eine „now and next" Seite oder Buch ist eine einfache (oft visuelle), die Person betreffende Darstellung einer Abfolge von Aktivitäten, bei der es um Struktur und Sequenz geht.
- *Picture exchange communication system (PECS):* Funktioniert so ähnlich wie „now and next" (kann auch zusammen verwendet werden). Bei diesem ebenfalls einfachen System verfügt die Person über eine kleine Bibliothek von Bildern oder Symbolen (oder einer Kombination aus beidem) wichtiger Dinge, die sie gegen die echten Gegenstände eintauschen kann. Dies fördert die Kontrolle und Kommunikation.
- *Visuelle Zeittabellen:* Menschen mit Autismus mögen einfache visuelle Darstellungen von Dingen wie visuelle Zeittabellen (Schule oder Tagebuch), da diese ihnen helfen, sich die Abfolge von Ereignissen, die täglich oder über einen längeren Zeitraum stattfinden, bildlich vorzustellen. Dies bietet ihnen einen einfachen Überblick über zukünftige Ereignisse und Aktivitäten.
- *Eine autismus-freundliche Umgebung:* Seit einiger Zeit bieten Dienstleister und Läden Folgendes an: ruhige Zeiten für Besuche, längere Aufenthaltsmöglichkeiten, gedämpftes Licht und dergleichen. All dies sollte auf die individuellen Bedürfnisse der Person, etwa visuelle Anleitungen und reduzierte sensorische Erfahrungen, abgestimmt sein.
- *Kopfhörer, die Lärm ausblenden/Ohrenschützer:* Diese helfen Menschen mit hypersensitivem Gehör. Die Ohrenschützer sollen möglichst viel Lärm ausblenden

(soundproof) genauso wie die anspruchsvolleren „Lärm ausblendenden“ Kopfhörer.

- *Beschwerte Decken und Kleidung:* Eine beschwerte Decke ist das, wonach es sich anhört: Eine Decke oder ein Federbett, das mit schwerem Material gefüllt ist, damit es schwerer ist als eine normale Decke. Es verbessert die sensorische Wahrnehmung der Person über große Teile ihres Körpers. Vielleicht besteht die Möglichkeit, kostengünstige Exemplare für Ihren Arbeitsplatz zu beschaffen.

Das eigentliche Problem in diesem Zusammenhang ist jedoch unsere Wahrnehmung und unsere Einstellung gegenüber Menschen mit Lernbehinderungen und Autismus, was dieses Kapitel Ihnen hoffentlich vermittelt hat. Wertschätzen wir Verschiedenartigkeit und Individualität und geben unser Bestes, um diese Menschen zu unterstützen und zu integrieren, oder ziehen wir uns zurück auf die altbekannten Sprüche „Wir haben keine Zeit“, „Wir haben kein Geld“ und „Wir haben nicht die Expertise“?

Bei der letzten Aufgabe sollen Sie überlegen, wie es gelingt, einem jungen Mann mit Autismus (Billy) den Besuch auf einer Krankenhausstation zu ermöglichen. Der Textinhalt ist übertragbar auf alle Umgebungen im Gesundheits-, Bildungs- und sozialen Bereich, einschließlich des Ihren.

Szenario: Billy

Sie arbeiten als Pflegeperson auf einer arbeitsintensiven Station mit zwanzig Betten. In einem Monat soll Billy, ein 16-jähriger junger Mann mit Autismus, wegen einer geplanten medizinischen Intervention vier Tage auf Ihrer Station verbringen. Billy hat eine leichte Lernbehinderung und kommuniziert verbal mithilfe einfacher Sätze, die aus drei bis vier Wörtern bestehen. Billy lebt mit seinen Eltern, John und Paula, und seinem älteren siebzehnjährigen Bruder James zusammen.

Als Billy vier Jahre alt war, wurden bei ihm Autismus und eine leichte Lernbehinderung diagnostiziert, doch bereits, als er achtzehn Monate alt war, vermuteten seine Eltern zum ersten Mal bei ihm eine Entwicklungsverzögerung.

Billy lehnt Veränderungen vehement ab; er hat eine übersichtliche Liste, die seine tagtäglichen Aktivitäten anzeigt (u.a. eine Aktivität, bei der er mit den Harry Potter-Spielzeugen in seinem Zimmer Szenen aus den Filmen nachstellen kann) und die gut zu dem „now and next“-Buch passen. Er hat nicht gerne Kontakt zu anderen Menschen und gewöhnt sich nur langsam an sie. Mithilfe visueller Mittel kann man ihm Dinge leicht beibringen. Eine Veränderung seiner Routine bringt ihn völlig aus der Fassung und es kommt vor, dass er sich dann selbst verletzt, indem er in seine Hand beißt. Er braucht einige Zeit, um sich an Veränderungen zu gewöhnen. Ist ein Ort neu für ihn, läuft er im Zimmer schnell auf und ab, bewegt seine Hände und schreit oder flucht immer wieder laut. Da er seine konkrete Umgebung nicht immer bewusst wahrnimmt, stößt er oft mit Gegenständen zusammen.

Billy reagiert sehr empfindlich auf sensorische Stimuli, z.B. auf helle Farben, wirre Muster auf Vorhängen und Teppichen. Er reagiert überempfindlich auf Geräusche und Gerüche, mag aber den Geruch eines bestimmten Lufterfrischers zum Einstöpseln. In einer Umgebung, die zu laut ist (oder in der es zu viele Geräusche gibt), zu hell ist oder zu intensiv riecht, wird er „sensorisch überfordert" und erreicht dann einen „Schmelzpunkt" (weinen, schreien, um sich schlagen).

Besonders empfindlich reagiert er, wenn viele Menschen in seiner Umgebung sprechen. Billy ist überempfindlich gegen Berührungen und toleriert Umarmungen nur von seinen nächsten Angehörigen. Billy hat eine beschwerte Decke, die er nachts benutzt, aber auch tagsüber, wenn er gestresst ist und beruhigt werden muss. Er reagiert sehr empfindlich auf bestimmte Stoffe und trägt nur spezielle weiche Stoffe und dezente Farben (meistens hellgrün). Er schläft immer in einem (beschwerten) Harry Potter-Federbett und mit einem dazugehörigen Kopfkissenbezug. Seine Familie hat zwei, die exakt gleich aussehen und die sie abwechselnd benutzt.

Billy isst problemlos Speisen jeglicher Art, aber keine orangefarbenen oder gelben Speisen oder solche, die mit irgendetwas anderem auf seinem Teller in Berührung gekommen sind. Billy hat keine Probleme mit der Mobilität und bewegt sich gern allein, doch aufgrund seiner Schwierigkeiten mit der sensorischen Verarbeitung nimmt er seine Umgebung nicht immer präzise wahr und es kann passieren, dass er mit Gegenständen zusammenstößt.

Billy interessiert sich sehr für Harry Potter-Filme und redet detailliert und ausführlich über bestimmte Aspekte des Films und der Figuren. Er ist sehr ungehalten, wenn er seinen Monolog über die Figuren nicht zu Ende bringen kann. Billy unterbricht andere Menschen, um ihnen von Harry Potter zu erzählen.

Er ist in der Lage, einfache Entscheidungen zu treffen, aber dies muss nach seinen eigenen strengen Kriterien erfolgen. Er legt großen Wert auf den Rat seiner Familie (speziell von seiner Mutter und seinem Bruder).

Billys Familie arbeitet mit einer aus der Gemeinde stammenden Learning Disability Nurse für Kinder zusammen. Sie heißt Louise und hat ein sehr gutes Verhältnis zu Billy und seiner Familie.

Übung 9-9: Kritisches Denken

Wie können Sie mit Billy, seiner Familie und anderen Gesundheitsfachpersonen zusammenarbeiten, damit Billy seinen Aufenthalt auf der Station bewältigt, um sich medizinisch behandeln zu lassen? Beantworten Sie die folgenden Fragen:

- Wer sind die Menschen, mit denen Sie hauptsächlich zusammenarbeiten sollten, und warum?
- Was sollten Sie am Tag vor der Einweisung tun?
- Wie würden Sie die Mitarbeiter*innen während (und vor) der Einweisung einsetzen?
- Wie können Sie die Umgebung so gestalten, dass sie den Bedürfnissen von Billy gerecht wird?
- Welche Strategien können Sie nutzen, um Billys Interessen zu berücksichtigen, und inwiefern können Billy und Sie davon profitieren?
- Welche Vorbereitung und Unterstützung werden die Mitarbeiter*innen brauchen?
- Welche Person werden Sie für die Zusammenarbeit im Krankenhaus brauchen und warum?

Eine kurze Antwort finden Sie am Ende des Buchs.

9.7 Zusammenfassung, Ausblick und Weiterführendes

Nach der Lektüre dieses Kapitels können Sie Lernbehinderung definieren. Sie wissen Bescheid über die wichtigsten Merkmale und Ursachen von Autismus sowie über einfache Strategien zur Unterstützung der betroffenen Menschen. Sie sind in der Lage, „Herausforderndes Verhalten“ und seine Funktionen einzuschätzen und darauf zu reagieren. Sie kennen die Einstellung gegenüber Menschen mit Lernbehinderungen und Menschen mit Autismus.

Weiterführende Hinweise und Webseiten werden in dem nachfolgenden Kasten zusammengefasst.

Weiterführende Literatur und Webseiten

Bienstein, C. & Fröhlich, A. (2021). *Basale Stimulation in der Pflege – Die Grundlagen* (9. Aufl.). Hogrefe. https://doi.org/10.1024/86043-000
Das Grundlagenwerk zur Basalen Stimulation und sensorischen Integration in der Pflege [Anm. d. Lek.].

Cholemkery, H., Kitzerow, J., Soll, S. & Freitag, C. M. (2017). *Ratgeber Autismus-Spektrum-Störungen. Informationen für Betroffene, Eltern, Lehrer und Erzieher*. Hogrefe. https://doi.org/10.1026/02705-000

Moulster, G., Iorizzo, J., Ames, S. & Kernohan, J. (2021). *Menschen mit geistiger Behinderung pflegen und fördern*. Hogrefe. https://doi.org/10.1024/86058-000
Das Fachbuch zur pflegerischen Begleitung von Menschen mit geistiger Behinderung [Anm. d. Lek.].

Söderback, I. (2015). *The International Handbook of Occupational Therapy Interventions.* Springer. https://doi.org/10.1007/978-3-319-08141-0
In diesem Buch geht es um Beschäftigungstherapie und die Relevanz evidenzbasierter Ansätze im Bereich beschäftigungstherapeutischer Interventionen.
Teufel, K. & Soll, S. (2021). *Autismus-Spektrum-Störungen* (Psychologie im Schulalltag, Bd. 3). Hogrefe. https://doi.org/10.1026/03075-000
Tomchek, S.D. & Patten Koenig, K. (2017). *Menschen mit einer Autismus-Spektrum-Störung* (Leitlinien der Ergotherapie, Bd. 1). Hogrefe. https://doi.org/10.1024/85778-000

Webseiten

Hier geht es zur Webseite zum Bundesverband zur Förderung von Autismus in Deutschland; Sie finden zahlreiche Informationen rund um Autismus, Informationsbroschüren und Leitfäden zur Teilhabe am Arbeitsleben sowie zahlreiche Adressen bspw. zu Regionalverbänden, Therapiezentren, Wohnstätten und sonstigen Einrichtungen in Deutschland:
Autismus Deutschland (Bundesverband zur Förderung von Menschen mit Autismus). (o.D.). *Startseite.* Zugriff am 21. Juni 2024 unter https://www.autismus.de
Das Video In My Language bietet hilfreiche Erkenntnisse:
Baggs, A. (2007). *In My Language* [Video]. Youtube. Available from https://www.youtube.com/watch?v=JnylM1hI2jc
Diese Webseite informiert über die Schwierigkeiten und Risiken, die einige Familien erlebt haben bei ihrem Versuch, angemessene Änderungen und Informationen über Trainingsmöglichkeiten innerhalb des NHS zu bekommen:
McGowan, T. & McGowan, P. (n.d.). *Oliver McGowan's Story.* Oliver's Campaign. Available from https://www.olivermcgowan.org/
Auf dieser Webseite finden Sie weitere Informationen zum Thema sensorische Probleme:
North East & Cumbria Learning Disability Network. (n.d.). *Sensory Issues.* Learning Disability Matters for Families. Retrieved June 21, 2024, from https://learningdisabilitymatters.co.uk/sensory-information/

10 Kinder mit komplexen Bedürfnissen

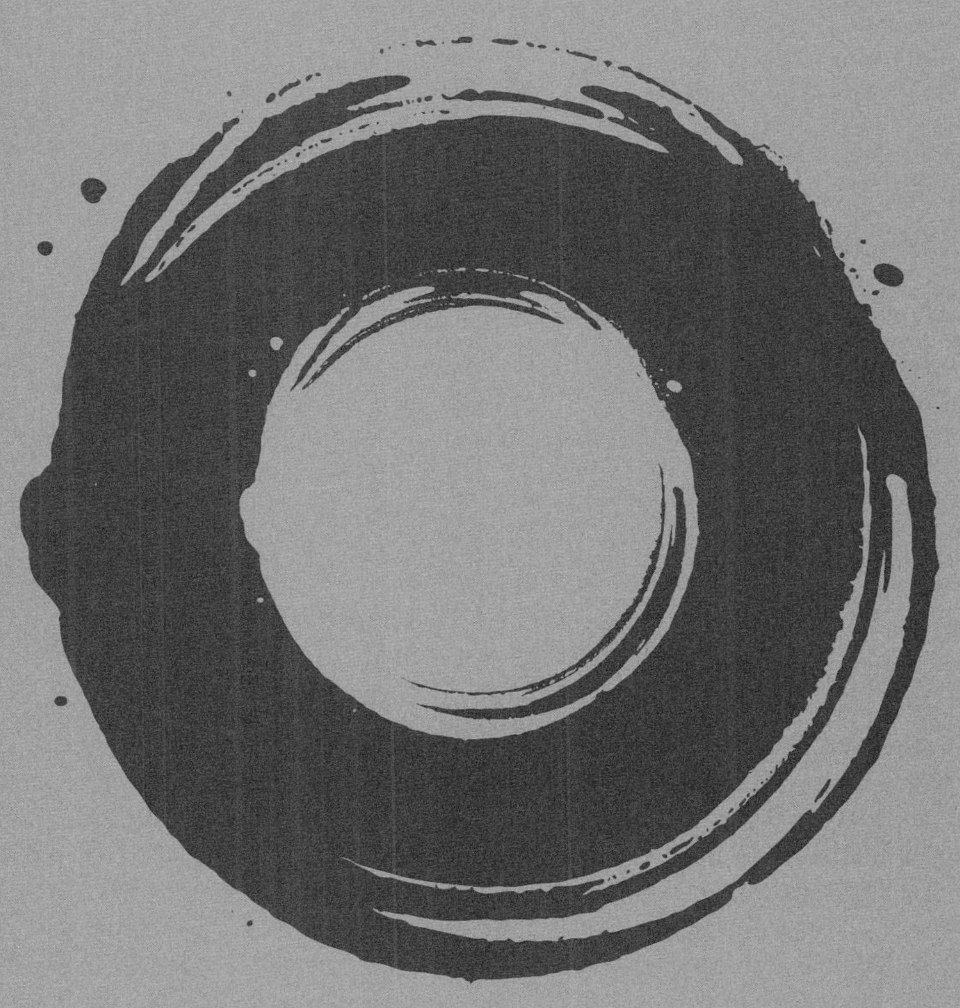

Das Kapitel behandelt die Versorgung von Kindern und Jugendlichen mit komplexen Problemen unter Einbezug der Familien. Ein wichtiges Thema betrifft neben Fähigkeiten auch die Zustimmung zu Interventionen im Zusammenhang mit Kindern. Die Bedürfnisse der ganzen Familie werden im Kontext der Systeme beleuchtet und die familienzentrierte Versorgung sowie Versorgungsmodelle für Kinder und Jugendliche vorgestellt.

Nach der Lektüre dieses Kapitels werden Sie in der Lage sein, Probleme zu benennen, die speziell bei der Versorgung von Kindern mit komplexen Bedürfnissen auftreten, und die Begriffe Fähigkeit und Zustimmung auf Fallstudien anzuwenden. Sie können die Bedürfnisse von Kindern mit komplexen Bedürfnissen denen von Erwachsenen mit komplexen Bedürfnissen gegenüberzustellen.

10.1 Einleitung

In den vorigen Kapiteln ging es um den erweiterten Kontext, die Behandlung und die Erfahrungen von Menschen mit komplexen Bedürfnissen inkl. psychischer Gesundheitsprobleme. Da das meiste davon auch für die Erfahrungen von Kindern und ihren Familien gilt, verweisen wir auf die relevanten Diskussionen. In diesem Kapitel stehen die Bedürfnisse von Kindern mit komplexen Erkrankungen und ihren Familien im Vordergrund. Diskutiert werden die Begriffe Fähigkeit, Zustimmung und die damit zusammenhängenden gesetzlichen Aspekte für diese Gruppe. Zudem werden die Themen Versorgungsmodelle und transitionale Versorgung erörtert.

10.1.1 Definitionen

In **Kapitel 1** haben wir mit einer Definition von komplexer Versorgung gearbeitet, die auf dem Missverhältnis zwischen Bedürfnissen und dem System basierte. In **Kapitel 6** wurde ein Kind definiert als eine Person unter 18 Jahren. Bei Kindern und Jugendlichen sind „Kinder mit medizinischen Gesundheitsproblemen" solche, die ein höheres Risiko für chronische körperliche, entwicklungsbezogene, verhaltensbezogene oder emotionale Krankheiten haben und die mehr als das normale Maß an gesundheitlicher Versorgung benötigen (Cohen et al., 2018). Das sind Kinder und Jugendliche mit schwer kontrollierbaren chronischen Erkrankungen, die eine verstärkte Inanspruchnahme der Gesundheitsversorgung und erhöhte Kosten zur Folge haben. Diese Definition gilt für ganz unterschiedliche Gruppen, die alle intensive Unterstützung und koordinierte Versorgung brauchen. Bei Kindern mit komplexen Bedürfnissen treten oft Besonderheiten auf: spezielle medizinische Behandlungen; Probleme im Zusammenhang mit Entscheidungsfindung und Fähigkeit;

Einfluss auf das Familienleben (Page et al., 2020). Kinder, die Gruppen von Minderheiten angehören, haben größere Schwierigkeiten, Zugang zu den Dienstleistungen zu bekommen, die sie brauchen – ein Beispiel für Intersektionalität (Brenner et al., 2018). Rasse, Ort, Sprache und Kultur haben Einfluss auf den Zugang zu Dienstleistungen, gesundheitsbezogene Ergebnisse und Bedürfnisse, für die sie Unterstützung brauchen.

10.1.2 Statistische Zahlen

Der *National Service Framework* (Standard 8: Kinder und Jugendliche mit Behinderungen und solche mit komplexen gesundheitlichen Bedürfnissen) hat eine Zunahme der Anzahl von Kindern mit komplexen Bedürfnissen festgestellt; zurückgeführt wird dies darauf, dass immer mehr zu früh geborene Babys und Kinder mit schweren Traumata oder Krankheiten wie Zerebrallähmung, zystische Fibrose und Duchenne-Muskeldystrophie überleben (Department of Health, 2004; Pinney, 2017).

2007 hatten laut Schätzungen des Department for Education and Skills 100.000 Kinder mit Behinderungen komplexe Versorgungsbedürfnisse (Council for Disabled Children and True Colours Trust, 2017). 2017 waren es 118.000 (Pinney, 2017); diese Zunahme betraf vor allem Schuldkinder mit den erwähnten komplexen Bedürfnissen, was möglicherweise auf eine verbesserte Identifizierung im Bildungssystem zurückzuführen ist; in der sozialen Versorgung waren es nur 2.250 Kinder, die aufgrund einer Behinderung unterstützt wurden. Kinder mit Lernbehinderungen und Autismusspektrumstörung machen den größten Anteil unter den Kindern mit komplexen Bedürfnissen aus (**Kap. 9**). Dies kann eine Folge der Kürzung finanzieller Mittel und Zugangsmöglichkeiten sein, aber es kann auch bedingt sein durch die Unterstützung, die Kinder in früheren Phasen ihres Lebens erhalten.

Fallstudie: Harry

Harry hat Hämophilie und sein Kontakt zu den Gesundheitsdiensten begann bereits vor seiner Geburt, weil es unerlässlich war, Pläne für eine sichere Geburt zu entwickeln. Bei Familien mit genetischen Anomalien oder Risiken beginnt die Planung manchmal schon vor der Empfängnis.

Diese Pläne beinhalten verschiedene Scans zur Ermittlung des Geschlechts und Anweisungen zur Behandlung der durch das Geburtstrauma verursachten Schäden. Außerdem wurde die Familie darauf hingewiesen, dass sie sich auf ein Kind einstellen muss, dessen Bedürfnisse ihr Leben komplizierter machen.

Diese Kinder nutzen häufig von Geburt an die Gesundheitsdienste und werden meistens in speziellen Schulen unterrichtet, wo sie zusätzliche Unterstützung bekommen (Pinney, 2017). Manchmal beginnt die Planung ihrer Versorgung schon vor der Geburt – denken Sie an das Beispiel von Harry, von dem schon an früherer Stelle in diesem Buch die Rede war, und an die Vorbereitungen, die seine Familie vor seiner Geburt getroffen hat.

Übung 10-1: Kritisches Denken

Lesen Sie die Fallstudie über Harry und seine Familie und beantworten Sie die folgenden Fragen:

Welche Maßnahmen sollten Harrys Eltern vor seiner Geburt ergreifen, um sicherzustellen, dass sie beim Umgang mit seinen Bedürfnissen Unterstützung bekommen?

Welche Abteilungen sind Ihrer Meinung nach dafür zuständig?

Eine kurze Antwort finden Sie am Ende des Buchs.

10.2 Familienzentrierte Versorgung

Bei der Arbeit mit Kindern ist es wichtig, besonders auf die Personen in ihrem Umfeld zu achten. Es wurde schon darauf hingewiesen, wie emotional und körperlich erschöpfend der Alltag für Menschen mit komplexen Bedürfnissen sein kann (**Kap. 8**); dies gilt auch für die Menschen, die Kinder mit komplexen Bedürfnissen versorgen müssen und deren größtes Problem Erschöpfung ist (Dawood & Price, 2015). Es gilt, drei wichtige Punkte zu berücksichtigen, wenn man mit solchen Familien, insbesondere mit Eltern oder Hauptbetreuungspersonen, arbeitet (Page et al., 2020): der Umfang ihrer Pflichten, deren Einfluss auf ihr Alltagsleben und ihre Reise über die Jahre und Lebenszeit des Kindes. Sie sind verantwortlich für die wichtigen medizinischen Behandlungen, die Koordination der Versorgung, sie müssen die Bedürfnisse ihrer Familie beachten und sich darum kümmern, dass die Bedürfnisse der übrigen Familienmitglieder ebenfalls Berücksichtigung finden. Wenn sie sich von Anfängern zu Experten entwickeln, wird manches davon völlig selbstverständlich sein, und im Laufe der Zeit wird auch die Beziehungen zu den wichtigsten Mitarbeiter*innen und Teams immer enger und besser.

Brenner und Autorenteam (2018) haben im Zusammenhang mit den Auswirkungen des Bewältigungsvermögens der Eltern die durch ihre Pflichten bedingte Belastung aufgezeigt, die ihre körperliche Gesundheit, ihre finanzielle Situation, ihre Berufstätigkeit, ihre psychische Gesundheit, ihren Kontakt zu anderen und ihre

Identität beeinträchtigt. Die Eltern stellen in der Regel die Bedürfnisse ihrer Kinder über ihre eigenen, was meistens darauf hinausläuft, dass ihre Bedürfnisse unberücksichtigt bleiben. Einige Eltern zögern, Hilfe anzunehmen, vielleicht weil sie, aufgrund ihrer Kultur, nicht hilfsbedürftig erscheinen wollen, oder sie tun alles, um ihrem Kind ein Leben zu ermöglichen, das vergleichbar ist mit dem eines Kindes ohne diese Probleme (Dawood & Price, 2015). Manchmal merken sie, dass sie wegen der Aufmerksamkeit erregenden Verhaltensweisen ihres Kindes an bestimmten öffentlichen Plätzen nicht gern gesehen sind (Currie & Szabo, 2019, 2020); Grund ist die Unwissenheit der Bevölkerung und die Angst vor Verschiedenartigkeit. Das Stigma der Verschiedenartigkeit, besonders bei Kindern, die eine andere neuronale Ausstattung haben, kollidiert mit den sozialen Normen, was noch dadurch verschlimmert wird, dass diese Krankheiten äußerlich nicht zu erkennen sind (**Kap. 9**). Manchmal wird dies als intensive elterliche Betreuung bezeichnet; damit sind die zusätzlichen Bemühungen gemeint, die Eltern von Kindern mit komplexen Bedürfnissen (**Abb. 3-1**) investieren müssen (Woodgate et al., 2015, 2016). Überlegen Sie, welche Aspekte ihres Lebens beeinträchtigt sind; danach können Sie, wenn Sie mögen, mehr in dem Text von Woodgate darüber lesen.

Für viele Familien ändert sich nichts, wenn das Kind erwachsen wird und von den Diensten für Kinder zu denen für Erwachsene wechselt.

In dem Stadium, in dem Harry und seine Situation geschildert wurde, haben seine Eltern sich entschieden, die Versorgung zu übernehmen. In der Regel führt die Arbeit mit dem für die Gesundheitsversorgung zuständigen Team dazu, dass im höheren Lebensalter des Kindes die Fähigkeit der Eltern, selbst die Versorgung zu übernehmen, wächst und sich weiterentwickelt. Manchmal führen die elterlichen Entscheidungen zu Konflikten mit dem für die Gesundheitsversorgung zuständigen Team, wenn sich der Kummer der Eltern über den Verlust des Kindes, das sie sich wünschten, mit der Realität und der Planung der Zukunft des Kindes kollidiert. Dies kann zu Gerichtsprozessen führen, von denen einige großes Aufsehen erregten wie der Fall von Charlie Gard. [Anm. d. Hrsg.: Ärzte diagnostizierten wenige Wochen nach der Geburt des Kindes einen äußerst seltenen Gendefekt; das Gehirn des Kindes bekam nicht genug Sauerstoff, die Kraft zum eigenständigen Atmen reichte nicht aus; der Fall gelang in die Medien, da die Eltern erst nach langem juristischem Streit schließlich zustimmten, die Behandlung des Kindes zu beenden]. Ältere Kinder sind vielleicht in der Lage, etwas zu diesen Entscheidungen beizutragen, weil sie besser abwägen können.

10.3 Fähigkeit, Zustimmung und Kompetenz

Kompetenz bezieht sich auf das Recht, eigene Entscheidungen zu treffen und, was die Kinder anbelangt, ist es abhängig von den Gesetzen des Landes, in dem sie leben (World Health Organization, 2021). Es ist wichtig zu wissen, dass die Fähigkeit eines Kindes unterschiedlich ist: Manche Kinder haben so viel Kenntnisse und Erfahrungen, dass sie für sich selbst sprechen können. Wenn sie älter werden, wächst auch ihre Fähigkeit, über ihre Entscheidungen zu diskutieren, doch auch die Wünsche von jüngeren Kindern sollten angehört werden. Die World Health Organization (2021, S. 6) hat Qualitätskriterien für Gesundheitsdienste aufgelistet, die für „Heranwachsende geeignet sind“:

- **Zugänglich:** Heranwachsende können die angebotenen gesundheitsbezogenen Dienstleistungen in Anspruch nehmen.
- **Akzeptabel:** Die Heranwachsenden wollen die angebotenen gesundheitsbezogenen Dienstleistungen in Anspruch nehmen.
- **Gerecht:** Alle Heranwachsende, nicht nur bestimmte Gruppen, können die angebotenen gesundheitsbezogenen Dienstleistungen in Anspruch nehmen.
- **Geeignet:** Die gesundheitsbezogenen Dienstleistungen entsprechen denen, die Heranwachsende brauchen.
- **Effizient:** Die richtigen gesundheitsbezogenen Dienstleistungen werden einwandfrei durchgeführt und leisten einen positiven Beitrag zur Gesundheit.

Diskussionen über Fähigkeit bei Kindern drehen sich meistens um die Behandlung und Entscheidungen, die die Sexualität oder Reproduktivität betreffen. Bei Menschen mit komplexen Bedürfnissen ist das genauso; sie äußern manchmal den Wunsch, früher über ihre Behandlung mitzubestimmen, wenn sie schon lange Zeit damit gelebt haben. Oder aber sie lehnen dies ab, insbesondere wenn sie schon beängstigende Situationen im Bereich der Gesundheitsversorgung erlebt haben (Dawood & Price, 2015). Unabhängig von der Einstellung des Kindes gelten für Sie in Bezug auf Entscheidungen und Versorgung die gleichen ethischen Prinzipien wie für die anderen Bereiche Ihrer Praxis (Dawood & Price, 2015). Heranwachsende haben das Recht, ihre Entscheidungen zu äußern, Zugang zu den Diensten zu haben, die sie brauchen, und die Rechte geltend zu machen, über die sie verfügen (UNO, 1989).

Autonomie ist ein Thema, das Schwierigkeiten bereiten kann: Ältere Kinder haben zwar die Möglichkeit, selbst Entscheidungen zu treffen, aber es gibt Prozesse und Systeme, die sie schützen und unterstützen (Dawood & Price, 2015). Die Rolle der Betreuungspersonen oder der Eltern spielt eine zentrale Rolle; sie agieren oft als Versorgungskoordinator*innen oder Case Manager*innen und sie müssen darauf achten, wie sie ihre Energie und Zeit in diese Arbeit investieren.

10.3.1 Fraser-Richtlinien und Gillick-Kompetenz

Fraser-Richtlinen

Bei den Fraser-Richtlinien geht es um Gesundheit und Sexualität, denn seriöse Aufklärung und Zugang zur Beratung ist wichtig für junge Menschen (14 bis 24-jährige) (Latham-Cork et al., 2018). Die Voraussetzung ist, die jungen Menschen müssen älter als 13 Jahre sein, die gegebene Empfehlung verstehen können und sich nicht überzeugen lassen, ihre Eltern, mit oder ohne Unterstützung, zu informieren.

Gillick-Kompetenz

Gillick-Kompetenz bedeutet, dass Kinder ohne Zustimmung ihrer Eltern Entscheidungen treffen dürfen, wenn ihnen dies zugetraut wird. Den Anstoß hierzu gab ein Gerichtsprozess (House of Lords in Gillick v West Norfolk and Wisbech AHA, 1986), bei dem die Mütter von Mädchen unter sechzehn Jahren die Entscheidung des Department of Health rückgängig machen wollten, dass Ärzte ohne Einwilligung der Eltern über Kontrazeptiva [zur Empfängnisverhütung] informieren und diese auch verschreiben dürfen (Griffith, 2021). Für die Gillick-Kompetenz müssen zwei Faktoren gegeben sein: Reife und Intelligenz. Reife bedeutet, dass das Kind Erfahrung hat, die Entscheidung selbst einzuschätzen weiß und über die Fähigkeit verfügt, mit den aus der Entscheidungsfindung resultierenden Folgen umzugehen. Intelligenz bedeutet, dass das Kind in der Lage ist, die Entscheidung zu verstehen, die Risiken und Vorteile gegeneinander abwägen kann und sich über die langfristigen Auswirkungen seiner Entscheidungen bewusst ist.

Um die Gillick-Kompetenz eines Kindes zu überprüfen, sollten Gesundheitsexpert*innen auf folgende Faktoren achten. Das Kind muss

- in der Lage sein, zu verstehen, dass eine Entscheidung ansteht und dass die Entscheidung Konsequenzen hat
- den Wunsch und die Fähigkeit haben, diese Entscheidung zu treffen, oder jemanden beauftragen, die Entscheidung zu treffen, wenn das Kind dies wünscht
- in der Lage sein, die Risiken und Nebenwirkungen der Behandlung zu verstehen
- verstehen, wie viele Möglichkeiten zur Auswahl stehen, und wissen, welche Risiken bei den alternativen Behandlungen auftreten können
- verstehen, welche Folgen es hat, sich gegen eine Behandlung zu entscheiden
- verstehen, welche Konsequenzen die Behandlung langfristig hat und welche Auswirkungen mit Blick auf Schulunterricht, Familie und Wohlergehen zu erwarten sind
- völlig unabhängig von äußerer Einflussnahme sein.

In R (Axon v Secretary of State for Health, 2006) gab es einen Fall, bei dem ein Elternteil sich gegen den Grundsatz der Vertraulichkeit wehrte, wenn es um Kinder geht, die Rat in sexuellen Fragen suchen (Griffith, 2021). Das Ergebnis: Die Gillick-Prinzipien gelten auch für andere Behandlungen. Moscati (2022) verwies auf die gesetzlich festgelegte Annahme, dass Menschen über sechzehn Jahre diese Fähigkeit haben, und das Oberste Gericht verfügte, dass Gesundheitsfachpersonen sie einbeziehen sollten, wenn es um Fragen geht, die die Behandlung betreffen. Fälle wie diese offenbaren, dass die Ungleichheiten und die Autorität, die die vulnerablen Mitglieder der Gesellschaft zu spüren bekommen, durch das Fallrecht und die Literatur zu diesem Thema gedeckt waren.

10.3.2 Fähigkeit bei Kindern mit komplexen Bedürfnissen

Für Kinder mit komplexen Bedürfnissen bedeutet dies, dass sich im Zuge ihrer Entwicklung das Bedürfnis entwickelt, ihre Behandlung selbst in die Hand zu nehmen und dass ihr Anrecht darauf bei einem Gespräch mit dem Kind und seiner Familie zum Ausdruck gebracht werden kann. Es gibt verschiedene Ansätze zum Thema gemeinsame Entscheidungsfindung, die sowohl für Kinder als auch für Erwachsene gelten, aber die WHO hat eine Richtlinie für die Praxis herausgegeben, die viele nützliche Strategien und Informationen enthält (World Health Organization, 2021). Sie besteht aus vier Schritten (**Abb. 10-1**), die besonders für Heranwachsende geeignet sind, die gemeinsam mit ihrem für die Gesundheitsversorgung zuständigen Team und ihren Eltern eine Entscheidung treffen wollen. Wie man sieht, enthält sie noch weitere Modelle für gemeinsame Entscheidungsprozesse, aber sie bildet auch die Belange junger Menschen ab, was beachtenswert ist.

Beim Thema Entscheidungsfindung sind moralische und gesetzliche Aspekte zu berücksichtigen; die Kinder fangen an, sich selbst eine Meinung zu bilden und ihre Gefühle zu entwickeln, sind aber noch nicht so weit, dass ihnen Gillick-Kompetenz attestiert werden kann (Navin et al., 2021). Erwachsene sind ethisch, moralisch und gesetzlich verpflichtet, im besten Interesse der Kinder zu handeln, besonders dann, wenn deren aktuelle Entscheidungen verhindern, dass es ihnen in der Zukunft gut geht. Kinder haben nur eine vage Vorstellung davon, was Tod oder eine schwere Erkrankung wirklich bedeutet. Die Fähigkeit der Praktiker*innen ist von entscheidender Bedeutung auf allen Ebenen des Entscheidungsprozesses im Bereich der gesundheitlichen oder sozialen Versorgung, umso mehr, wenn es um Kinder mit komplexen Bedürfnissen geht – diese können die Krankheit oder die Behandlungen betreffen (Woodman et al., 2018). Innerhalb der Dienste, die Kontakt zu Kindern mit komplexen Problemen haben, stehen verschiedene Versorgungsmodelle zur Verfügung, von denen einige hier vorgestellt werden.

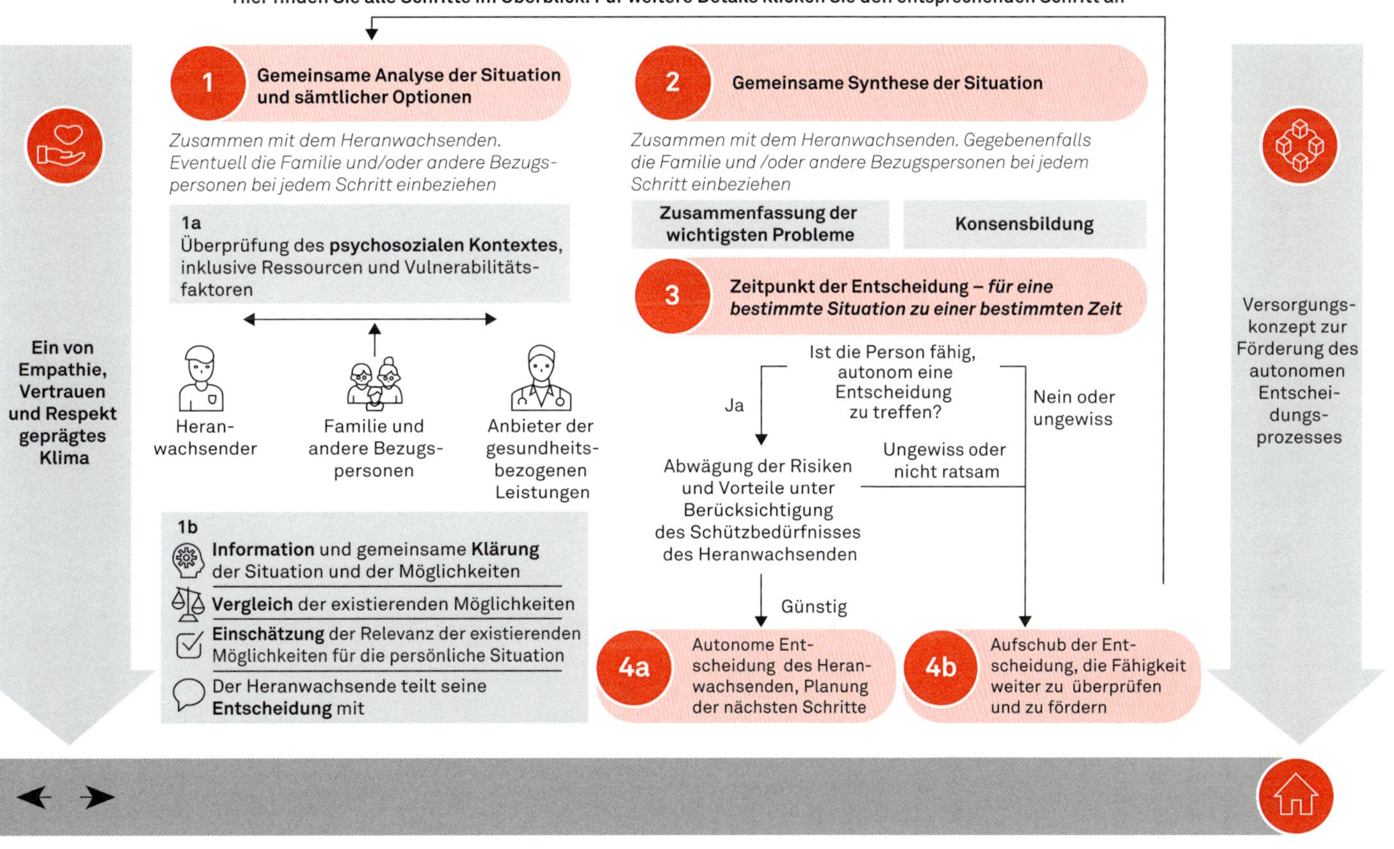

Abbildung 10-1: Praktische Schritte zur Einschätzung und Förderung der Fähigkeit von Heranwachsenden, autonom Entscheidungen zu treffen (World Health Organization, 2021, S. 15)

10.4 Verschiedene Versorgungsmodelle

Dass es erforderlich ist, die Bedürfnisse von Kindern mit komplexen Problemen in Auftrag zu geben und zu planen, ist offensichtlich. Dennoch gibt es Kritik am *National Framework* vonseiten der Behörden, weil Informationen über die zu erwartende Nachfrage nach einer Fortführung der Versorgung oder weiterführenden Informationen fehlen (Pinney, 2017). Die entsprechenden Organisationen brauchen dringend Informationen, die aus dem Bildungsbereich stammen – die Übertragbarkeit von Informationen ist absolut notwendig.

Fallstudie: Harry

Ein kurzer Rückblick.
Harry ist ein Kind mit Hämophilie; sein Kontakt zu den Gesundheitsdiensten begann schon vor seiner Geburt, weil seine Eltern Bedenken hatten, mit einem Kind, das langfristige komplexe Bedürfnisse hat, in der Gemeinde zu leben.

Übung 10-2: Kritisches Denken

Lesen Sie den oben geschilderten Fall von Harry und seiner Familie und beantworten Sie die folgende Frage: Welches multidisziplinäre Team kann während Rosemarys Schwangerschaft und in der ersten Phase von Harrys Leben beauftragt werden?

Eine kurze Antwort finden Sie am Ende des Buchs.

Wie das Szenario zeigt, ist es wichtig, die Versorgung eines Kindes wie Harry zu integrieren und zu koordinieren.

10.4.1 Integrierte Versorgung

Was integrierte Versorgung bedeutet, dürfte Ihnen, wenn Sie das Buch bis hierher gelesen haben, klar sein, und auch, dass die Diskrepanz zwischen den Bedürfnissen und dem System der gesundheitlichen und sozialen Versorgung gravierende Probleme für die Familien darstellt (Brenner et al., 2018). Hier zeigt sich die Notwendigkeit der Zusammenarbeit innerhalb des ganzen Systems, insbesondere, wenn die sozialen und politischen Determinanten der Gesundheit miteinander verknüpft werden (**Kap. 2, 3**). Es ist wichtig, dass die Politik die notwendigen Veränderungen des Systems wahrnimmt; Engagement ist gefragt, wenn es darum geht, hier Hilfestellung zu geben, sei es vonseiten der Patient*innengruppen oder Gesundheitsfachpersonen. Es gibt überzeugende Belege dafür, dass das System Geld spart, wenn die Erfahrungen und Ergebnisse dieser Kinder und ihrer Familien verbessert werden (Cohen et al., 2012). Auch die Familien sparen Geld. Diese Kriterien hatten massive Auswirkungen (Goodwin et al., 2021):

- *Einzelperson:* Ganzheitlicher Fokus. Den Menschen wird geholfen, funktionaler, unabhängiger und resilienter zu werden, was ihr Selbstmanagement verstärkt.
- *Klinik und Dienste:* Die Patient*innen werden an eine einzige Stelle überwiesen, wo die Koordination der Versorgung erfolgt. Namentlich erwähnte Versorgungskoordinator*innen, die dort bleiben.
- *Gemeinde:* Die lokale Gemeinde einbeziehen. Aufklärung und Vertrauen verbessern das Engagement und die Rechtmäßigkeit und die Koordinator*innen werden mit Ressourcen versorgt.
- *Funktionalität:* Der Austausch zwischen dem Team und shared records [gemeinsame Daten] ist absolut notwendig. Empfohlen wird eine high-touch, technologiearme Methode, um die Zusammenarbeit und wichtige Gespräche zu verbessern.
- *Organisation:* Die richtigen Dienstleistungsnutzer*innen anvisieren, die Koordination der Versorgung lokalisieren und die Führung und langfristige Mitarbeit der Beauftragten gewährleisten.
- *System:* Integrierte gesundheitliche und soziale Versorgung sowie die Zusage der Politik, die eine ganzheitliche Koordinierung der Versorgung miteinschließt, ermöglicht langfristige Planung und Stabilität.

Gibt es keinen Plan für die Evaluation der Ergebnisse, hat dies zur Folge, dass die Dienste keine Zeit haben, sich so lange weiterzuentwickeln, bis von ihnen ein Beweis für ihre Effizienz verlangt wird.

10.4.2 Die Koordination der Versorgung

Das Thema Koordination der Versorgung wurde bereits diskutiert (**Kap. 5**). Diese Aufgabe erfordert großes Geschick in puncto Beziehungsaufbau mit Familien und anderen, für die gesundheitliche oder soziale Versorgung zuständigen Teams (Looman et al., 2013).

10.4.3 Transitionale Versorgung

Transitionale Versorgung fällt unter die allgemeine Definition, da sie sowohl für den Wechsel von akuten Dienstleistungen zu gemeindenahen Dienstleistungen als auch für den Wechsel von Dienstleistungen für Kinder zu Dienstleistungen für Erwachsene verwendet wird. Ziel ist es, ein Bündel von Maßnahmen anzubieten, um die Koordination und die Kontinuität der Gesundheitsversorgung zu gewährleisten, da die Patient*innen medizinische Teams, Orte und Versorgungsebenen wechseln.

Um Dienste anzubieten, die Heranwachsenden den Wechsel zu Dienstleistungen für Erwachsene ermöglichen, müssen bestimmte Faktoren gegeben sein, z.B. namentlich genannte Personen, die als Koordinator*innen der Versorgung oder als Ansprechpartner*innen fungieren, und die Ausbildung der Mitarbeiter*innen im Rahmen der Dienste für Erwachsene (The Queen's Nursing Institute, 2018). Die Planung sollte Aufgabe des multidisziplinären Teams sein, jedoch unter Einbeziehung der Familien und der wichtigsten für die Versorgung zuständigen Mitarbeiter*innen.

Der Wechsel kann auch den Ort der Dienstleistungen betreffen, z.B. vom Akutkrankenhaus zur häuslichen Umgebung. Noch einmal betont: Eine ganzheitliche Planung der Entlassung unter Einbeziehung der Familie, des multidisziplinären Teams und des Hausarztes/der Hausärztin ist wichtig (Campbell et al., 2016). Der Wechsel kann auch von der häuslichen Umgebung zu einem von der betroffenen Person ausgewählten Ort erfolgen (unabhängig davon, ob es sich um einen jungen Erwachsenen oder eine Person mit einer Lernbehinderung handelt) oder die betroffene Person kann sich auch entscheiden, in einer alternativen Unterkunft zu leben, in einer familienähnlichen Wohngemeinschaft oder einem Internat (z.B. das Star College). Ausbildung und Unterstützung sind eine Intervention, die darin enthalten sein sollte, und gegebenenfalls auch das Equipment, wozu unter anderem auch moderne Technologie gehört.

10.5 Selbstmanagement

Die ganzheitliche Art, mit Menschen zu arbeiten, die darauf abzielt, ihnen beizubringen, mit ihrer Krankheit und ihrer Situation entsprechend ihrer Fähigkeit umzugehen, setzt voraus, dass Sie genau wissen, was Sie von einer Person mit begrenzter Energie und Zeit verlangen können. Bei Kindern müssen Sie bedenken, was Sie von den Eltern, Geschwistern und anderen Beteiligten verlangen (Lozano & Houtrow, 2018). Sie können feststellen, inwiefern veränderbare und nicht veränderbare Einflüsse sich auf den Umgang mit dem Selbstmanagement auswirken (Modi et al., 2012), wenn Sie Ihr eigenes Leben betrachten: Wie wird Ihr Verhalten von Ihrer

Familie beeinflusst? Was ist mit Ihrer Gruppe oder den Systemen, in denen Sie leben? Einige davon lassen sich verändern – haben Sie eine Idee, welche Sie in Ihrem Leben verändern könnten? Andere lassen sich nicht so leicht verändern. All diese Dinge prägen die Bereitschaft der Menschen, sich an das Therapieschema oder die Veränderungen Ihres Lebensstils zu halten.

10.6 Technologie

Manches kann verbessert werden mithilfe von Technologie, damit das Kind zu Hause bleiben kann und nicht ins Krankenhaus muss; dank der medizinischen Fortschritte bei bestimmten Krankheiten wie Hämophilie hat sich die Behandlung verändert. Früher war ein wochenlanger Aufenthalt im Krankenhaus nötig, heute werden in der häuslichen Umgebung alle vierzehn Tage subkutane Injektionen verabreicht! Mechanische Beatmungsgeräte, IV-Katheter, Tracheostomie-Sonden, Vorrichtungen für die Nahrungsaufnahme (feeding devices) sowie Katheter- und Kolostomie-Beutel – all dies sind Beispiele für technologische Möglichkeiten, die auch in der häuslichen Umgebung Verwendung finden können und einen Krankenhausaufenthalt unnötig machen (Elias & Murphy, 2012). Es gibt fertig gefüllte (pre-filled) Pillen-Timer, die sinnvoll sind, sich daran zu erinnern. Wenn ein Kind ins Krankenhaus muss, ist all dies im Voraus zu bedenken. Vieles davon ist meistens Teil der Aufgaben des/der Beschäftigungstherapeut*in, doch auch andere spezialisierte Praktiker*innen im Gesundheitsbereich, z. B. Sprech- und Sprachtherapeut*innen, Pflegespezialist*innen, Sozialarbeiter*innen und andere spielen eine Rolle. Um es noch einmal zu sagen, das Kind und seine Familie müssen in all diese Entscheidungen und Überlegungen stets einbezogen werden. Training spielt eine große Rolle, aber der Umgang mit Vorrichtungen zum Absaugen und für die Nahrungsaufnahme (feeding devices) will erlernt sein (Elias & Murphy, 2012). Noch einmal: Wir bitten Eltern und Betreuungspersonen, Aufgaben zu übernehmen, für deren Bewältigung ihnen momentan noch die Fähigkeit fehlt.

10.7 Zusammenfassung, Ausblick und Weiterführendes

In diesem Kapitel ging es um Definitionen und statistische Zahlen für Kinder mit komplexen Problemen sowie um das Thema Fähigkeit und Zustimmung im Zusammenhang mit Kindern und ihren Familien. Das Kind wurde im Kontext der Systeme betrachtet, mit denen es konfrontiert ist, und die Bedürfnisse der ganzen Familie mit Blick auf die verschiedenen Versorgungsmodelle beleuchtet.

Es wird, wie bei allen anderen Kapiteln, empfohlen, dass Sie diese neuen Informationen in den Kontext Ihrer Praxis integrieren und sich überlegen, wo Sie mit Menschen in Kontakt kommen, die in solchen Situationen leben. Unabhängig davon, ob Sie im Akutbereich oder in der Gemeinde arbeiten, Sie werden immer Menschen begegnen, die mit diesen Herausforderungen leben, und als Gesundheitsexpert*in wird von Ihnen erwartet, dass es Ihnen gelingt, den Bedürfnissen dieser Menschen optimal zu begegnen und mit Ihnen zu arbeiten.

Weiterführende Hinweise und Webseiten werden in dem nachfolgenden Kasten zusammengefasst.

Weiterführende Literatur und Webseiten

National Institute for Health and Care Excellence. (2023). *Transition from Children's to Adults' services*. Available from https://www.nice.org.uk/guidance/qs140
Darstellung der Qualitätsstandards für den Wechsel.

Sarimski, K. (2016). *Soziale Teilhabe von Kindern mit komplexer Behinderung in der Kita*. Reinhardt Verlag.
Das Buch arbeitet mit vielen Fallbeispielen aus dem Kita-Alltag.

World Health Organization. (2021). *Assessing and Supporting Adolescents' Capacity for Autonomous Decision-Making in Health Care Settings: A Tool for Health Care Providers. Web Annex: Algorithm for Health Care Providers*. Available from https://apps.who.int/iris/handle/10665/350193
Hier geht es um den Algorithmus, der das Modell ausführlicher beleuchtet.

Webseiten

The Queen's Nursing Institute. (2018). *Transition of Care Programme. Final Report 2018*. Available from https://qni.org.uk/wp-content/uploads/2018/09/Transition-of-Care-Programme-Final-Report-2018-web.pdf

Royal College of Nursing. (2024). *Children and Young People: Transition to Adult Services*. Available from https://www.rcn.org.uk/library/subject-guides/children-and-young-people-transition-to-adult-services
Royal College of Nursing – auf dieser Seite sind die wichtigsten Ressourcen aufgelistet.

UNICEF. (o. D.). *Die UN-Kinderrechtskonvention: Alle Kinder haben Rechte!*. Verfügbar unter https://unicef.at/kinderrechte-oesterreich/kinderrechte/ Die Generalversammlung der Vereinten Nationen verabschiedete 1989 die UN-Konvention über die Rechte des Kindes (KRK). Die Webseite gibt hilfreiche Informationen.

11 Komplexe Pflegesituationen durch Care und Case Management meistern

Stefan Schmidt

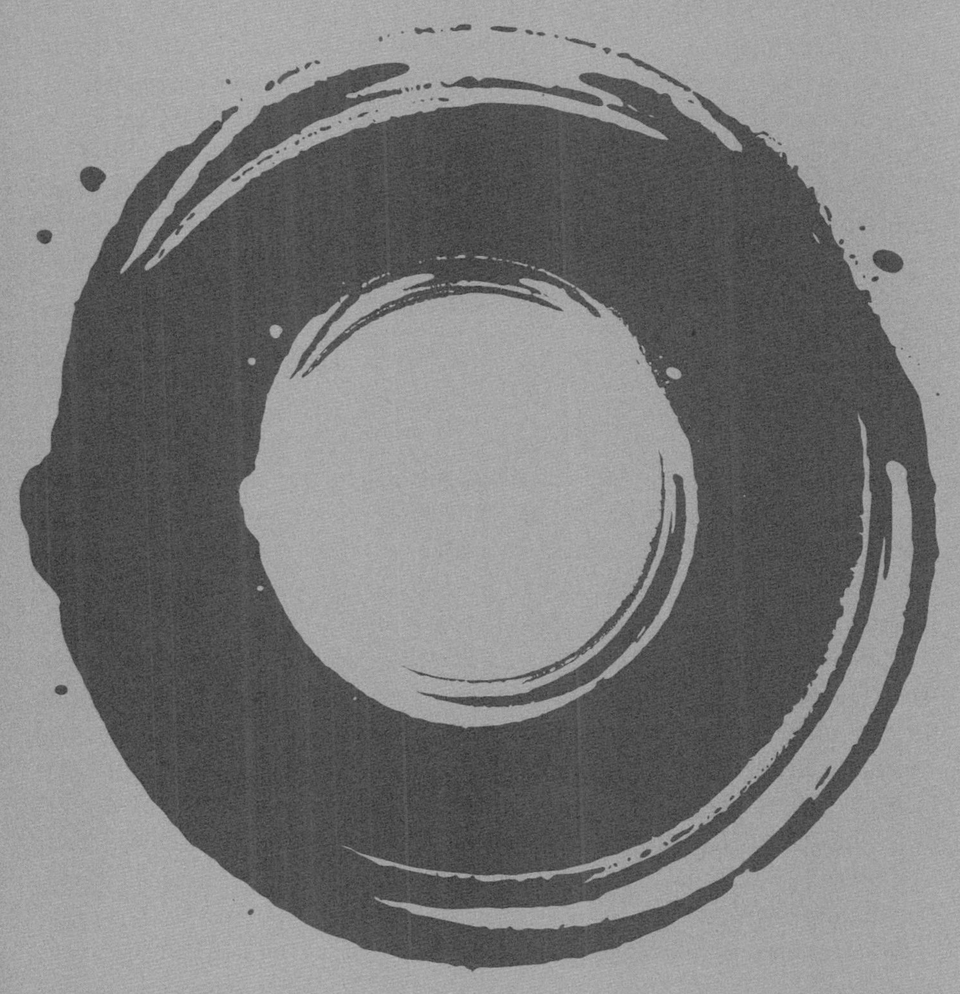

Care und Case Management ist ein nützliches Verfahren, um Patient*innen Zugang zu den notwendigen Hilfen zu verschaffen und ihnen aus der unübersichtlichen Vielfalt von Angeboten zu einer systematischen und individuell zugeschnittenen Pflege und Versorgung zu verhelfen. Vor dem Hintergrund knapper werdender Ressourcen werden „neue Versorgungskonzepte" für eine gezielte und aufeinander abgestimmte Pflege erforderlich. Im Fokus des Verfahrens steht die Perspektive der einzigartigen Patient*in; nicht zuletzt, um eine Verbesserung oder Aufrechterhaltung ihrer Lebensqualität erzielen zu können.

Für ein gelingendes Care und Case Management sind unterschiedliche Berufsgruppen gefragt, die in unterschiedlichen Settings arbeiten. Das können beispielsweise Kliniken und Spitäler sein, ambulante Pflegedienste und Spitex-Organisationen oder auch Beratungsstellen wie Pflegestützpunkte.

Nach der Lektüre dieses Kapitels können Sie Care und Case Management definieren, wissen um die Bedeutung zentraler Begrifflichkeiten, kennen die fünf Phasen des Verfahrens mit wichtigen Instrumenten und wissen um die internationale und nationale Studienlage zum Care und Case Management.

11.1 Einleitung

Das Gesundheitswesen hält zahlreiche Angebote von Pflege, Therapie und Medizin vor, die für viele Menschen nur schwer zu überblicken sind. Care und Case Management bietet Menschen Unterstützung, die aus eigener Kraft nicht die Hilfen besorgen können, die sie benötigen. Gründe dafür können pathophysiologisch, behandlungsbedingt, situativ oder entwicklungsbezogen sein.

Case Management orientiert sich am Umfeld der Person, *Care* Management vernetzt Akteur*innen in der Region (z. B. in der Gemeinde oder im Stadtteil) und sorgt für eine stabile Zusammenarbeit. Damit Hilfen organisiert werden können, sind detaillierte Kenntnisse von Angeboten der Versorgung, Trägern und Finanzierungsmöglichkeiten notwendig. Ohne ein vernetztes Arbeiten kann die Arbeit am Fall nicht gelingen. Es ist deshalb richtig, von Care und Case Management zu sprechen.

Die Deutsche Gesellschaft für Care und Case Management (DGCC) hat folgende Definition, die im gesamten D-A-CH-Raum anerkannt ist:

„Case Management ist eine Verfahrensweise in Humandiensten und ihrer Organisation zu dem Zweck, bedarfsentsprechend im Einzelfall eine nötige Unterstützung, Behandlung, Begleitung, Förderung und Versorgung von Menschen angemessen zu bewerkstelligen. Der Handlungsansatz ist zugleich ein Programm, nach dem Leistungsprozesse in einem System der Versorgung und in einzelnen Bereichen des Sozial- und Gesundheitswesens effektiv und effizient gesteuert werden können." (DGCC, 2020).

Für Menschen in „komplexen Pflegesituationen“ und ihre Unterstützer*innen ist es schwer, einen Überblick zu behalten, erforderliche Hilfen, die eine hohe Lebensqualität ermöglichen, zu organisieren und zu koordinieren. Angebote laufen vielfach nebeneinanderher, anstatt integriert und sektorenübergreifend. Zwar spezialisieren sich formelle (berufliche) Dienstleister*innen zunehmend mit ihren Angeboten, jedoch sind häufig Schnittstellenprobleme zu verzeichnen, sobald mehrere Akteur*innen an der Pflege und Therapie beteiligt sind. Daraus können sich Probleme einer Über-, Unter- oder Fehlversorgung ergeben, wenn sich die Beteiligten nicht ausreichend abstimmen. Versorgungsbrüche entstehen viel zu oft, wenn es

Kasten 11-1: Gesetzliche Grundlagen in Deutschland und Österreich

Durch das Pflegeweiterentwicklungsgesetz 2008 wurde die Beratung und Unterstützung von Menschen mit komplexem Pflegebedarf zur Regelversorgung erhoben. Bereits seit 1.1.2009 gibt es einen Rechtsanspruch auf eine am Care und Case Management orientierte Pflegeberatung (§ 7a SGB XI). Kassen, Kommunen und Sozialhilfeträger erhielten die Möglichkeit, Pflegestützpunkte zu errichten und eine am Care und Case Management gestützte Beratung und Versorgungskoordination anzubieten (§ 7c SGB XI). Pflegestützpunkte gibt es in Deutschland flächendeckend – mit Ausnahme der Bundesländer Sachsen und Sachsen-Anhalt, die sich gegen die Errichtung von Pflegestützpunkten entschieden haben. Pflegestützpunkte sind für gesetzlich Versicherte. Privat versicherte Personen wenden sich an die Firma Compass Private Pflegeberatung GmbH.

Ein Anspruch auf ein Versorgungsmanagement beim Übergang in unterschiedliche Settings besteht bereits seit 2007 (§ 11 Abs. 4 SGB V). Eine sektorenübergreifende Versorgung für Patient*innen nach einer Krankenhausbehandlung sichert ein Entlassmanagement (§ 39 Abs. 1a SGB V); seine Einzelheiten sind in einem Rahmenvertrag geregelt und seit 1.10.2017 für Kliniken in Deutschland verbindlich. Das Entlassmanagement orientiert sich am Care und Case Management und soll eine medizinische und pflegerische Anschlussversorgung möglich machen.

Die Bedeutung einer kontinuierlichen Versorgungssteuerung macht der Gesetzgeber in Deutschland durch seine Regelungen in den Sozialgesetzbüchern V und XI sehr deutlich; er unterstützt die Umsetzung von Care und Case Management in pflegerischen Settings von ambulant bis stationär ausdrücklich.

Neu ist das Sozialgesetzbuch XIV. Seit 1.1.2024 haben Personen (sogenannte „Schockschadenopfer von Gewalttaten“) die Möglichkeit zur Inanspruchnahme von Care und Case Management (§ 30 SGB XIV).

Ein Anspruch auf Care und Case Management ist in Österreich für das Rehabilitationsgeld im Allgemeinen Sozialversicherungsgesetz geregelt (§ 143a ASVG).

um den Übergang von akut stationären Einrichtungen in die ambulante Versorgung geht (SVR, 2018).

Prinzipielle Haltung ist, wie im Geleitwort zu dieser Ausgabe bereits beschrieben, dass nicht der Patient oder die Patientin das „komplexe Problem“ darstellt. Vielmehr werden Pflegeinterventionen und Arrangements „komplexer“, je mehr beteiligte Personen „am Patienten“ werkeln.

Patient*innen müssen an vielen unterschiedlichen Orten mit vielen unterschiedlichen Personen sprechen. Diese Personen sind in der Regel unterschiedlich ausgebildet, verfolgen unterschiedliche Interessen, haben eine unterschiedliche Sichtweise auf die Versorgungslage und sprechen nicht selten eine „Fachsprache“, die für „Normalos“ nicht verständlich ist. Von den Patient*innen wird in der Zeit ihrer Schwächung – weil sie krank, alt, behindert oder pflegebedürftig sind – viel abverlangt. Von ihnen wird ein Höchstmaß an Kommunikation erwartet. Genau hier setzt das Verfahren des Care und Case Managements an.

11.2 Komplexe Fälle in fünf Schritten

Kernstück des Care und Case Managements bilden fünf aufeinander aufbauende Phasen, die in einem Netzwerk zwischen informellen und formellen Personen stattfinden, dargestellt in **Abbildung 11-1**.

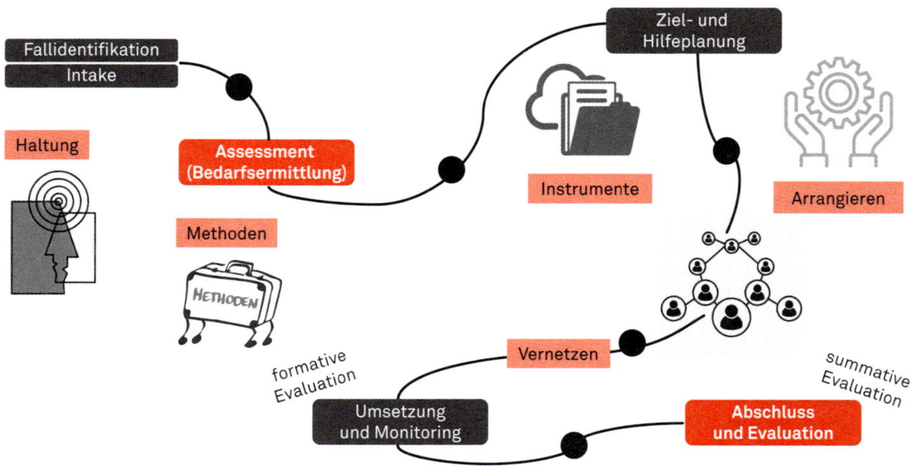

Abbildung 11-1: Phasen des Care und Case Managements (DGCC, 2020; Kollak & Schmidt, 2023a, 2023b)

1. Intake

Nicht alle Menschen benötigen ein Care und Case Management. Im Intake geht es deshalb darum, anhand von festgelegten Kriterien die Personen zu identifizieren, die durch ein Care und Case Management profitieren können. Diese Kriterien sind je nach Pflegesetting unterschiedlich, d.h. eine Schlaganfallambulanz hat andere Intake-Kriterien als eine Spitex-Organisation (ambulanter Pflegedienst). Beispiele für Intake-Kriterien können sein:

- Personen in einer definierten Altersgruppe (85+)
- mit bestimmten Erkrankungen (z.B. Schlaganfall, Depression, Demenz)
- mit bestehender Pflegebedürftigkeit
- in bestimmten Wohnsituationen (z.B. alleinlebend)
- mit finanziellen Problemen
- die für eine weitere Person verantwortlich sind (Kollak & Schmidt, 2023a).

Kliniken und Leistungsträger können zusätzlich Personen mit hohen Versorgungskosten und einer langen Liegedauer in ein Care und Case Management einschließen.

Das Intake endet mit einer schriftlichen Vereinbarung zwischen Patient*in und Case Manager*in. Gegenstand dieser Vereinbarung sind gegenseitige Rechte und Pflichten, die vertraglich (z.B. Pünktlichkeit, Verlässlichkeit) und gesetzlich (z.B. Recht auf Einhaltung des Datenschutzes) geregelt sind. Dadurch wird eine hohe Verbindlichkeit der Arbeit unterstützt (Kollak & Schmidt, 2023a).

Übung 11-1: Fallfindung

Überlegen Sie, welche Intake-Kriterien für Ihren Arbeitsbereich hilfreich sein können. Anders formuliert: anhand welcher Kriterien würden Sie Patient*innen „identifizieren" und erkennen, dass ein Care und Case Management hilfreich sein kann?

Da Sie bei dieser Übung selbst nachdenken sollen, fehlt die Antwort am Ende des Buchs.

2. Assessment

Im Assessment werden die Informationen erfasst, die für das Care und Case Management relevant sind. Instrumente unterstützen dabei, Fragen zu beantworten, welche Sorgen und Ängste die Patient*in belasten, welche Probleme es aus seiner/ihrer Sicht gibt und welche Ressourcen vorhanden sind. Im Zentrum der Kommunikation steht die Person selbst. Informelle (z.B. nahestehende Personen) und formelle Akteur*innen (z.B. Pflegefachpersonen) sprechen also nicht über den/die

Patient*in, sondern mit ihr/ihm. Mit dem Assessment werden notwendige Informationen aller Beteiligten zusammengeführt. Instrumente, die im Assessment genutzt werden, sind z.B.: Lebensereignisskala, Einschätzung subjektiver Lebensbereiche, Netzwerkkarte, Emotionsskala (Angst-, Wut-, Trauer) (Kollak & Schmidt, 2023b). Gutachten, Befunde und Überleitungsbögen liefern weitere Informationen für das Assessment.

3. Ziel- und Hilfeplanung

In der Ziel- und Hilfeplanung werden a) Haupt- und b) Handlungsziele verabredet. Die Planung stellt die individuellen Bedürfnisse der Patient*in in den Mittelpunkt und berücksichtigt ihr/sein gesundheitliches, soziales und ökonomisches Befinden. Grundlage eines Ziel- und Hilfeplans bilden die Informationen, die sich aus dem Assessment ergeben haben. Zwischen allen Beteiligten wird vereinbart, bis wann welche langfristigen (=Hauptziele) und konkreten, kurzfristigen Ziele (=Handlungsziele) erreicht werden sollen, welche Maßnahmen dafür notwendig sind, wer für sie verantwortlich ist und wer ggf. die Kosten für die verabredeten Maßnahmen übernimmt. Handlungsziele werden nach den „SMART-Regeln“ (**s**pezifisch, **m**essbar, **a**kzeptabel/**a**ttraktiv, **r**ealistisch, **t**erminiert) formuliert, die inzwischen in Gesundheit und Pflege, aber auch im Projektmanagement weit verbreitet sind.

4. Umsetzung und Monitoring

Notwendige Hilfen werden in der vierten Phase umgesetzt und „formativ“ evaluiert. Instrumente unterstützen dabei, zu „monitoren“, ob die notwendigen und erwünschten Hilfen erbracht werden, ob sie angemessen sind, um die Ziele zu erreichen, und was ggf. angepasst werden muss. Hilfreich können persönliche Hausbesuche, digitale Videokonferenzen oder der Einsatz von Pflegetagebüchern sein, um Krankheitsverläufe sichtbar machen zu können. Insgesamt erhält das Monitoring eine wichtige Aufgabe im Care und Case Management, weil durch die formative Evaluation Zufriedenheit und Qualität der Leistungen, welche die Person erhält, in den Mittelpunkt gerückt werden. In der Praxis von Care und Case Management zeigt sich, dass das Monitoring häufig vernachlässigt wird. Gründe dafür sind fehlende Zeitressourcen und ein mangelndes Verständnis für die Überprüfung der Hilfen. Findet Monitoring nicht statt, beschränkt sich die Arbeit im Care und Case Management auf die Organisation von Unterstützung. Das Potenzial des Care und Case Managements, das durch eine Übernahme von *Fallverantwortung* und *Sicher-*

stellung einer Kontinuität der Hilfen entsteht, wird nicht vollständig ausgeschöpft. Letztendlich sollen durch das Monitoring Fehl-, Über- und Unterversorgungen vermieden werden. Unterstützend wirken bspw. Hausbesuche, das Schreiben von Pflege- und Schmerztagebüchern oder der Einsatz technischer Hilfsmittel zur Kommunikation (z. B. SMS, Videokonferenzen).

Übung 11-2: Monitoring

Überlegen Sie, welche Methoden für Ihren Arbeitsbereich hilfreich sein können, um Leistungen und Pflegemaßnahmen angemessen „monitoren", d. h. beobachten, zu können.

Da Sie bei dieser Übung selbst nachdenken sollen, fehlt die Antwort am Ende des Buchs.

5. Evaluation

In der Phase der Evaluation werden Wirksamkeit der Hilfen und Zufriedenheit aller Beteiligten evaluiert. Mit dieser „summativen Evaluation" kommt das Care und Case Management zum Abschluss. Gründe können sein, dass kurzfristige Ziele erreicht wurden oder langfristige Ziele durch die organisierten Hilfen erreicht werden können. Der Evaluation kommt eine besondere Bedeutung zu, weil sie zeigt, wie gut das Care und Case Management gearbeitet hat. Die Ergebnisse lassen sich wiederum für zukünftige CCM-Fälle nutzen. Ein „Notfallplan" am Ende enthält Ansprechpersonen und Kontaktdaten, die die Person in Anspruch nehmen kann, wenn starke Veränderungen auftreten oder etwas schief läuft in der Versorgung. Dadurch erfährt die Patient*in nach dem Abschluss des Care und Case Managements mehr Sicherheit.

11.3 Forschungsergebnisse für den D-A-CH-Raum

Inzwischen liegen viele internationale Übersichtsarbeiten und Studien vor, die Wirkungsweisen von Care und Case Management untersucht haben. Es zeigen sich beispielsweise positive Effekte auf Krankenhaus/Spital-Wiederaufnahmen, Mortalität, Lebensqualität und körperliche Gesundheit.

Diese Ergebnisse aus internationalen Studien können jedoch nicht per se übertragen werden, da sie abhängig sind von den Rahmenbedingungen der jeweiligen *nationalen Gesundheitssysteme*. Erfreulicherweise gibt es inzwischen mehr und mehr Studien für Care und Case Management für den deutschsprachigen Raum.

Kasten 11-2: Care und Case Management international gut untersucht und Wirksamkeit durch Übersichtsarbeiten und randomisiert-kontrollierte Studien (RCT) hinreichend belegt

- **Review mit 105 Studien:** positive Effekte auf körperliche Gesundheit (Weightman et al., 2023)
- **Review mit 20 Studien:** positive Effekte auf Lebensqualität, Krankheitsbewältigung, Schmerzen und Ernährung (McParland et al., 2022)
- **Review mit 27 Studien:** positive Effekte bei Angst und Depression bei chronisch Erkrankten und Parkinson (Geerlings et al., 2023)
- **Review mit 30 Studien:** Reduktion der Mortalitätsrate, Verbesserung der Lebensqualität nach 6 Monaten, geringere Klinik-/Spitalaufnahmen (Checa et al., 2022)
- **RCT:** Reduktion der Notfallversorgung (Cohen et al., 2022)

Interventionsstudien

Siebenhofer et al. (2019) zeigen mit ihrer Studie eine signifikante Reduzierung von Krankenhauseinweisungen; gleichzeitig verbesserte sich die wahrgenommene Versorgungsqualität der Patient*innen durch ein Care und Case Management. Der Zeitaufwand für die beteiligten Berufsgruppen ließ sich spürbar reduzieren, sodass mehr Zeit für die Kernaufgaben zur Verfügung stand (Strupp et al., 2018). In einer Studie wurden Patient*innen mit Vorhofflimmern, die im Durchschnitt knapp 74 Jahre alt waren, begleitet. Care und Case Management stellte sich nach zwölf und nach 24 Monaten als wirksam heraus, weil es insbesondere das Wissen über die Therapie bei den Patient*innen signifikant verbesserte (Maikranz et al., 2017). Für Schlaganfallpatient*innen konnte sich die Lebensqualität signifikant steigern; gleichzeitig deuten die Ergebnisse darauf hin, dass sich Schlaganfallrezidive reduzieren lassen (Bodechtel et al., 2016), ein standardisierter Behandlungspfad die Schlaganfallnachsorge unterstützt und sich Therapieerfolge für Blutdruck, Body-Mass-Index, Nikotingebrauch und Cholesterin signifikant verbessern (Barlinn et al., 2016).

Untersuchungen zur Kostenwirksamkeit zeigen unterschiedliche Ergebnisse: in einer Studie ließ sich die Wiederaufnahmerate von Patient*innen mit neuroischämischem diabetischem Fußsyndrom im Vergleich zur Kontrollgruppe signifikant reduzieren, wodurch Kosten eingespart werden konnten (Rümenapf et al., 2013). Eine andere Studie zeigt, dass die mittleren Gesamtkosten durch Care und Case Management zwar anstiegen, sich in der Primärversorgung für Patient*innen mit einer Langzeitindikation für eine orale Antikoagulationstherapie die QALYs (quality-adjusted life year) im Vergleich zur üblichen Versorgung aber auch deutlich verbesserten (Ulrich et al., 2019). Hendricks und Autorenteam (2014) zeigen niedrigere Raten der

Krankenhaus-/Spitaleinweisungen und Wiederaufnahmen von Patient*innen mit Herzinsuffizienz, jährliche Kosten für stationäre Behandlung ließen sich dadurch signifikant reduzieren.

Die randomisierte Studie KORINNA, die in Augsburg durchgeführt wurde, liefert fünf Publikationen. Die Teilnehmenden waren zwischen 65 und 92 Jahre alt und erhielten über einen Zeitraum von zwölf Monaten Hausbesuche und eine telefonische Nachsorge. Die Studie untersuchte Effekte durch Care und Case Management auf ältere Patient*innen mit Myokardinfarkt. Das Verfahren zeigte sich als kostenneutral und führte zu einer signifikanten Verbesserung des Gesundheitszustands der Patient*innen. Die Unterschiede in den Kosten und QALYs waren allerdings statistisch nicht signifikant (Seidl et al., 2015, 2017). Gleichzeitig deuten die Ergebnisse darauf hin, dass sich die Blutfettwerte, der funktionelle Status und das Ernährungsverhalten von älteren Patient*innen mit Myokardinfarkt verbessern lässt (Hunger, et al., 2015; Kirchberger et al., 2015). Eine weitere Studie zeigt einen deutlichen Rückgang von erforderlichen Arztbesuchen sowie eine verbesserte Versorgung für Menschen mit Panikstörungen (Lukaschek et al., 2022).

Übung 11-3: Evidenzbasierte Praxis

Nutzen Sie eine gängige, Ihnen vertraute Datenbank (z.B. Medline via Pubmed) und betreiben Sie selbst eine Recherche zu aktuellen Studien zum Care und Case Management. Ein zusätzliches Schlagwort zum Pflegesetting (z.B. „Hospital“) oder zur Zielgruppe (z.B. „Age 85+ OR/AND „Multiple Sclerosis“) grenzt die Recherche für Ihren Arbeitsbereich besser ein.

Da Sie bei dieser Übung selbstständig recherchieren sollen, fehlt die Antwort am Ende des Buchs.

Evaluationsstudien

Die Akzeptanz und der Nutzen von IT-Unterstützungsangeboten durch Videokonferenzen wurde von älteren, alleinlebenden, mehrfacherkrankten Menschen als sehr hoch eingeschätzt. Durch moderierte Videokonferenzen war aus der Sicht der Teilnehmenden, die zwischen 66 und 92 Jahre alt waren, ein barrierefreier Informationsaustausch innerhalb von Care und Case Management möglich. Videokonferenzen waren nach kurzer Zeit ein vertrautes Kommunikationsmedium. Sie schafften insbesondere für mobilitätseingeschränkte Personen einen barrierefreien Zugang zu Case Manager*innen, kompensierten fehlende soziale Kontakte und ermöglichten Teilhabe (Schmidt et al., 2019). Die Netzwerkarbeit konnte durch Care und Case

Management deutlich verbessert werden, wodurch sich gleichzeitig die Zusammenarbeit mit Ärzt*innen und Klinik/Spital sowie ein Informationsaustausch spürbar verbesserte (Sahin et al., 2018a, 2018b), Behandlungsteams gestärkt werden (Waldboth et al., 2021).

Thoma und Waite (2018) interviewten Pflegende, die Care und Case Management in einem Krankenhaus ausführten und für die Entlassungsplanung von Patient*innen zuständig waren. Diese Pflegenden nahmen eine Stärkung ihrer Rolle wahr; sie berichteten ebenfalls von spürbaren Verbesserungen ihrer Beziehung zu beteiligten Berufsgruppen. Eine Studie in Berlin interviewte Hausärzt*innen zu möglichen Herausforderungen einer geriatrischen Versorgung: Begrenzte finanzielle Mittel, fehlende Kooperationsnetzwerke und unterschiedliche Interessenslagen erschwerten die Arbeit insgesamt (Herzog et al., 2015).

11.4 Digitale Video- und Fallkonferenzen

Im Team an der Hochschule Neubrandenburg haben wir zwei Studien durchgeführt, die jeweils durch das Bundesministerium für Bildung und Forschung (BMBF) finanziert wurden. Wir wollten Antworten auf die Fragen finden,

- wie alleinlebende, mehrfacherkrankte, ältere Menschen ein persönlich-virtuell kombiniertes Care und Case Management einschätzen und welche Auswirkungen es auf sie hat,
- wie die Inanspruchnahme von moderierten Videokonferenzen ist und welchen Nutzen deren Einsatz aus Sicht alleinlebender, mehrfacherkrankter, älterer Menschen hat und
- wie ein Angebotsmix zwischen On- und Offline-Case Management aus Sicht beteiligter Case Manager*innen erlebt wird.

Eingeschlossen wurden Personen, die allein in Privathaushalten lebten, 65 Jahre oder älter und mehrfacherkrankt waren. Es wurden neben individuellen Kontakten zusätzlich virtuelle Fallkonferenzen durchgeführt, wenn es aus Sicht beteiligter Case Manager*innen für nützlich eingeschätzt wurde. Gründe waren bspw. weite Entfernungen in ländlichen Räumen oder eine veränderte Versorgungssituation. Die Interventionszeiträume erstreckten sich über neun Monate, damit Langzeiteffekte sichtbar werden konnten. Insgesamt haben Personen im Alter zwischen 65–92 Jahren teilgenommen, wobei das Durchschnittsalter bei 87 Jahren lag. Die Case Manager*innen waren überwiegend weiblich und berufserfahren (Schmidt, 2023; Schmidt et al., 2019).

Digitale Videokonferenzen: „Ich verzichte lieber auf meinen Kühlschrank als auf mein iPad“

Dieses Ankerbeispiel spiegelt den persönlichen Nutzen eines digitalen Zugangs von einer 87-jährigen schwerkranken Teilnehmerin wider. Die Teilnehmerin konnte und wollte nach kurzer Zeit nicht auf den „liebgewonnen Zugang“ verzichten. In erster Linie wurde für Personen mit Mobilitätseinschränkungen ein hoher Nutzen darin gesehen, mit anderen Menschen in Kontakt zu kommen. Denn trotz weiter (räumlicher) Entfernungen, die sich bei den Nutzenden zeigten, ergaben sich enge Kontakte untereinander (also mit Peers) sowie mit Expert*innen. Diese Form des Austauschs wurde als einfach zugänglich erlebt. Eine Nutzerin konnte wegen gesundheitlicher Einschränkungen ihr Bett nicht verlassen. Eine andere Nutzerin kam mit Unterstützung eines Pflegedienstes in einen Sessel, den sie eigenständig nicht verlassen konnte (ebenfalls wegen Mobilitätseinschränkungen). Beide hatten durch die Videokonferenzen die Möglichkeit, in Kontakt zu kommen, sich zu informieren und sich zu „alltäglichen Dingen“ auszutauschen.

Situationen, die trotz Schwächung ein Höchstmaß an Kommunikation erfordern, wurden immer wieder thematisiert. So konnte eine Teilnehmerin bspw. davon profitieren, dass sie trotz „längerer Krankheit“ und Aufenthalten in einer Rehabilitationsklinik einen Austausch durch die Videokonferenzen mit ihrer Case Managerin hatte. Eine andere Nutzerin konnte ihr iPad ebenfalls während eines Krankenhausaufenthaltes nutzen. Für sie war der Onlinekontakt mit ihrer Case Managerin während des Aufenthalts besonders wichtig, weil sie Erlebtes mitteilen und sich austauschen konnte. Eine weitere Teilnehmerin nahm ihr Tablet mit, als sie in den Urlaub fuhr, weil ihr die Teilnahme an den Videokonferenzen wichtig war und sie wusste, dass sie eventuelle aufkommende Fragen zu ihrer Pflegesituation online besprechen konnte (Schmidt, 2023; Schmidt & Kampmeier, 2017).

Digitale Fallkonferenzen

Der Nutzen ist v.a. deutlich, weil über „*kurze Wege*“ mehrere Personen gleichzeitig erreicht werden konnten und ein Austausch „schnell und total gut [...]“ die Arbeit im Care und Case Management erleichterte.

Im Vordergrund der Fallkonferenzen standen aktuelle Entwicklungen, die ein Handeln der Case Manager*innen erforderlich machten. Sie nutzten virtuelle Konferenzen, um mit Patient*in *und* Hausärztin gemeinsam (virtuell) Therapie- und Behandlungsplanung zu besprechen, („*Ich denke, dass wir das zusammen nie geschafft hätten, bis zu ihr sind es 65 Kilometer*“) und stellten vor allem den gemeinsamen Austausch in den Vordergrund. In vielen Interviews wurde immer wieder deutlich, wie sehr es (unabhängig von Entfernungen in ländlichen Räumen) Case Management-Prozesse durch fehlende Zusammenarbeit und ein *„gemeinsames Miteinander"* beeinflusst werden können. Hier wurde ein leichter Zugang und die Möglichkeit des *„schnellen Austausch"* sehr positiv hervorgehoben.

Aus Sicht der befragten Case Manager*innen kam es durch virtuelle Fallkonferenzen zu deutlichen Zeitersparnissen, da eben gerade mehrere Akteur*innen gleichzeitig *miteinander* und nicht *übereinander* ins Gespräch kommen konnten, wie folgendes Ankerbeispiel verdeutlicht: *„Ich fand das immer richtig gut [...] wenn auch alle da sind und würde mir das auch für die Zukunft wünschen. Unglaublich schnell und unkompliziert [...] Man schafft doch sehr viel, wenn man sich ran hält und moderieren muss man können, sonst quatschen alle wild drauf los"*.

Für virtuelle Angebote zeigte sich, dass Patient*innen teilnehmen konnten, die an Offline-Angeboten wegen schwerer Erkrankungen und eines hohen Alters nicht hätten teilnehmen können. So wurde dennoch ein Zugang und eine Beteiligung über das iPad möglich: *„Das war dann richtig gut, weil das sonst niemals gegangen wäre, wie auch [...] Frau B [Patientin] war im ersten Teil dabei, dann habe ich allein weitergemacht, wir fanden das sehr gut"*.

Einige Schwierigkeiten wurden in den Interviews deutlich. Thematisiert wurde die oftmals fehlende technische Ausstattung: *„In jeder Arztpraxis steht ein Fax, aber ein PC mit Kamera ist nicht immer drin, [...] das ist ein Witz"*. Weiterhin zeigte sich bei einigen Akteur*innen ein gewisses Desinteresse, was wiederum mit fehlenden Zeitressourcen begründet wurde: *„Wir wissen hier nicht, was wir zuerst machen sollen, da kann ich nicht auch noch sowas ständig machen [meine virtuellen Fallkonferenzen], weil, ich habe keine Zeit dafür"*. Es zeigte sich in der Praxis v. a. dann, wenn in kurzer Zeit mehrere Akteur*innen gemeinsam in den Austausch kommen sollten. Virtuelle Fallkonferenzen als ein selbstverständliches Angebot zu verstehen, zeigte sich hingegen keinesfalls. Abgelehnt wurde vielfach aus Zeit- und Ressourcengründen und, weil „[...] *es doch sowieso schon zu kompliziert ist [meint hier die Versorgungssituation]"*.

Unsicherheiten bzgl. des Datenschutzes zeigten sich, wie es eine Interviewte auf den Punkt bringt: *„Ich weiß nach wie vor nicht, was ich darf und was nicht [...], wer sagt mir, dass ich am Ende nicht richtig Stress bekomme, wenn die Daten sonst wohin fliegen [...]"* (Schmidt, 2023).

11.5 Zusammenfassung, Ausblick und Weiterführendes

In diesem Kapitel wurden Begriffe zum Verfahren des Care und Case Management erläutert, die fünf Schritte (Phasen) beschrieben sowie auf Studien eingegangen, die inzwischen für den deutschsprachigen Raum vorliegen. Das Kapitel macht deutlich, wie „komplexe Pflegeinterventionen" besser und strukturiert begleitet werden können. Denn genau hier setzt das Care und Case Management an. Es unterstützt Personen, die aus eigener Kraft nicht die erforderlichen Hilfen organisieren und koordinieren können. Das Care und Case Management ist dabei nicht dauerhaft zu sehen, sondern immer zeitlich befristet. Ziel des Verfahrens sollte sein, dass die „Regelversorger" wieder übernehmen können. Das wird erreicht, indem durch die Case Manager*innen in einem informellen und formellen Netzwerk die erforderlichen Unterstützungsangebote „stabil" und nachhaltig zusammengeführt werden.

Case Manager*innen sollten zu digitalen Angeboten eine vorbildhafte Funktion übernehmen, indem sie den Einsatz von Videokonferenzen als ein selbstverständliches Medium nutzen, um mit älteren, schwerkranken Menschen während der Arbeit im Care und Case Management in Kontakt zu bleiben. Natürlich gilt: Keinesfalls sollen Hausbesuche und persönliche Treffen durch Videokonferenzen ersetzt werden, vielmehr sollen sie unterstützend wirken. Dies würde erreicht, wenn es bei allen Beteiligten eine Vertrautheit mit dem Medium gibt und der Nutzen (z. B. einfacher Zugang und Erreichbarkeit) spürbar wird. Gleichzeitig braucht es technische Voraussetzungen (PC, Videokonferenzprogramm, Internetverbindung, Datenschutzkonzepte). Akteur*innen aus der Region in Videokonferenzen einzubeziehen ist sinnvoll. Es ist von einer besseren Akzeptanz auszugehen, wenn das vertraute Umfeld der Patient*innen berücksichtigt wird. Nicht zuletzt geht es darum, verbesserte Versorgungsstrukturen für Menschen mit komplexen Pflegeinterventionen möglich zu machen.

Weiterführende Literatur und Webseiten

DGCC (Deutsche Gesellschaft für Care und Case Management). (2020). *Case Management Leitlinien – Rahmenempfehlungen, Standards und ethische Grundlagen (Case Management in der Praxis): Rahmenempfehlung, Standards und ethische Grundlagen* (2. Aufl.). medhochzwei Verlag.
Das Buch skizziert wesentliche Grundlagen und Standards zum Care und Case Management.

Kollak, I. & Schmidt, S. (2023a). *Fallübungen Care und Case Management* (3. Aufl.). Springer Verlag. https://doi.org/10.1007/978-3-662-67053-8
Am Beispiel von sechs Fallgeschichten stellt das Buch ausführlich vor, wie komplexe Fälle bei Krankheit, Behinderung, nach einem Unfall und bei Pflegebedürftigkeit strukturiert koordiniert werden können. Die unterschiedlichen Krankengeschichten zeigen, wie Patient*innen eine passende Versorgung finden.

Kollak, I. & Schmidt, S. (2023b). *Instrumente des Care und Case Management Prozesses* (3. Aufl.). Springer Verlag.
Das Buch stellt Instrumente vor, die im Care und Case Managements genutzt werden. Die Instrumente ermöglichen eine interdisziplinäre Arbeit und helfen, die vollbrachten Leistungen zu evaluieren.

Webseiten

Die drei Webseiten führen zu den Fachgesellschaften für Care und Case Management in Deutschland, Österreich und der Schweiz.

http://www.dgcc.de (Deutschland)

http://www.oegcc.at (Österreich)

http://www.netzwerk-cm.ch (Schweiz)

12 Komplexe Pflegesituationen im Pflegeprozess

Jürgen Georg

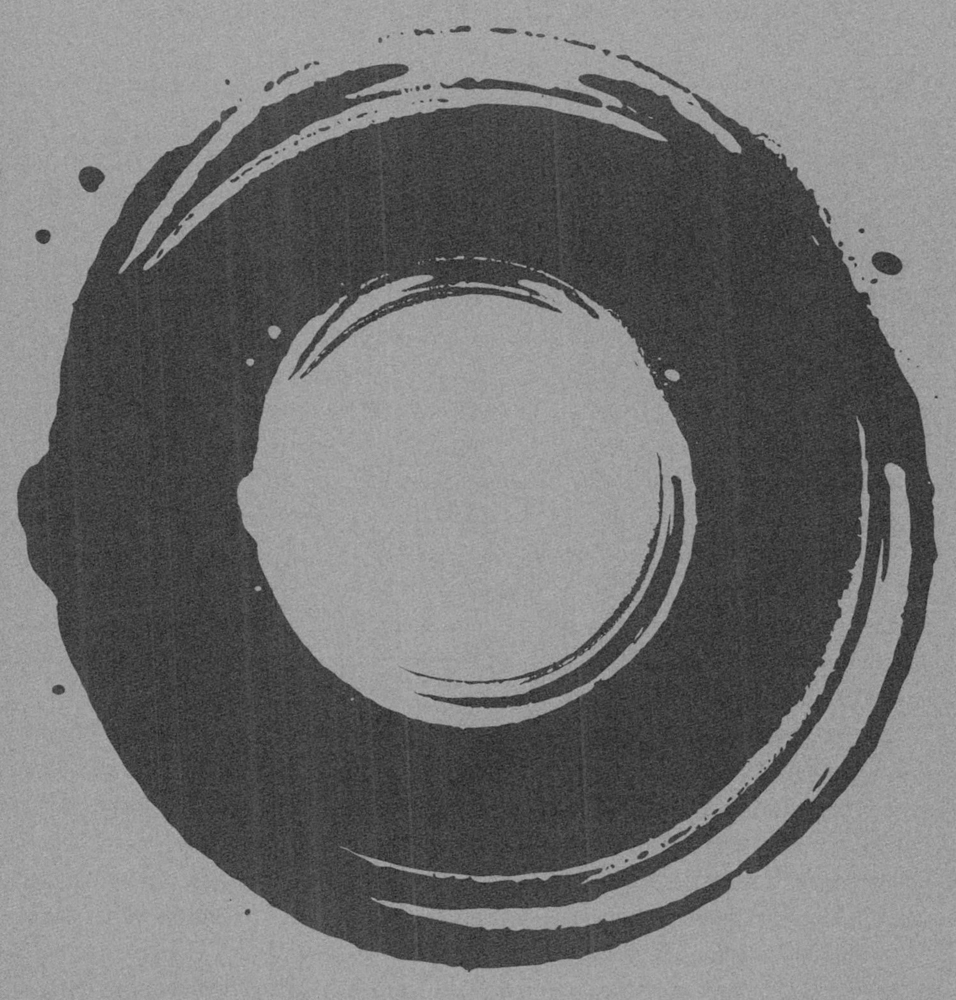

Der folgende Beitrag beschreibt die Möglichkeiten, komplexe und vielschichtige Pflegesituationen im Pflegeprozess mittels Syndrompflegediagnosen zu beschreiben und mit Concept Mapping zu visualisieren. Der Autor definiert und charakterisiert verschiedene Syndrompflegediagnosen, er zeigt ihre Struktur, nennt Beispiele und skizziert mögliche Interventionen.

12.1 Komplexe Pflegesituationen im Pflegeprozess

Komplexe Pflegesituationen lassen sich in der Pflege mithilfe des Pflegeprozesses beschreiben. Einen Überblick zu den einzelnen Schritten des Pflegeprozesses gibt **Abbildung 12-1**. Der *Pflegeprozess* ist ein logischer, klientenzentrierter, zielgerichteter, universell anwendbarer und systematischer Denk- und Handlungsansatz, den Pflegende während ihrer Arbeit nutzen (Wilkinson, 2012). Im Rahmen dieses Prozesses werden aktuelle, problembezogene, potenzielle und komplexe Gesundheitsprobleme, Risiken, Fähigkeiten, Entwicklungspotenziale, Ressourcen eingeschätzt und diagnostiziert sowie gezielte Interventionen geplant, ausgeführt und bewertet, um Ressourcen, Fähigkeiten und Möglichkeiten zur Förderung der Gesundheit zu nutzen, zu entwickeln und aktuelle und potenzielle Gesundheitsprobleme, komplexe Situationen und Krisen zu lösen, zu lindern oder Menschen bei deren Bewältigung zu unterstützen. Eine Pflegediagnose wird nach einem *Pflegeassessment* erstellt. Dabei schätzt die Pflegeperson systematisch Klienten ein, indem sie sie beobachtet, befragt und untersucht. Das Pflegeassessment klärt, ob ein Bedarf an pflegerischen Interventionen besteht, weil Aktivitäten, Beziehungen und existenzielle Erfahrungen des Lebens nicht mehr unabhängig ausgeführt, gestaltet und bewältigt oder Gesundheitsverhaltensmuster nicht mehr funktionell ausgeführt werden können.

Die *Pflegediagnose* bildet den Ausgangspunkt, um mit Klienten und Angehörigen festzulegen, wie sie prioritär betreut und beraten werden möchten, und um gemeinsame *Pflegeziele* und Kriterien für die Bewertung der Ergebnisse der Pflegeinterventionen zu vereinbaren. Ausgehend von den Einfluss- oder Risikofaktoren der Pflegediagnosen wird ein *Pflegeplan* zur pflegerischen Betreuung entwickelt, der geeignete und effektive *Pflegeinterventionen* auswählt und festlegt, um aktuelle und komplexe Gesundheitsprobleme zu lösen, zu lindern oder zu bewältigen, um potenziellen Gesundheitsproblemen vorzubeugen und um dem Wunsch nach Gesundheitsförderung nachzukommen. Im Rahmen der *Pflegeinterventionen* werden Ressourcen genutzt, Maßnahmen ausgeführt und der Gesundheitszustand von Klienten und Angehörigen kontinuierlich eingeschätzt. Abschließend wird mittels der *Pflegeevaluation* bewertet, ob die angestrebten Ziele erreicht wurden, das Assessment umfassend, die Diagnosen akkurat und die geplanten Interventionen effektiv waren.

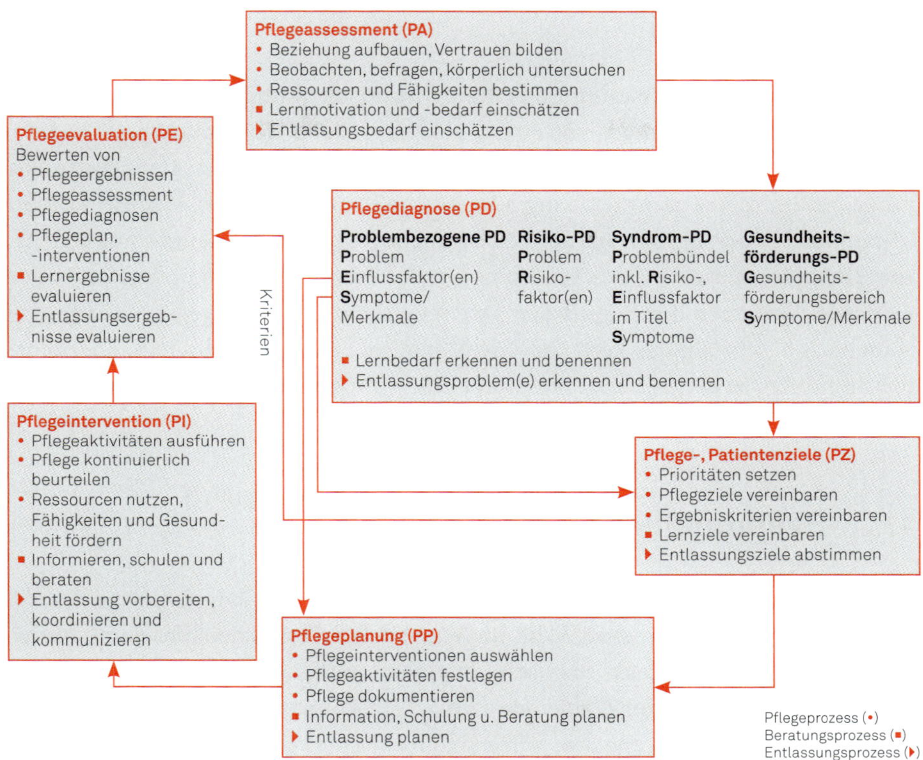

Abbildung 12-1: Sechs-Schritte-Modell des Pflegeprozesses (●), plus Entlassungsprozess (▶) sowie Beratungs- und Patientenedukationsprozess (■) und Syndrompflegediagnosen (Quelle: © Jürgen Georg)

Komplexe mehrschichtige Pflegeprobleme lassen sich gut mit sog. Syndrompflegediagnosen beschreiben, die es erlauben, Zusammenhänge einzelner Pflegephänomene zu erkennen, zu verstehen und zu bündeln.

Parallel zum Pflegeprozess laufen ein *Beratungs-* und ein *Entlassungsprozess* (**Abb. 12-1**). Während des *Beratungsprozesses* werden die Lernfähigkeiten und -motivation eingeschätzt, der Lernbedarf benannt, Lernziele vereinbart, ein Informations-, Schulungs- und Beratungsplan entwickelt, durchgeführt und bewertet. Im Rahmen des *Entlassungsprozesses* wird prognostiziert, ob der Klient oder Angehörige nach der Entlassung noch von einer Pflegeperson betreut oder beraten werden muss. Während des Entlassungsprozesses werden mögliche Entlassungsprobleme erkannt und benannt, Entlassungsziele gemeinsam formuliert, ein Entlassungsplan entwickelt, ausgeführt und bewertet (Georg, 2007; Georg & Abderhalden, 2024).

12.2 Etymologie

Der Begriff „Syndrom“ stammt aus dem Griechischen und beschreibt „das Zusammentreffen und -laufen“ von etwas. Soziologisch betrachtet beschreiben Syndrome „Gruppen von Merkmalen oder Faktoren, deren gemeinsames Auftreten einen bestimmten Zusammenhang oder Zustand anzeigt“. In der Medizin werden „Krankheitsbilder, die sich aus dem Zusammentreffen verschiedener charakteristischer Symptome ergeben“, als Syndrome bezeichnet (Dudenredaktion, o. D.). In der Geriatrie wird auch der Begriff der „Merkmalskomplexe“ verwendet. Umgangssprachlich beschreibt das Verb „büscheln“ gut, im Sinne von „bündeln, übersichtlich anordnen, zu einem Bündel zusammenfassen“ (Ammon et al., 2018), worum es beim Erkennen von Syndromen geht.

12.3 Syndrompflegediagnosen

Aus pflegediagnostischer Sicht beschreiben „Syndrompflegediagnosen“ gebündelt auftretende, komplexe menschliche Reaktionen auf Gesundheitsprobleme beziehungsweise Lebensprozesse, die sich bei einem empfänglich-vulnerablen Individuum, einer Familie oder Gemeinde entwickeln können oder aktuell vorliegen. Syndromdiagnosen im engeren pflegediagnostischen Sinne sind Bündelungen oder Cluster einzelner aktueller problembezogener Pflegediagnosen oder potenzieller Risikopflegediagnosen. Im weiteren Sinne beschreiben sie auch Kennzeichen oder Symptome, die zusammen gehäuft auftreten und sich bündeln, clustern oder gruppieren lassen. Diese Bündel, Cluster oder Merkmalkomplexe ergeben ein komplexes klinisches Bild und ein Muster, dessen Erkennung (engl.: pattern recognition) pflegerische Expertise, Intuition und Erfahrung bedarf. Syndrompflegediagnosen sind mehrdimensional, sie haben psychische, soziale und physische Anteile. Sie können ein aktuelles Anfangs- und ein chronisches Langzeitstadium aufweisen. Syndrompflegediagnosen bestehen aus Diagnosetitel und -definition. Der Hinweis auf die Ursache des Syndroms ist im Diagnosetitel enthalten, zum Beispiel Desorientierung, Desynchronisation, Fragilität/Frailty, Immobilität/Inaktivität, Instabilisierung, Neglect, Relokation, Schmerzchronifizierung, Selbstvernachlässigung, Selbstpflegedefizit, Stress, Trauma oder Vergewaltigung (Georg, 2007). Syndrompflegediagnosen werden einteilig dokumentiert. Wenn einzelne Pflegediagnosen eines Syndroms spezifische Pflegeinterventionen benötigen, um gelöst oder gelindert zu werden, werden diese einzeln aufgeführt. Beispiele für Syndrompflegediagnosen finden sich in Tabelle 12-1. Die NANDA-International führt in ihrer Klassifikation 2021–2023 die folgenden Syndrompflegediagnosen an (Herdman et al., 2022):

- Neonatales Entzugssyndrom
- Syndrom einer gestörten Familienidentität
- Risiko für ein Syndrom einer gestörten Familienidentität
- Frailty-Syndrom im Alter
- Risiko eines Frailty-Syndroms im Alter
- Risiko eines Inaktivitäts-Syndroms
- Risiko eines metabolischen Syndroms
- Posttraumatisches Syndrom
- Risiko eines Posttraumatischen Syndroms
- Relokationsstresssyndrom
- Risiko eines Relokationsstresssyndroms
- Chronisches Schmerzsyndrom
- Akutes Substanzentzug-Syndrom
- Risiko eines akuten Substanzentzug-Syndroms
- Vergewaltigungssyndrom.

Tabelle 12-1: Syndrompflegediagnosen – Typologie, Definition, Struktur, Beispiele (Doenges et al., 2024, S. 96; Herdman et al., 2022).

Typen
Syndrompflegediagnosen
Definition
Syndrompflegediagnosen sind komplexe Bündelungen oder Cluster einzelner problem- und risikobezogener Pflegediagnosen, die zusammen gehäuft auftreten und/oder sich bündeln, clustern oder gruppieren lassen.
Struktur
zwei- oder dreiteilig (PES-/PR-Format); der Pflegediagnosetitel gibt Hinweise auf die Ursachen und Einflussfaktoren des Problems
Beispiel
Risiko eines Inaktivitätssyndroms
PD-Titel (Bsp.)
Syndrom einer gestörten Familienidentität, Frailty Syndrom alter Menschen, Risiko eines metabolischen Syndroms, Neurobehaviorales Stresssyndrom, Posttraumatisches Stresssyndrom, Relokationsstresssyndrom, Chronisches Schmerzsyndrom, Akutes Substanzentzugssyndrom, Vergewaltigungssyndrom

Georg (2021) hat ergänzend ein „Neurobehaviorales Stresssyndrom" als weitere Syndrompflegediagnose beschrieben, das Reaktionsmuster von Menschen mit Demenz beschreibt, die herausforderndes Verhalten zeigen. Diese Diagnose findet sich nicht in der offiziellen Liste der NANDA International. Sie erfüllt jedoch die Kriterien einer Syndromdiagnose im Sinne eines Pflegediagnosenclusters.

12.4 Syndromcharakteristika und Mustererkennung

Syndrompflegediagnosen sind nach McCourt (1991) dadurch gekennzeichnet, dass sie auf einen umfassenden, komplexen klinischen Zustand hinweisen, der von einer Pflegeexpertin eingeschätzt und behandelt werden sollte. Pflegerische Expertise bezüglich Syndromdiagnosen bedeutet, dass die Pflegefachperson über ein vertieftes fachbezogenes Wissen und die Fähigkeit verfügt, ein Muster in einem drohenden oder sich zeigenden gesundheitlichen Problem zu erkennen. Die Fähigkeit zur Mustererkennung (pattern recognition) basiert auf vorhergehenden klinischen Entscheidungen und Erfahrungen. Pflegeanfänger können diese kognitive Fähigkeit auf analytisch-problemorientiertem Weg schrittweise und systematisch erlernen, um allmählich das ganze Bild der Situation eines/r Klient*in zu vervollständigen. Visuelle Darstellungen von Syndromnetzwerken oder Merkmalskomplexen, wie in **Abbildung 12-2** dargestellt, helfen auch Anfängern in der Pflege, „die einzelnen

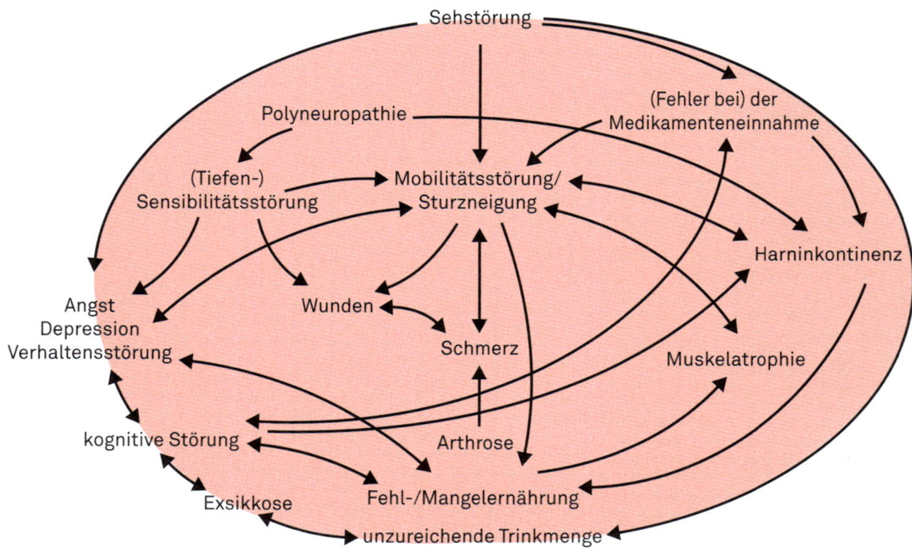

Abbildung 12-2: Syndromnetzwerk geriatrischer Syndrome und Merkmalskomplexe (Willkomm, 2013, S. 27)

Bäume des Syndromwaldes und den Wald der Symptome“ z. B. bei alten Menschen zu erkennen und zu unterscheiden. Pflegeexperten können im Gegensatz zu Anfängern Pflegesituationen umfassender, vielschichtiger und intuitiv wahrnehmen und erkennen (Benner, 2017; Benner & Tanner, 1987; Georg, 2007).

12.5 Geriatrische Syndrome

Sie beschreiben Merkmalskomplexe geriatrischer Patient*innen. Diese sind nach Krupp (2013) in der Regel mindestens 65 Jahre alt und weisen eine geriatrietypische Multimorbidität auf, das heißt, mindestens zwei der in der **Abbildung 12-1** genannten Merkmalskomplexe sind so ausgeprägt, dass bisher selbstständig ausgeübte Alltagsaktivitäten beeinträchtigt sind. Ab einem Alter von 80 Jahren ist ein Patient/eine Patientin in der Regel anfälliger für Erkrankungen (Vulnerabilität) und seine/ihre Leiden drohen zu chronifizieren (Krupp, 2013, S. 25). Der Begriff der Merkmalskomplexe wird weitgehend synonym mit dem der geriatrischen Syndrome verwendet und bezeichnet nach Krupp (2013) typische Symptomkonstellationen unabhängig von ihrer Ursache. Einem geriatrischen Syndrom liegen meist mehrere Erkrankungen zugrunde. Umgekehrt kann sich auch eine Krankheit in mehreren Syndromen manifestieren, die wiederum miteinander in Beziehung stehen und sich hinsichtlich der Auswirkungen auf den Patienten potenzieren. So kann ein Mensch mit einem Diabetes mellitus Merkmalskomplexe wie Inkontinenz, Depression, kognitives Defizit, Mangelernährung, Mobilitätsstörung, Schmerz, Sensibilitäts- und Sehstörung, Sturzneigung, Wunden sowie einen gestörten Wasser- und Elektrolythaushalt aufweisen (Krupp, 2013, S. 27). Zwischen geriatrischen Merkmalskomplexen und Pflegediagnosen bestehen trotz differierender Begriffe große inhaltliche Übereinstimmungen.

12.6 Beispiel: Risiko eines Inaktivitätssyndroms

In diesem Unterkapitel wird die Syndrompflegediagnose „Risiko eines Inaktivitätssyndroms“ definiert, ihre Einflussfaktoren und assoziierten Bedingungen werden benannt, mögliche Komplikationen ausgeführt und direkte Pflegeinterventionen werden beschrieben.

12.6.1 Pflegediagnose Risiko eines Inaktivitätssyndroms

Die NANDA International definiert das Risiko eines Inaktivitätssyndroms als die „Anfälligkeit für eine Verschlechterung der Körpersysteme aufgrund einer angeordneten oder unvermeidbaren muskuloskelettalen Inaktivität, welche die Gesundheit beeinträchtigen könnte“ (Herdman et al., 2022, S. 322). Die Autorinnen beschreiben als assoziierte Bedingungen oder Einflussfaktoren:

- Verminderter Bewusstseinszustand
- Immobilisierung
- Verordnete Mobilitätseinschränkung
- Lähmung (Herdman et al., 2022, S. 322).

In ihrem Hauptwerk zu Pflegediagnosen merken Doenges und Autorenteam (2024) an, dass die folgenden Komplikationen und menschlichen Reaktionsmuster infolge von Immobilität auftreten können: „verminderte Kraft oder Ausdauer, Aktivitätsintoleranz, Beeinträchtigungen beim Sitzen, Stehen oder Gehen, Dekubitus, gestörte Harnwegs- oder Darmfunktion, ineffektive Atemwegsclearance, respiratorische Komplikationen wie Pneumonie; systemische Infektionen, Blutgerinnsel, orthostatische Hypotonie sowie Desorientiertheit, Körperbildstörung, ineffektives Coping und Kraftlosigkeit“. – Im Fall der Syndromdiagnose „Risiko eines Inaktivitätssyndroms“ kann das Syndrombündel (engl.: cluster) aus folgenden Pflegediagnosen bestehen: „beeinträchtigte Aktivitätstoleranz, ineffektive Atemwegsclearance, vermindertes Engagement in ablenkenden Aktivitäten, vermindertes Beschäftigungsdefizit, (Risiko einer) Druckschädigung, (Risiko einer) ineffektive(n) periphere(n) Gewebedurchblutung, Risiko einer Thrombose, Risiko einer peripheren neurovaskulären Störung, Harnretention, (Risiko einer) beeinträchtigte(n) Integrität der Haut, Risiko einer Infektion (Harnwege, Atemwege), soziale Isolation, Risiko einer Kontraktur, gestörtes Körperbild, Machtlosigkeit, beeinträchtigte körperliche Mobilität, (Risiko einer) Obstipation, Orientierungsstörung, Schlafstörung, akuter/chronischer Schmerz, beeinträchtigtes Selbstwertgefühl, Risiko der Vereinsamung, akute Verwirrtheit (Delir) und Wahrnehmungsstörung (zu spezifizieren)“ (Doenges et al., 2024, S. 720).

Des Weiteren beschreiben Doenges (2024, S. 720) und Autorenteam das häufige Vorkommen und die praktische Anwendbarkeit der Syndrompflegediagnose bei den folgenden medizinischen Erkrankungen: „Multiple Sklerose (MS), Zerebralparese, Muskeldystrophie, Post-Polio-Syndrom, Hirnverletzung oder Apoplex, Rückenmarksverletzung, Arthritis, Osteoporose, Fraktur, Amputation und Demenz“.

12.6.2 Pflegeinterventionen beim Risiko eines Inaktivitätssyndroms

Die Risiken und Folgen der Inaktivität, Immobilität und Bettlägerigkeit lassen sich nach Georg (2007) vermeiden, indem die Mobilität von Klient*innen konsequent gefördert wird und der Prozess des Bettlägerigwerdens frühzeitig unterbrochen wird (Zegelin, 2013). Hinzu kommen Maßnahmen der Dekubitus-, Kontrakturen-, Obstipations- und Thromboseprophylaxe, zu denen u. a. Mobilisieren, Lagern, Kompressionstherapie, Muskeltraining und Durchbewegen gehören. Die einzelnen pflegerischen Aktivitäten zur „Immobilitätspflege" aus der Pflegeinterventionsklassifikation (NIC) fasst der nachfolgende Kasten zusammen (Bulechek et al., 2016, S. 418).

Pflegerische Aktivitäten zur „Immobilitätspflege" aus der Pflegeinterventionsklassifikation (NIC)

Immobilitätspflege [0740] (Bed Rest Care)

Definition: Förderung von Wohlbehagen und Sicherheit sowie Prävention von Komplikationen bei einem Patienten, der das Bett nicht verlassen kann

Pflegeaktivitäten

- Erklären der Gründe für eine verordnete Bettruhe
- Verwenden einer geeigneten therapeutischen Matratze bzw. eines entsprechenden Bettes
- Lagern des Patienten in korrekter Körperausrichtung
- Vermeiden, raue Bettwäsche zu benutzen
- Achten auf saubere, trockene und faltenfreie Bettwäsche
- Anbringen einer Fußstütze am Bett
- Verwenden von Hilfsmitteln am Bett, die den Patienten schützen
- Anbringen von Vorrichtungen zur Spitzfußprävention
- Hochstellen der Bettgitter, soweit angemessen
- Platzieren der Bedienung für das Verstellen des Bettes in Reichweite
- Platzieren der Klingel in Reichweite
- Platzieren des Nachtschränkchens in Reichweite des Patienten
- Anbringen eines Bettbügels am Bett, soweit angemessen
- Umlagern des Patienten, soweit dies durch den Hautzustand indiziert ist
- Umlagern eines immobilen Patienten mindestens alle 2 Stunden nach einem festgelegten Plan
- Überwachen des Hautzustands
- Schulen in Übungen im Bett, soweit angemessen
- Fördern kleiner Verlagerungen des Körpergewichts
- Durchführen passiver und aktiver Übungen des Bewegungsumfangs

- Unterstützen des Patienten bei Hygienemaßnahmen (z. B. beim Anwenden von Deodorant oder Parfüm)
- Unterstützen bei den Aktivitäten des täglichen Lebens
- Anlegen von Antithrombosestrümpfen
- Überwachen auf Komplikationen der Bettruhe (z. B. Abnahme des Muskeltonus, Rückenschmerzen, Obstipation, erhöhter Stress, Depression, Verwirrtheit, Veränderungen des Schlafzyklus, Harnwegsinfekte, Schwierigkeiten beim Wasserlassen, Pneumonie)
- Tägliches intermittierendes Aufsetzen eines Patienten, der das Bett nicht verlassen kann, um ihn gegen Störungen der Orthostase zu schützen. (Bulechek et al., 2016, S. 418)

Interventionen wie Körperbildverbesserung, Empowerment und Sozialisationsförderung verringern psychosoziale Probleme wie Körperbildstörungen, Machtlosigkeit und soziale Isolation.

Doenges und Moorhouse empfehlen folgende einschätzende Pflegeinterventionen, um die Wahrscheinlichkeit des Auftretens von Komplikationen bewerten und antizipieren zu können (Doenges et al., 2024):

- Ermitteln der Grunderkrankungen/der zugrundeliegenden pathologischen Zustände (z. B. Krebs, Trauma, Frakturen mit Gipsverband, Vorrichtungen zur Immobilisierung, Operation, chronische Krankheitszustände, Mangelernährung, neurologische Erkrankungen [z. B. Apoplex, Hirn- oder Rückenmarksverletzung, Post-Polio-Syndrom, Multiple Sklerose], chronische Schmerzzustände, Einnahme prädisponierender Medikamente [z. B. Steroide])
- Ermitteln potenzieller Probleme inkl. Kognition, Mobilität und Belastbarkeit.
- Beachten des Alters des Klienten.
- Feststellen, ob der Zustand des Klienten akut/kurzfristig oder u. U. langfristig/permanent ist.
- Einschätzen und fortlaufendes Dokumentieren des Funktionsstatus des Klienten, darunter Kognition, Seh- und Hörvermögen, soziale Unterstützung, psychisches Wohlbefinden, Fähigkeiten zur Durchführung von Aktivitäten des täglichen Lebens
- Evaluieren der Verletzungsgefahr für den Klienten.
- Feststellen der Einstellungen des Individuums/der Bezugsperson gegenüber der Erkrankung (z. B. kulturelle Werte, Stigma). Beachten falscher Vorstellungen.
- Evaluieren, ob der Klient und die Familie die Situation verstehen und fähig sind, die Pflege für längere Zeit zu übernehmen. Feststellen der Verfügbarkeit und Nutzung von Unterstützungssystemen.

- Sichten des psychologischen Assessments des emotionalen Zustands des Klienten bzgl. Angst, Depression und Vermeidungsverhalten.

Doenges und Moorhouse beschreiben die folgenden präventiven und korrektiven Pflegemaßnahmen bezüglich der durch das Inaktivitätssyndrom tangierten Bereiche: Haut, Ausscheidung, Atmung, Durchblutung, Bewegung, Sensibilität, Selbstkonzept und Körperbild (Doenges et al., 2024, S. 722):

Haut

- Häufiges Inspizieren der Haut unter Beachten von Veränderungen. Überwachen der Haut über hervorstehenden Knochen.
- Häufiges Umlagern, je nach individuellem Bedarf und Situation, um den Druck zu lindern.
- Durchführen einer sorgfältigen Hautpflege täglich und nach Bedarf, gutes Abtrocknen der Haut, sanftes Massieren und Anwenden von Lotionen, um die Durchblutung zu fördern.
- Sauber- und Trockenhalten von Haut, Kleidung und Umfeld, um Hautreizungen und Hautschäden zu vermeiden.
- Einsetzen von Polsterungen, um den Druck auf beeinträchtigtes Gewebe zu verringern und seine Durchblutung zu verbessern.
- Ermitteln des Ernährungszustands und Fördern der Ernährung durch adäquate Zufuhr von Eiweiß, Kalorien, Vitaminen und Mineralstoffen.

Ausscheidung

- Beobachten des Ausscheidungsmusters unter Beachten von Veränderungen und potenziellen Problemen.
- Auffordern zu einer ausgewogenen Ernährung mit Obst und Gemüse mit hohem Ballaststoffanteil und ausreichender Flüssigkeitszufuhr, um die Stuhlkonsistenz und Kolonpassage zu verbessern.
- Sorgen für oder Auffordern zu ausreichender Flüssigkeitsaufnahme, darunter Wasser und Cranberry-Saft, um die Gefahr eines Harnwegsinfekts zu senken.
- Maximieren der Mobilität so früh wie möglich.
- Evaluieren, ob Stuhlerweicher oder Quellmittel angezeigt sind.
- Implementieren eines konsequenten Stuhl- oder Blasentrainings, soweit angezeigt.
- Überwachen der Menge und Qualität des Urins, um Veränderungen in Verbindung mit einer Infektion zu ermitteln.

Atmung

- Beobachten von Atemgeräuschen und Eigenschaften der Sekrete, um Komplikationen (z. B. Atelektasen, Pneumonie) frühzeitig zu erkennen.
- Auffordern, möglichst umherzugehen oder sich in aufrechte Position zu begeben. Umlagern, Abhusten und Vollatmung in regelmäßigen Abständen, um die Beseitigung von Sekret zu erleichtern und die Lungenfunktion zu verbessern.
- Auffordern zum Gebrauch des Giebelrohrs. Absaugen, soweit angezeigt, um die Atemwege freizumachen.
- Demonstrieren von Techniken der Lagerungsdrainage und Unterstützen bei deren Durchführung bei langfristigen Schwierigkeiten, die Atemwege freizuhalten, soweit angezeigt.
- Unterstützen und Instruieren von Familienangehörigen und Betreuungspersonen in manuell assistierten Techniken des Abhustens und Übungen zur Kräftigung des Zwerchfells.
- Abraten vom Rauchen, Empfehlen der Teilnahme an einem Entwöhnungsprogramm, soweit angezeigt.

Durchblutung (Gewebe)

- Einschätzen der Kognition und des Geisteszustands (fortlaufend), um frühzeitig Hinweise auf zerebrale Durchblutungsstörungen zu gewinnen.
- Kontrollieren der Kern- und Hauttemperatur. Untersuchen der Entwicklung einer Zyanose, von Veränderungen des Bewusstseins-/Kognitionszustands, um Veränderungen der Sauerstoffversorgung zu erkennen.
- Routinemäßiges und fortlaufendes Evaluieren der Kreislauf-/Nervenfunktion betroffener Körperteile. Veränderungen der Temperatur, Farbe, Sensibilität und Bewegungsfähigkeit können Effekte von Immobilität, Krankheit, Altern oder einer Schädigung sein.
- Auffordern zur oder Sorgen für die Aufnahme von ausreichend Flüssigkeit, um eine Dehydratation und Kreislaufstase zu verhindern.
- Überwachen des Blutdrucks, wenn möglich vor, während und nach einer Aktivität, im Stehen, Sitzen und Liegen, um die Reaktionen auf eine Aktivität und deren Verträglichkeit festzustellen.
- Helfen beim Umlagern, soweit erforderlich. Stufenweises Erhöhen des Kopfteils. Am Bettrand aufrecht sitzen und langsam aufstehen lassen, soweit angemessen, um das Auftreten von Verletzungen infolge einer orthostatischen Hypotonie zu verhindern.
- Aufrechterhalten einer korrekten Körperposition; Vermeiden von einengender Kleidung und Fixierungen, um einen Blutstau in den Gefäßen zu verhindern.

- Sorgen für Bewegungsübungen. Sorgen für und Unterstützen bei physiotherapeutischen Übungen zur Kräftigung, Wiederherstellung eines optimalen Bewegungsumfangs und Vermeidung von inaktivitätsbedingten Kreislaufproblemen.
- Mobilisieren so rasch und oft wie möglich unter Verwenden von Mobilitätshilfen und mit häufigen Ruhepausen, um dem Klienten zu helfen, auch weiterhin aktiv zu sein, den Erhalt der Knochenstärke zu gewährleisten und die Durchblutung zu verbessern.
- Einführen von Unterstützungsmaßnahmen der peripheren Gefäße (z.B. Kompressionsstrümpfe, elastische Bandagen, Wechseldruckgeräte), um den venösen Rückfluss zu verbessern und das Risiko einer tiefen Venenthrombose zu senken.

Bewegung (Mobilität, Bewegungsumfang, Kraft, Ausdauer)

- Durchführen von oder Unterstützen bei Bewegungsübungen und Einbinden des Klienten in Übungen zur Stärkung der Kernmuskulatur und in aktive Übungen bei der Physio- oder Ergotherapie, um die Knochenheilung, die Muskelkräftigung, Flexibilität und optimale Konditionierung sowie die Funktionsfähigkeit zu verbessern.
- Maximieren der Beteiligung an der Selbstversorgung, um die Kraft, Funktionsfähigkeiten sowie eine frühzeitige Unabhängigkeit bei Selbstversorgungsaktivitäten wiederherzustellen oder zu erhalten.
- Abwechseln von Aktivitäts- mit Ruhephasen. Schrittweises Gestalten von Aktivitäten, soweit möglich, um Kraft und Ausdauer schrittweise zu erhöhen und Fehlschläge der geplanten Übungen infolge von Erschöpfung oder Überlastung schwacher Muskeln oder eines geschädigten Bereichs zu verhindern.
- Ermitteln des Bedarfs an und des Gebrauchs von Hilfsmitteln (z.B. Gehstock, Rollator oder Funktionsschienen), soweit angemessen, um eine sichere Mobilität und funktionelle Unabhängigkeit zu unterstützen.
- Evaluieren der Rolle physisch und psychisch bedingter Schmerzen bei einem Mobilitätsproblem. Implementieren eines Schmerzmanagementprogramms, soweit individuell angezeigt.
- Vermeiden oder engmaschiges Überwachen von Fixierungen und möglichst geringes Immobilisieren des Klienten, um die Gefahr von Agitiertheit und Verletzungen zu verringern.

Sensibilität/Wahrnehmung

- Orientieren des Klienten/der Klientin über Zeit, Ort, Person und Situation. Sorgen für Orientierungshilfen (z.B. Uhr, Kalender). Sorgen für eine angemessen stimulierende Umgebung (z.B. Musik, Fernseher/Radio, persönliche Gegenstände und Besuchende).

- Ermutigen zur Beteiligung an entspannenden und ablenkenden Aktivitäten und einem regelmäßigen Trainingsprogramm (soweit toleriert), um den mit der Immobilität und Isolation verbundenen Mangel an sensorischen Reizen zu verringern.
- Fördern regelmäßiger Schlafenszeiten, Verwenden von Schlafhilfen und Einschlafritualen, um einen normalen Schlaf- und Erholungszyklus zu fördern.

Selbstwertgefühl, Machtlosigkeit, Hoffnungslosigkeit, soziale Isolation

- Feststellen von Faktoren, die u.U. zur Beeinträchtigung des Selbstwertgefühls und der sozialen Interaktion des Klienten beitragen, wie z.B. Alter, Beziehungen, Gesundheitszustand, persönliche Einstellungen, Behinderungen, Schmerzen, finanzielle, umgebungsbedingte und körperliche Probleme.
- Feststellen, ob die Veränderungen in der Situation des Klienten/der Klientin eher kurzfristig/vorübergehend oder langfristig/dauerhaft sind, weil dies Einfluss auf die Coping-Fähigkeiten des Klienten hat.
- Einschätzen der Lebenssituation (z.B. lebt mit dem Partner/der Partnerin, den Eltern zusammen oder allein) und Ermitteln von Faktoren, welche die Fortschritte, Rollen und/oder Sicherheit des Klienten positiv oder negativ beeinflussen können.
- Erläutern oder Überprüfen aller pflegerischen Maßnahmen und Pläne, um die Kenntnisse des Klienten zu verbessern, die Entscheidungsfindung zu erleichtern und den Klienten an der eigenen Pflege zu beteiligen und sein Gefühl von Kontrolle zu stärken und seine Unabhängigkeit zu fördern.
- Ermutigen, Fragen zu stellen und Gefühle zu äußern.
- Anerkennen der Sorgen/Probleme; Sorgen für Präsenz und Ermutigung.
- Vermitteln an Dienstleister für mentale, psychische oder spirituelle Belange, soweit angezeigt, um für Beratung, Unterstützung und Medikamente zu sorgen.
- Sorgen für und Unterstützen bei gemeinsamen Zielsetzungen unter Beteiligung der Bezugsperson(en).
- Sicherstellen, dass der Klient seine Bedürfnisse ausreichend mitteilen kann (z.B. Rufglocke in Reichweite, Schreibtafel, Bilder-/Buchstabentafel oder Dolmetscher).

Körperbild

- Evaluieren auf bestehende oder potenzielle physische, emotionale und verhaltensbezogene Zustände, die zur Isolation und Degeneration beitragen können.
- Orientieren des Klienten/der Klientin über körperliche Veränderungen durch Gespräche und schriftliche Informationen, um Akzeptanz zu fördern und Bedürfnisse zu verstehen.
- Fördern von Interaktionen mit Gleichaltrigen/Gleichgesinnten und Rückkehr zu gewohnten Aktivitäten im Rahmen der individuellen Möglichkeiten.

Die Syndrompflegediagnose „Risiko eines Inaktivitätssyndroms“ ist ein Paradebeispiel, wie Pflegende komplexe Pflegesituationen erkennen, bündeln, lösen oder lindern können.

12.7 Beispiel: Frailty-Syndrom im Alter

In diesem Unterkapitel wird die Syndrompflegediagnose eines „Frailty-Syndromes im Alter“ definiert, seine Einflussfaktoren und assoziierten Bedingungen werden benannt, mögliche Komplikationen ausgeführt und direkte Pflegeinterventionen werden beschrieben.

Das Frailty-Syndrom ist geeignet, um komplexe Pflegesituationen in der Lebensphase des Alterns zu erkennen und zu verstehen. Der aus dem Englischen stammende Begriff Frailty oder Gebrechlichkeit beschreibt eine im Alter häufiger auftretende Kombination von deutlich eingeschränkter körperlicher Leistung, nachlassender Kognition und erhöhter Stressanfälligkeit. Frailty ist charakterisiert durch eine erhöhte Anfälligkeit des alternden Organismus für äußere und innere Störmechanismen. Diese geht mit verringerten körperlichen Reserven und verminderter Widerstandsfähigkeit gegenüber Stressoren einher. Die erhöhte Anfälligkeit begünstigt negative gesundheitliche Folgen, wie Stürze, Hospitalisationen, Heimeinweisungen und erhöhte Sterblichkeit (Bauer & Sieber, 2008). Klinische Kennzeichen von Frailty sind

- ungewollter Gewichtsverlust >5 kg/Jahr (Sarkopenie)
- allgemeine Erschöpfung (mental, emotional, physisch)
- Schwäche, d.h. Abnahme der groben Kraft
- langsame Gehgeschwindigkeit
- niedriger physischer Aktivitätslevel (Fried et al., 2001).

Der Kreislauf der Gebrechlichkeit, dargestellt in Abbildung **12-3**, illustriert die an der Gebrechlichkeit beteiligten Prozesse und Symptome. So können Krankheit und Altern die Entwicklung von Mangelernährung sowie Kachexie (Abmagerung durch Verlust von Fett- und Muskelmasse) und Sarkopenie (Muskelabbau) begünstigen. Diese Prozesse führen klinisch zu Gewichts- und Kraftverlust sowie zu Erschöpfung mit verringerter Gehgeschwindigkeit und verminderter posturaler Stabilität, welche infolge von Stürzen die Entwicklung von Behinderungen und Abhängigkeit begünstigen. Die verringerte körperliche Aktivität verstärkt wiederum den Muskelabbau und verringert die Ausdauerfähigkeit und körperliche Belastbarkeit (Fried et al., 2001).

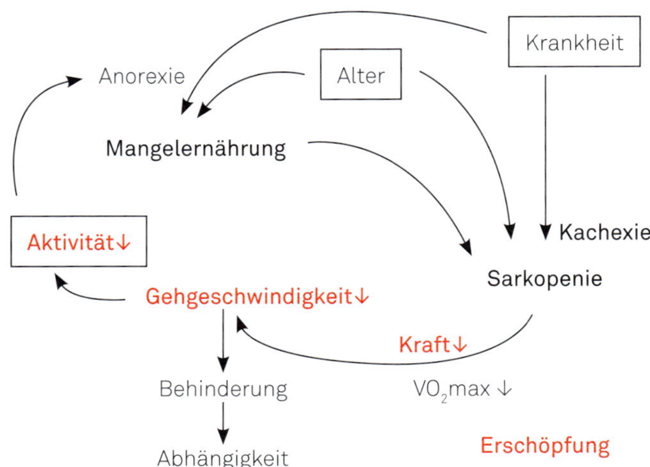

Abbildung 12-3: Kreislauf der Gebrechlichkeit (Frailty) und beteiligte Prozesse und Kennzeichen (Quelle: Fried et al., 2001, S. 146–157)

12.7.1 Pflegediagnose Frailty-Syndrom im Alter

Die NANDA International definiert ein Frailty-Syndrom im Alter als einen „dynamischen Zustand eines instabilen Gleichgewichts, welches den alten Menschen beeinflusst, der eine Verschlechterung in einem oder mehreren Gesundheitsbereichen (physisch, funktional, psychologisch oder sozial) erlebt und zu einer erhöhten Anfälligkeit für gesundheitliche Beeinträchtigungen, insbesondere Behinderung, führt" (Herdman et al., 2022, S. 227). Die Autorinnen benennen als Einflussfaktoren eines Frailty-Syndroms im Alter die folgenden *beeinflussenden Faktoren*:

- Angst
- Kognitive Dysfunktion
- Verminderte Energie
- Verminderte Muskelkraft
- Erschöpfung
- Sturzangst
- Beeinträchtigte Haltungsbalance
- Unzureichendes Wissen über modifizierbare Faktoren
- Unzureichende soziale Unterstützung
- Malnutrition
- Neurobehaviorale Manifestationen
- Adipositas
- Traurigkeit
- Bewegungsarmer Lebensstil.

Sie beschreiben die folgenden, in Verbindung mit einem Frailty-Syndrom auftretenden pathophysiologischen und psychischen Faktoren als *assoziierte Bedingungen* eines Frailty-Syndroms im Alter:

- Anorexie
- Blutgerinnungsstörungen
- Chronische Erkrankung
- Verminderte 25-Hydroxy-Vitamin-D-Konzentration im Blutserum
- Depression
- Endokrine regulatorische Dysfunktion
- Mentale Störungen
- Sarkopenie
- Sarkopenische Adipositas
- Empfindungsstörungen
- Unterdrückte inflammatorische Reaktion.

Herdman et al. (2022) beschreiben die folgenden Personen als besonders anfällig für die Entwicklung eines Frailty-Syndroms im Alter und fassen die *Risikopopulationen* wie folgt zusammen:

- Wirtschaftlich benachteiligte Personen
- Personen > 70 Jahre
- Personen mit längerem Krankenhausaufenthalt
- Personen, die > 5 Sekunden brauchen, um vier Meter zu gehen
- Alleinlebende Personen
- Personen, die auf engstem Raum leben
- Personen mit Stürzen in der Vorgeschichte
- Personen mit niedrigem Bildungsniveau
- Personen mit unbeabsichtigtem Verlust von 25 % des Körpergewichts innerhalb eines Jahres
- Personen mit unbeabsichtigtem Gewichtsverlust > 4,5 kg in einem Jahr
- Sozial vulnerable Personen
- Frauen.

Als bestimmende Merkmale oder Symptome eines Frailty-Syndroms im Alter bezeichnen Herdman et al. (2022) die folgenden subjektiven und objektiven *Merkmale* und *Symptome*:

subjektive

- Verminderte Aktivitätstoleranz (00298 • *Decreased activity tolerance*)
- Fatigue (00093 • *Fatigue*)
- Hoffnungslosigkeit (00124 • *Hopelessness*).

objektive

- Selbstversorgungsdefizit Körperpflege (00108 • *Bathing self-care deficit*)
- Selbstversorgungsdefizit Sich-Kleiden (00109 • *Dressing self-care deficit*)
- Selbstversorgungsdefizit Nahrungsaufnahme (00102 • *Feeding self-care deficit*)
- Selbstversorgungsdefizit Toilettenbenutzung (00110 • *Toileting self-care deficit*)
- Verminderte Herzleistung (00029 • *Decreased cardiac output*)
- Unausgeglichene Ernährung: weniger, als der Körper benötigt (00002 • *Imbalanced nutrition: less than body requirement*)
- Beeinträchtigte Gedächtnisleistung (00131 • *Impaired memory*)
- Beeinträchtigte physische Mobilität (00085 • *Impaired physical mobility*)
- Beeinträchtigte Gehfähigkeit (00088 • *Impaired walking*)
- Soziale Isolation (00053 • *Social isolation*).

12.7.2 Pflegeinterventionen bei einem Frailty-Syndrom im Alter

Doenges und Moorhouse (Doenges et al., 2024) empfehlen folgende einschätzende Pflegeintervention, um mögliche auslösende und beeinflussende Faktoren zu erkennen:

- Ermitteln, ob ein „Frailty-Syndrom" (FS) vorliegt mithilfe von Risikoassessments für Frailty nach Ensrud et al. (2008) sowie dem SOF Frailty Index in Willkomm (2013, S. 27). Dabei liegt ein besonderes Augenmerk auf den drei Symptomen: unbeabsichtigte Gewichtsabnahme (mindestens 5% des Körpergewichts im vergangenen Jahr, Schwäche (feststellbar an der Greifkraft), Gefühl von Erschöpfung, niedriges Gehtempo (benötigt > 6 Sekunden zur Bewältigung von 5 Metern) und geringe körperliche Aktivität.
- Beachten von Alter, Geschlecht, ethnischer Zugehörigkeit und sozioökonomischer Gemeinschaft, da Frailty bei älteren Personen, Frauen, Personen in Pflegeheimen und Personen mit niedrigerem Einkommen eine höhere Prävalenz aufweist.
- Feststellen von körperlichen Beschwerden (z. B. Fatigue/Erschöpfung, unbeabsichtigte Gewichtsabnahme, Muskelschwäche, langsames Gehen, Unfähigkeit zur Teilnahme an üblichen körperlichen Aktivitäten) und von Krankheiten (z. B. Herzkrankheit, ein unentdeckter Diabetes mellitus, Demenz, Apoplex, Niereninsuffizienz, lange Bettlägerigkeit oder finale Erkrankungen).
- Evaluieren des Medikationsplans.
- Feststellen des Ernährungszustands hinsichtlich Mangelernährung (z. B. Gewichtsabnahme, anomale Laborwerte und erwiesene Mikronährstoffmängel) sowie Faktoren, die zu mangelnder Nahrungsaufnahme beitragen (z. B. chronische Übelkeit, Appetitverlust, fehlender Zugang zu Nahrung oder Kochgelegen-

heiten, schlechtsitzende Prothesen, fehlende Mitspeisende, Depression und finanzielle Probleme).

- Einschätzen des physischen und kognitiven Zustands des Klienten, um die Aktivitätstoleranz und/oder Selbstversorgungsdefizite zu ermitteln.
- Feststellen der Lebenssituation des Klienten (z.B. allein oder in einer Einrichtung lebend).
- Überprüfen früherer und gegenwärtiger Lebenssituationen mit dem Klienten/der Bezugsperson, inkl. Rollenveränderungen, vielfältiger Verluste (z.B. Tod geliebter Personen, Veränderung von Lebensarrangements, Finanzen und Unabhängigkeit), sozialer Isolation und Trauern, um psychische Stressoren zu ermitteln, welche die gegenwärtige Situation beeinträchtigen.
- Überprüfen der Sicherheit der häuslichen Umgebung und der pflegenden Personen, um das Risiko/Vorliegen vernachlässigender/missbräuchlicher Situationen und/oder den Vermittlungsbedarf zu ermitteln.

Die Prävention und Therapie des Frailty-Syndroms ruht auf den zwei Säulen Ernährung und körperliche Aktivität. Die Ernährungsempfehlungen zur Prävention von Frailty fasst die Ernährungsexpertin Dorothee Volkert (2009) in den sieben Punkten einer bedarfsgerechten Energie- und Proteinzufuhr, einer Sicherung der Vitamin-D-Versorgung, reichlicher Aufnahme antioxidanzienreicher Lebensmittel und an Omega-3-Fettsäuren sowie einer ausreichenden Trinkmenge und einem regelmässigen Ernährungsscreening zusammen (s. Kasten).

Ernährungsempfehlungen zur Prävention von Sarkopenie und Frailty

bedarfsgerechte Energiezufuhr

- sowohl extremes Übergewicht als auch Untergewicht und insbesondere Gewichtsverlust vermeiden.

ausreichende Proteinzufuhr

- 1,0–1,2 g hochwertiges Protein pro kg Körpergewicht und Tag
- hochwertige Proteinquellen zu jeder Hauptmahlzeit: Milchprodukte, Fleisch, Fisch, Eier

Vitamin-D-Versorgung sichern

- durch regelmässigen Fischverzehr, täglichen Aufenthalt im Freien und ggfs. Supplementierung

reichlicher Verzehr antioxidanzienreicher Lebensmittel

- vielseitige und abwechslungsreiche Speisenzusammenstellung mit reichlich Obst und Gemüse, pflanzlichen Ölen und Nüssen, Vollkornprodukten, Brot, Fleisch, Wurst, Milch/-produkten und Käse, Rotwein/Traubensaft, Tee und Kakao

reichliche Aufnahme an Omega-3-Fettsäuren

- durch die pflanzlichen Öle Leinöl, Wallnussöl, Rapsöl und Sojaöl sowie fette Seefische wie Hering, Makrele und Lachs

reichliche Trinkmenge (ca. 1,5 l pro Tag)

- Mineralwasser, Kräutertee, Früchtetee, Säfte, Milch, Suppen, Kaffee, Tee

regelmäßiges Ernährungsscreening

- Ernährungsprobleme – Appetitlosigkeit, geringe Essmenge, einseitige Ernährungsweisen und Gewichtsverlust – rechtzeitig erkennen, Ursachen abklären und beseitigen (Volkert, 2009).

Darüber hinaus lässt sich Frailty durch gezielte Bewegung, Förderung körperlicher Aktivitäten und ein progressives Muskelkrafttraining vorbeugen und behandeln. Gschwind und Kressig (2009) betrachten Kraft- und Koordinationstraining als Eckpfeiler, um die mit einer Sarkopenie verbundenen funktionellen Beeinträchtigungen zu behandeln, insbesondere das Training der Muskelschnellkraft mit aktiver Beteiligung der zerebral-motorischen Kontrolle in Form von Koordinationsaufgaben, Tai-Chi-Übungen, Rhythmik und Better-Balance-Übungen. Um dieses Training nachhaltig in den Alltag der Betroffenen zu integrieren und sie zur regelmäßigen Teilnahme an Programmen zu motivieren, ist es nach ihrer Ansicht wichtig, sowohl Bewegungs- und Trainingsprogramme als auch weiche Faktoren wie Spaß, Attraktivität und soziale Austauschmöglichkeiten zu berücksichtigen. Das deckt sich auch mit den Ergebnissen aus Langlebigkeitsstudien. Demnach ist Hochaltrigkeit primär durch eine ausgewogene und ausreichende Ernährung, körperliche Aktivität und Sozialkontakte bedingt.

12.8 Concept Maps und Concept Mapping komplexer Pflegesituationen

Der folgende Abschnitt beschreibt die Möglichkeiten, komplexe und vielschichtige Pflegesituationen mittels Concept Maps und Concept Mapping zu visualisieren. Er zeichnet den Prozess nach, wie aus einzelnen Merkmalen einer Klientensituation allmählich ein immer detaillierteres und komplexeres Bild der Pflegesituation eines Klienten entsteht.

Während eine Pflegefachperson die Pflegesituation und -bedürftigkeit eines Klienten einschätzt, sammelt, prüft und ordnet sie zahlreiche Informationen über den Klienten/die Klientin. Aus pflegediagnostischer Sicht sind diese Informationen

Merkmale („cues"), die es dahingehend zu deuten und zu erklären gilt, ob sie kennzeichnend für ein spezifisches menschliches Reaktionsmuster sind, das sich mit einer Pflegediagnose bezeichnen lässt. Dieser Prozess wird im Englischen auch als „cue acquisition" bezeichnet. Bildhaft gesprochen verdichten sich hier einzelne Farbtupfer oder Pixel zu Teilen eines Bildes. – Über die einzelne Diagnose hinaus müssen Pflegende bei *komplexen Situationen* darüber nachdenken, in welcher Beziehung die jeweiligen Diagnosen zueinanderstehen und wie sie sich gegenseitig beeinflussen. Erst aus diesem Beziehungsgeflecht ergibt sich allmählich ein vollständiges Bild der Gesamtsituation. Das bedeutet, dass sich erst aus der Zusammenschau der einzelnen Teilbilder das ganze Bild zusammensetzt und komplettiert. Aus dieser Gesamtschau heraus lassen sich dann im Pflegeprozess Ziele mit dem Klienten vereinbaren, wirksame Pflegeaktivitäten planen, ausführen und Ergebnisse bewerten. Beim herkömmlichen Pflegeprozess geht aufgrund der linearen und schrittweisen Darstellung der einzelnen Elemente des Prozesses mitunter der Blick für die Zusammenhänge verloren. Deswegen wurde nach Möglichkeiten gesucht, über die lineare Darstellung der Klient*innensituation im Pflegeprozess hinaus die Zusammenhänge einer Klient*innensituation anschaulicher zu machen. Dazu wurden mithilfe von Techniken des „Mind-Mappings", „Clusterings" und der „One-Page-Method" sogenannte „Concept-Maps" entwickelt.

Concept-Maps erlauben es, Assessmentdaten bildhaft darzustellen, zu analysieren und pflegeprozessorientierte Pflegediagnosen daraus abzuleiten sowie deren Beziehungen untereinander zu veranschaulichen, dargestellt in **Abbildung 12-4**. Sie erlauben es auch, den Pflegediagnosen Pflegemaßnahmen und Pflegeziele zuzuordnen, um Problemsituationen zu lösen und die Pflege auf gemeinsam vereinbarte Ziele hin auszurichten (Georg, 2019).

Im Mittelpunkt steht dabei der Fall des Klienten einschließlich allfälliger medizinischer Diagnosen. Ausgehend von dieser Situation stellt sich die Frage, wie der Klient/die Klientin auf die Situation reagiert bzw. wie sich seine/ihre jeweilige Erkrankung auf seine/ihre Lebensaktivitäten oder Gesundheitsverhaltensmuster auswirkt. Im Rahmen einer Concept-Map wird der Klient/die Klientin in der Bildmitte dargestellt und davon ausgehende Auswirkungen auf Lebensaktivitäten und Reaktionen werden um die Bildmitte gruppiert und Beziehungen der einzelnen Diagnose und Symptome miteinander durch Pfeile dargestellt. Im vorliegenden Fall führte die Unkenntnis des Klienten/der Klientin über seine/ihre Erkrankung und den Umgang damit zu einer dauerhaften Erhöhung des Blutglukosespiegels mit Durstgefühlen und steter Gewichtszunahme. Infolgedessen kam es auf lange Sicht zu peripheren Durchblutungsstörungen und Sensibilitätsstörungen mit Kribbeln und Taubheitsgefühlen. Aufgrund der Sensibilitätsstörungen traten immer wieder Verletzungen auf, die in der Folge wegen des erhöhten Blutzuckerspiegels schlecht heilten. Gleichzeitig erhöhten diese Sensibilitätsstörungen die Gefahr eines Dekubitus oder führten zu einem manifesten Druckgeschwür mit akuten Schmerzen (Georg, 2019).

Wie in **Abbildung 12-4** zu sehen, erlaubt diese Form, Zusammenhänge zu veranschaulichen und Wechselwirkungen zu verdeutlichen. Concept-Maps eignen sich daher besonders, um komplexe Pflegesituationen zu veranschaulichen, um diagnostische Fähigkeiten auszubilden und zu trainieren und um Fälle in Fallkonferenzen anschaulich darzustellen. Die Form der Concept-Maps eignet sich auch, um Syndrompflegediagnosen zu visualisieren, die komplexe Pflegesituationen mit einzelnen Pflegediagnosen bündeln.

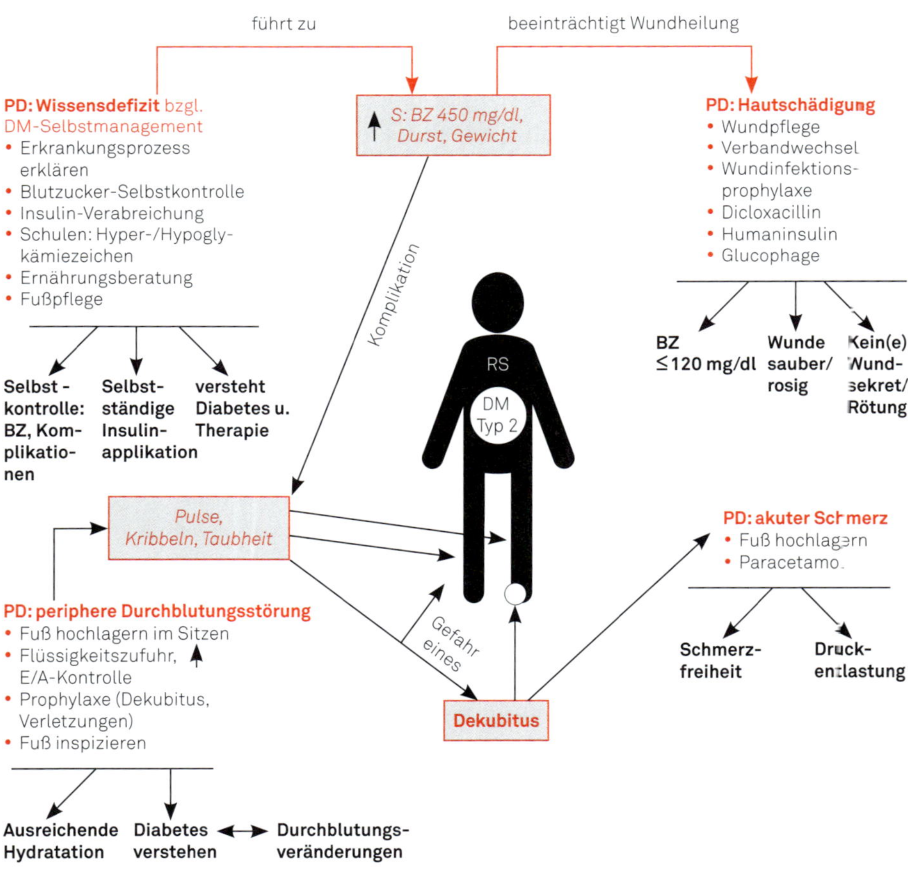

Abbildung 12-4: Concept Map eines Klienten mit Diabetes mellitus (Quelle: Doenges et al., 2019, S. 86)

Das Mind- oder Concept-Mapping beginnt im Zentrum einer Seite mit der Wiedergabe des Hauptbegriffs – des Klienten/der Klientin. (Dies hilft zu berücksichtigen, dass die Person und nicht die medizinische Diagnose oder die Erkrankung im Mittelpunkt des Plans steht.) Von diesem Zentralgedanken ausgehend werden andere Hauptideen hinzugefügt, die sich auf den Klienten/die Klientin beziehen. Verschiedene Konzepte können durch geometrische Formen, durch Farbkodierung oder durch ihre Positionierung auf der Seite zu Gruppen angeordnet werden. Verbindungen zwischen den Gruppen oder innerhalb der Ideengruppen werden wiedergegeben durch Pfeile oder Linien mit angefügten beschreibenden Sätzen, die erklären, in welcher Weise die Gedanken miteinander verbunden sind. So lassen sich viele verschiedene Einzelinformationen *über* den Klienten unmittelbar *mit* diesem selbst verbinden (Georg, 2019).

Welche Information auch immer gewählt wird, sie wird zur ersten Schicht der Verbindungen – in Gruppen angeordnete Assessmentdaten, Pflegediagnosen oder -ergebnisse. So könnte ein Mind-Map beispielsweise mit Pflegediagnosen beginnen, dargestellt als die ersten „Äste“, von denen jeder einzelne für sich auf der Karte aufgeführt wird. Als Nächstes könnte man die Zeichen und Symptome oder die Daten, welche die Diagnosen stützen, hinzufügen oder der Plan könnte mit den zu erreichenden Klient*innenergebnissen beginnen, zu denen dann Verbindungen mit den Pflegediagnosen hergestellt werden. Nach Abschluss des Plans sollte dieser eine Pflegediagnose (gestützt durch subjektive und objektive Assessmentdaten), Pflegeinterventionen, gewünschte Klient*innenergebnisse sowie jedwede Evaluationsdaten enthalten – alle in einer Weise miteinander verbunden, die zeigt, dass eine Beziehung zwischen ihnen besteht. Ganz entscheidend ist, sich klarzumachen, dass es für die Informationselemente keine vorgegebene Ordnung gibt, da eine Gruppe weder wichtiger ist als eine andere noch unter eine andere „subsumiert“ wird. Es ist jedoch wichtig, dass sich die Informationselemente innerhalb eines Astes bei jedem Ast in der gleichen Reihenfolge finden.

12.9 Zusammenfassung

Komplexe Pflegesituationen lassen sich in ihrer Vielschichtigkeit im Pflegeprozess mit Pflegediagnosen beschreiben und mit Syndromdiagnosen bündeln. Komplexe Pflegesituationen, die mit ihren vielfältigen Verästelungen und Verzeigungen „Symptombäumen“ ähneln, lassen sich mithilfe von Concept Maps anschaulich darstellen. Syndromdiagnosen helfen, wenn man den Wald vor lauter Bäumen nicht mehr sieht, Zusammenhänge zwischen einzelnen Symptombäumen zu erkennen, zu bündeln und zu verstehen. Somit bieten Syndrom-Pflegediagnosen und Concept Maps nützliche Werkzeuge, um die Komplexizität von Pflegesituationen zu erkennen, zu verstehen, zu reduzieren und Lösungen für diese Situationen anzubieten.

Weiterführende Literatur

Doenges, M.E., Moorhouse, M.F. & Murr, A.C. (2024). *Pflegediagnosen und Pflegemaßnahmen* (7. Aufl.). Hogrefe.
Dieses Fachbuch zum Pflegeprozess zeigt anhand von mehr als 267 Pflegediagnosen, wie sich komplexe Pflegesituation steuern lassen [Anm. d. Lek.].

Literatur

Abdolrahimi, M. Ghiyasvandian, S., Zakerimoghadam, M. & Ebadi, A. (2017). Therapeutic communication in nursing students: A Walker & Avant concept analysis. *Electronic Physician, 9*(8), 4968–4977. Available from https://www.ephysician.ir/2017/4968.pdf

Abwao, M., Ittefaq, M., Baines, A. & Liu, P. (2021). ‚The disabled community is still waiting for equality': what do users have to say about sexual reproductive health of persons with disabilities in online news comments? *Frontiers in Communication, 6*. Available from https://www.frontiersin.org/articles/10.3389/fcomm.2021.667627/full#:~:text=Most%20commenters%20have%20a%20positive,sexual%20reproductive%20health%20of%20PWDs

Aday, L. (2001). *At risk in America*. Jossey-Bass Publishers.

Adomako-Mensah, V., Belloni, A., Blawat, A., De Preux, L., Green, E., Jaccard, A., de Preux, L., Retat, L., Sassi, F., Thiebault, S. & Webber, L. (2020). *The Health and Social Care Costs of a Selection of Health Conditions and Multi-Morbidities*. Public Health England.

Ahmedani, B.K. (2011). Mental health stigma: society, individuals, and the profession. *Journal of Social Work Values and Ethics, 8*(2), 41–416.

Al-Beltagi, M. (2021). Autism medical co-morbidities. *World Journal of Clinical Pediatrics, 10*(3), 15–28.

Alderwick, H., Dunn, P., McKenna, H., Walsh, N. & Ham, C. (2016). *Sustainability and Transformation Plans in the NHS*. King's Fund.

All Party Parliamentary Group on Complex Needs and Dual Diagnosis. (2014). *Factsheet 1: Complex Needs and Dual Diagnosis*. Turning Point.

Alsulamy, N., Lee, A., Thokala, P. & Alessa, T. (2020). What influences the implementation of shared decision-making: an umbrella review. *Patient Education and Counselling, 103*(12), 2400–2407.

Alvarez-Galvez, J. (2016). Discovering complex interrelationships between socioeconomic status and health in Europe: a case study applying Bayesian networks. *Social Science Research, 56*, 133–143.

American Psychiatric Association. (2022). *Diagnostic and Statistical Manual of Mental Disorders* (5th ed.). American Psychiatric Association.

Ammon, U., Bickel, H. & Lenz, A.N. (2018). *Variantenwörterbuch des Deutschen* (2. Aufl.). De Gruyter.

Antosik, J., Rojatz, D., Ecker, S. & Weitzer, J. (2021). *Social Prescribing. Auswertung der Bedarfs- und Vermittlungsdoku*. Bundesministerium für Soziales, Gesundheit, Pflege und Konsumentenschutz (Österreich). Verfügbar unter https://jasmin.goeg.at/id/eprint/2227/1/Auswertungsbericht_fin_bff.pdf

Aoki, Y. (2020). Shared decision-making for adults with severe mental illness: a concept analysis. *Japan Journal of Nursing Science, 17*(4), e12365.

Atherton, H. & Crickmore, D. (Eds). (2011). *Learning Disabilities: Towards Inclusion*. Elsevier.

Attwood, T. (2007). *The Complete Guide to Asperger's Syndrome*. Jessica Kingsley.

Baggs, A. (2007). *In My Language* [video]. Youtube. Available from https://www.youtube.com/watch?v=JnylM1hI2jc

Baker, C. (2021). *Mental Health Statistics (England)* (CBP-06988). House of Commons Library.

Baker, C. & Kirk-Wade, E. (2024). *Mental health statistics: prevalence, services and funding in England.* House of Commons Library. Available from https://commonslibrary.parliament.uk/research-briefings/sn06988/

Barlinn, J., Barlinn, K., Helbig, U., Siepmann, T., Pallesen, L.-P., Urban, H., Pütz, V., Schmitt, J., Reichmann, H. & Bodechtel, U. (2016). Koordinierte Schlaganfallnachsorge durch Case Management auf der Basisi eines standardisierten Behandlungspfades. Ergebnisse einer monozentrischen Pilotstudie. *Nervenarzt, 87*, 860–869.

Barnett, K., Mercer, S.W., Norbury, M., Watt, G., Wyke, S. & Guthrie, B. (2012). Epidemiology of multimorbidity and implications for health care, research, and medical education: a cross-sectional study. *The Lancet, 380*(9836), 37–43.

Baron-Cohen, S., Golan, O. & Ashwin, E. (2009). Can emotion recognition be taught to children with autistic spectrum conditions?. *Philosophical Transactions: Biological Sciences, 364*(1535), 3567–3574.

Barry, A.-M. & Yuill, C. (2016). *Understanding the Sociology of Health: An Introduction*. Sage.

Bauer, J.M. & Sieber, C.C. (2008). Sarcopenia and Frailty: a clinician's controversial point of view. *Experimental Gerontology, 43*(7), 674–678.

Beck, N.S., Kim, D.S. J. & Dunn, L.B. (2021). Ethical issues in psychopharmacology. *Focus, 19*(1), 53–8.

Bekelman, D.B., Allen, L.A., McBryde, C.F., Hattler, B., Fairclough, D.L., Havranek, E.P., Turvey, C. & Meek, P.M. (2018). Effect of a collaborative care intervention vs usual care on health status of patients with chronic heart failure. *JAMA Internal Medicine, 178*(4), 511.

Benedicta, B., Caldwell, P.H. & Scott, K.M. (2020). How parents use, search for and appraise online health information on their child's medical condition: a pilot study. *Journal of Paediatrics and Child Health, 56*(2), 252–258.

Benner, P. (2017). *Stufen zur Pflegekompetenz: From Novice to Expert* (3. Aufl.). Hogrefe.

Benner, P. & Tanner, C. (1987). Clinical Judgement: How Expert Nurses Use Intuition. *American Journal of Nursing, 87*(1), 28.

Blumenthal-Barby, J., Opel, D.J., Dickert, N.W., Kramer, D.B., Tucker Edmonds, B., Ladin, K., Peek, M.E., Peppercorn, J. & Tilburt, J. (2019). Potential unintended consequences of recent shared decision making policy initiatives. *Health Affairs, 38*(11), 1876–1881. Available from https://www.healthaffairs.org/doi/10.1377/hlthaff.2019.00243

Bodechtel, U., Barlinn, K., Helbig, U., Arnold, K., Siepmann, T., Pallesen, L.-P., Puetz, V., Reichmann, H., Schmitt, J. & Kepplinger, J. (2016). The stroke east Saxony pilot project for organized post-stroke care: a case-control study. *Brain and Behavior*, *6*(5), e00455. Available from https://onlinelibrary.wiley.com/doi/10.1002/brb3.455

Bodenheimer, T. & Berry-Millett, R. (2009). *Care Management of Patients with Complex Health Care Needs*. Robert Wood Johnson Foundation.

Boehmer, K.R., Abu Dabrh, A.M., Gionfriddo, M.R., Erwin, P. & Montori, V.M. (2018). Does the chronic care model meet the emerging needs of people living with multimorbidity? A systematic review and thematic synthesis. *PLoS One*, *13*(2), e0190852. Available from https://journals.plos.org/plosone/article?id=10.1371/journal.pone.0190852

Bogdashina, O. (2003). *Sensory Perceptual Issues in Autism and Asperger Syndrome*. Jessica Kingsley.

Bolton, D. & Gillett, G. (2019). *The Biopsychosocial Model of Health and Disease: New Philosophical and Scientific Developments*. Springer Nature. Available from https://link.springer.com/book/10.1007/978-3-030-11899-0

Bomhof-Roordink, H., Fischer, M.J., van Duijn-Bakker, N., Baas-Thijssen, M.C., van der Weijden, T., Stiggelbout, A.M. & Pieterse, A.H. (2019). Shared decision-making in oncology: a model based on patients', health care professionals', and researchers' views. *Psycho-Oncology, 28*(1), 139–46.

Bowers, L., Brennan, G., Winship, G. & Theodoridou, C. (2009). *Talking with acutely psychotic people: Communication skills for nurses and others spending time with people who are very mentally ill.* Academia. Available from https://www.academia.edu/33457749/Communication_skills_for_nurses_and_others_spending_time_with_people_who_are_very_mentally_ill

BPtK (Bundes Psychotherapeuten Kammer). (2021). *BPtK-Auswertung: Monatelange Wartezeiten bei Psychotherapeut*innen.* Verfügbar unter https://bptk.de/pressemitteilungen/bptk-auswertung-monatelange-wartezeiten-bei-psychotherapeutinnen/

BPtK (Bundes Psychotherapeuten Kammer). (2023). *Weiterentwicklung der psychotherapeutischen Versorgung. Fakten zu Versorgungsbedarf, Bedarfsplanung und Wartezeiten in der Psychotherapie.* Verfügbar unter https://api.bptk.de/uploads/20230713_bptk_hintergrundpapier_weiterentwicklung_psychotherapeutischen_versorgung_d38b567ee6.pdf

Bradley, E., Caldwell, P., Gurney, J., Heath, J., Lightowler, H., Richardson, K. & Swales, J. (2019). *Responsive Communication: Combining Attention to Sensory Issues with Using Body Language (Intensive Interaction) to Interact with Autistic Adults and Children.* Pavilion.

Brant, C.C. (1993). Suicide in Canadian Aboriginal peoples: causes and prevention. In National Round Table on Aboriginal Health and Social Issues (Ed.), *The Path to Healing. Report of the National Round Table on Aboriginal Health and Social Issues* (pp. 55–71). Minister of Supplies and Services Canada.

Brenner, M., Kidston, C., Hilliard, C., Coyne, I., Eustace-Cook, J., Doyle, C., Begley, T. & Barrett, M.J. (2018). Children's complex care needs: a systematic concept analysis of multidisciplinary language. *European Journal of Pediatrics, 177*(11), 1641–1652. Available from https://link.springer.com/article/10.1007/s00431-018-3216-9

Brogan, P., Hasson, F. & McIlfatrick, S. (2018). Shared decision-making at the end of life: a focus group study exploring the perceptions and experiences of multi-disciplinary healthcare professionals working in the home setting. *Palliative Medicine, 32*(1), 123–32.

Brown, P., Zavestoski, S., McCormick, S., Mayer, B., Morello-Frosch, R. & Gasior Altman, R. (2004). Embodied health movements: new approaches to social movements in health. *Sociology of Health and Illness, 26*(1), 50–80. Available from https://onlinelibrary.wiley.com/doi/10.1111/j.1467-9566.2004.00378.x

Bryant, T. (2013). Policy change and the social determinants of health. In C. Clavier & E. de Leeuw (Eds.), *Health Promotion and the Policy Process* (pp. 63–81). Oxford University Press.

Buder, S. & Perry, R. (2023). *The Social Model of Disability Explained.* Social Creatures. Available from https://www.thesocialcreatures.org/thecreaturetimes/the-social-model-of-disability

Bulechek, G.M., Butcher, H.K., Dochterman, J.M. & Wagner, C.M. (2016). *Pflegeinterventionsklassifikation (NIC).* Hogrefe.

Byrne, B., Alexander, C., Khan, O., Nazroo, J. & Shankley, W. (2020). *Ethnicity, Race and Inequality in the UK: State of the Nation.* Policy Press.

Califf, R.M. (2021). Avoiding the coming tsunami of common, chronic disease: what the lessons of the Covid-19 pandemic can teach us. *Circulation, 143*(19), 1831–1834. Available from https://www.ahajournals.org/doi/10.1161/CIRCULATIONAHA.121.053461

Camacho, E.M., Davies, L.M., Hann, M., Small, N., Bower, P., Chew-Graham, C., Baguely, C., Gask, L., Dickens, C.M., Lovell, K., Waheed, W., Gibbons, C.J. & Coventry, P. (2018). Long-term clinical and cost-effectiveness of collaborative care (versus usual care) for people with mental-physical multimorbidity: cluster-randomised trial. *British Journal of Psychiatry, 213*(2), 456–463.

Campbell, F., Biggs, K., Aldiss, S.K., O'Neill, P.M., Clowes, M., McDonagh, J., While, A. & Gibson, F. (2016). Transition of care for adolescents from paediatric services to adult health services. *Coch-*

rane Database of Systematic Reviews, (4), CD009794. Available from https://www.cochranelibrary.com/cdsr/doi/10.1002/14651858.CD009794.pub2/full

Campbell, P., Boyle, A. & Higginson, I. (2017). Should we scrap the target of a maximum four hour wait in emergency departments? *British Medical Journal, 359*, J4857.

Carers Trust. (2020). *The Triangle of Care for Children and Young People's Mental Health Services.* Carers Trust.

Casanova, E.L. & Casanova, M.F. (2019). *Defining Autism: A Guide to Brain, Biology, and Behaviour.* Jessica Kingsley.

Casanova, M.F., Frye, R.E., Gillberg, C. & Casanova, E.L. (2020). Editorial: co-morbidity and autism spectrum disorder. *Frontiers in Psychiatry, 11*, 617395. Available from https://www.frontiersin.org/journals/psychiatry/articles/10.3389/fpsyt.2020.617395/full

Chambers, E. & Coleman, K. (2016). Enablers and barriers for engaged, informed individuals and carers: left wall of the House of Care framework. *British Journal of General Practice*, *66*(643), 108–109. Available from https://bjgp.org/content/66/643/108

Checa, C., Canelo-Aybar, C., Suclupe, S., Ginesta-López, D., Berenguera, A., Castells, X., Brotons, C. & Posso, M. (2022). Effectiveness and Cost-Effectiveness of Case Management in Advanced Heart Failure Patients Attended in Primary Care: A Systematic Review and Meta-Analysis. *International Journal of Environmental Research and Public Health, 19*(21), 13823. Available from https://www.mdpi.com/1660-4601/19/21/13823

Cheng, C., Inder, K. & Chan, S.W.-C. (2019). Patients' experiences of coping with multiple chronic conditions: a meta-ethnography of qualitative work. *International Journal of Mental Health Nursing, 28*(1), 54–70.

Chih Hoong, S., Heathfield, H., Fitzpatrick, K. & Benson, L. (2014). *Closing the Gap through Changing Relationships: evaluation*. The Health Foundation. Available from https://www.health.org.uk/publications/closing-the-gap-through-changing-relationships-evaluation

Chouhan, K. & Nazroo, J. (2020). Health inequalities. In B. Byrne, C. Alexander, O. Khan, J. Nazroo & W. Shankley (Eds.), *Ethnicity, Race and Inequality in the UK* (pp. 73–92). Policy Press.

Clarke, G., Pariza, P. & Wolters, A. (2020). *The long-term impacts of new care models on hospital use: An evaluation of the Integrated Care Transformation Programme in Mid-Nottinghamshire.* Health Foundation. Available from https://www.health.org.uk/publications/reports/the-long-term-impacts-of-new-care-models-on-hospital-use-midnotts

Coggon, J. (2016). Mental capacity law, autonomy, and best interests: an argument for conceptual and practical clarity in the court of protection. *Medical Law Review*, *24*(3), 396–414. Available from https://academic.oup.com/medlaw/article/24/3/396/2733270

Cohen, E., Berry, J.G., Sanders, L., Schor, E.L. & Wise, P.H. (2018). Status Complexicus? The emergence of pediatric complex care. *Pediatrics, 141*(Supplement 3), S202–S211.

Cohen, E., Lacombe-Duncan, A., Spalding, K., MacInnis, J., Nicholas, D., Narayanan, U.G., Gordon, M., Margolis, I. & Friedman, J.N. (2012). Integrated complex care coordination for children with medical complexity: a mixed-methods evaluation of tertiary care-community collaboration. *BMC Health Services Research*, *12*, 366. Available from https://bmchealthservres.biomedcentral.com/articles/10.1186/1472-6963-12-366

Cohen, J.N., Nguyen, A., Rafiq, M. & Taylor, P. (2022). Impact of a case-management intervention for reducing emergency attendance on primary care: randomised control trial. *British Journal of General Practice*, *72*(723), e755–e763. Available from https://bjgp.org/content/72/723/e755

Collins, B. (2019). *Outcomes for Mental Health Services: What Really Matters?* The King's Fund. Available from https://www.kingsfund.org.uk/insight-and-analysis/reports/outcomes-mental-health-services

Correll, C.U., Detraux, J., De Lepeleire, J. & De Hert, M. (2015). Effects of antipsychotics, antidepressants and mood stabilizers on risk for physical diseases in people with schizophrenia, depression and bipolar disorder. *World Psychiatry, 14*(2), 119–136. Available from https://onlinelibrary.wiley.com/doi/10.1002/wps.20204

Corrigan, P.W., Druss, B.G. & Perlick, D.A. (2014). The impact of mental illness stigma on seeking and participating in mental health care. *Psychological Science in the Public Interest, 15*(2), 37–70.

Coulter, A., Kramer, G., Warren, T. & Salisbury, C. (2016). Building the House of Care for people with long-term conditions: the foundation of the House of Care framework. *British Journal of General Practice, 66*(645), e288–e290. Available from https://bjgp.org/content/66/645/e288

Coulter, A., Roberts, S. & Dixon, A. (2013). *Delivering Better Services for People with Long-Term Conditions. Building the House of Care*. King's Fund. Available from https://www.yearofcare.co.uk/sites/default/files/pdfs/delivering-better-services-for-people-with-long-term-conditions_0.pdf

Council for Disabled Children and True Colours Trust. (2017). *Understanding the needs of disabled children with complex needs or life-limiting conditions*. Available from https://councilfordisabledchildren.org.uk/resources/all-resources/filter/inclusion-send/understanding-needs-disabled-children-complex-needs

Coyne, I., Amory, A., Kiernan, G. & Gibson, F. (2014). Children's participation in shared decision-making: children, adolescents, parents and healthcare professionals' perspectives and experiences. *European Journal of Oncology Nursing, 18*(3), 273–280.

Crisp, N., Brownie, S. & Refsum, C. (2018). *Nursing and midwifery: the key to the rapid and cost-effective expansion of high quality universal healthcare* [Report of the WISH Nursing and UHC Forum 2018]. World Innovation Summit for Health, Doah, Quatar.

Currie, G. & Szabo, J. (2019). ‚It would be much easier if we were just quiet and disappeared': parents silenced in the experience of caring for children with rare diseases. *Health Expectations, 22*(6), 1251–1259. Available from https://onlinelibrary.wiley.com/doi/10.1111/hex.12958

Currie, G. & Szabo, J. (2020). Social isolation and exclusion: the parents' experience of caring for children with rare neurodevelopmental disorders. *International Journal of Qualitative Studies on Health and Well-Being, 15*(1), 1725362. Available from https://www.tandfonline.com/doi/full/10.1080/17482631.2020.1725362

Cylus, J., Papanicolas, I. & Smith, P.C. (Eds.). (2016). *Health System Efficiency: How to Make Measurement Matter for Policy and Management*. European Observatory on Health Systems and Policies.

Dallimore, D.J., Neukirchinger, B. & Noyes, J. (2018). Why is transition between child and adult services a dangerous time for young people with chronic kidney disease? A mixed-method systematic review. *PLoS One, 13*(8), e0201098. Available from https://journals.plos.org/plosone/article?id=10.1371/journal.pone.0201098

Dalton-Locke, C., Johnson, S., Harju-Seppänen, J., Lyons, N., Sheridan Rains, L., Stuart, R., Campbell, A., Clark, J., Clifford, A., Courtney, L., Dare, C., Kelly, K., Lynch, C., McCrone, P., Nairi, S., Newbigging, K., Nyikavaranda, P., Osborn, D., Persaud, K.,... Lloyd-Evans, B. (2021). Emerging models and trends in mental health crisis care in England: a national investigation of crisis care systems. *BMC Health Services Research, 21*, 1174. Available from https://bmchealthservres.biomedcentral.com/articles/10.1186/s12913-021-07181-x

Damery, S., Flanagan, S. & Combes, G. (2016). Does integrated care reduce hospital activity for patients with chronic diseases? An umbrella review of systematic reviews. *BMJ Open, 6*(11), e011952. Available from https://bmjopen.bmj.com/content/6/11/e011952

Da Silva, D. (2012). *Evidence: Helping people share decision making. A review of evidence considering whether shared decision making is worthwhile*. The Health Foundation. Available from https://www.health.org.uk/sites/default/files/HelpingPeopleShareDecisionMaking.pdf

Dawes, D.E. (2020). *The Political Determinants of Health*. Johns Hopkins University Press.

Dawood, Z. & Price, J. (2015). Decision making: caring for children with complex needs. *Working Papers in the Health Sciences, 1*(12), 1–5. Available from https://www.southampton.ac.uk/assets/centresresearch/documents/wphs/ZD%20Decision%20Making.pdf

Day, W. & Shaw, R. (2022). When benefit eligibility and patient-led care intersect. Living in the UK with chronic illness: experiences of the work capability assessment. *Journal of Health Psychology, 27*(2), 456–469. Available from https://journals.sagepub.com/doi/full/10.1177/1359105320953476

Department for Constitutional Affairs. (2005). *Mental Capacity Act: Code of Practice*. Stationery Office.

Department of Health. (2001). *Valuing People: A New Strategy for Learning Disability for the 21st Century.*

Department of Health. (2004). *National Service Framework for Children, Young People and Maternity Services: Disabled Children and Young People and those with Complex Health Needs.*

Department of Health. (2009). *Reference Guide to Consent for Examination or Treatment* (2nd ed.).

Department of Health. (2012). *Long-term Conditions Compendium of Information.*

Department of Health and Social Care. (2021). *Integration and Innovation: Working Together to Improve Health and Social Care for All.* Stationery Office.

Department of Health and Social Care & Department for Education. (2021). *The National Strategy for Autistic Children, Young People and Adults: 2021 to 2026.*

DGCC (Deutsche Gesellschaft für Care und Case Management). (2020). *Case Management Leitlinien - Rahmenempfehlungen, Standards und ethische Grundlagen (Case Management in der Praxis)* (2. Aufl.). medhochzwei Verlag.

Dickman, N.E. & Chicas, R. (2021). Nursing is never neutral: political determinants of health and systemic marginalization. *Nursing Inquiry, 28*(4), e12408.

Doenges, M.E., Moorhouse, M.F. & Geissler-Murr, A.C. (2019). *Pflegediagnosen und Pflegemaßnahmen* (6. Aufl.). Hogrefe.

Doenges, M.E., Moorhouse, M.F. & Geissler-Murr, A.C. (2024). *Pflegediagnosen und Pflegemaßnahmen* (7. Aufl.). Hogrefe.

Donnelly, M. (2016). Best interests in the mental capacity act: time to say goodbye? *Medical Law Review, 24*(3), 318–332. Available from https://academic.oup.com/medlaw/article/24/3/318/2733267

Drummond, M.F., Sculpher, M.J., Claxton, K., Stoddart, G.L. & Torrance, G.W. (2015). *Methods for the Economic Evaluation of Health Care Programmes.* Oxford University Press.

Dudenredaktion. (o.D.). *Das Syndrom.* Duden Online. Abgerufen am 24. Juni 2024 unter https://www.duden.de/rechtschreibung/Syndrom

Eke, H., Ford, T., Newlove-Delgado, T., Price, A., Young, S., Ani, C., Sayal, K., Lynn, R.M., Paul, M. & Janssens, A. (2020). Transition between child and adult services for young people with attention-deficit hyperactivity disorder (ADHD): findings from a British national surveillance study. *British Journal of Psychiatry, 217*(5), 616–622. Available from https://www.cambridge.org/core/journals/the-british-journal-of-psychiatry/article/transition-between-child-and-adult-services-for-young-people-with-attentiondeficit-hyperactivity-disorder-adhd-findings-from-a-british-national-surveillance-study/E2005BB0F49B85CB328404A4556C57C5

Elias, E.R. & Murphy, N.A. (2012). Home care of children and youth with complex health care needs and technology dependencies. *Pediatrics, 129*(5), 996–1005.

Elwyn, G., Durand, M.A., Song, J., Aarts, J., Barr, P.J., Berger, Z., Cochran, N., Frosch, D., Galasiński, D., Gulbrandsen, P., Han, P.K. J., Härter, M., Kinnersley, P., Lloyd, A., Mishra, M., Perestelo-Perez, L., Scholl, I., Tomori, K., Trevena, L. ... Van Der Weijden, T. (2017). A three-talk model for shared decision-making: multistage consultation process. *British Medical Journal, 359*, j4891. Available from https://www.bmj.com/content/359/bmj.j4891

Elwyn, G., Edwards, A. & Thompson, R. (2016). *Shared Decision-making in Health Care: Achieving Evidence-based Patient Choice* (3rd ed.). Oxford University Press.

Elwyn, G. & Vermunt, N.P. C.A. (2020). Goal-Based shared decision-making: developing an integrated model. *Journal of Patient Experience, 7*(5), 688–696. Available from https://journals.sagepub.com/doi/10.1177/2374373519878604

Emerson, E. (1995). *Challenging Behaviour: Analysis and Intervention in People with Learning Disabilities*. Cambridge University Press.

Emerson, E. & Baines, S. (2010). *Health Inequalities and People with Learning Disabilities in the UK: 2010*. Learning Disabilities Observatory. Available from https://pureportal.strath.ac.uk/files-asset/7402206/vid_7479_IHaL2010_3HealthInequality2010.pdf

Emerson, E. & Einfeld, S.L. (2011). *Challenging Behaviour: Analysis and Intervention in People with Learning Disabilities* (3rd ed.). Cambridge University Press.

Ensrud, K.E., Ewing, S.K., Taylor, B.C., Fink, H.A., Cawthon, P.M., Stone, K.L., Hillier, T.A., Cauley, J.A., Hochberg, M.C., Rodondi, N., Tracy, J.K. & Cummings, S.R. (2008). Comparison of 2 frailty indexes for prediction of falls, disability, fractures, and death in older women. *Archives of Internal Medicine, 168*(4), 382–389.

Ewbank, L., Thompson, J., McKenna, H., Anandaciva, S. & Ward, D. (2021). *NHS hospital bed numbers: Past, present, future*. The King's Fund. Available from https://www.kingsfund.org.uk/insight-and-analysis/long-reads/nhs-hospital-bed-numbers#explaining-decreases-in-the-number-of-hospital-beds

Fenney, D. (2019). *Tackling Poor Health Outcomes: The Role of Trauma-Informed Care*. The King's Fund. Available from https://www.kingsfund.org.uk/insight-and-analysis/blogs/tackling-poor-health-outcomes-trauma-informed-care

Finkelstein, A., Zhou, A., Taubman, S. & Doyle, J. (2020). Health care hotspotting: a randomized, controlled trial. *New England Journal of Medicine, 382*(2), 152–62. Available from https://www.nejm.org/doi/10.1056/NEJMsa1906848

Fletcher-Watson, S. & Happé, F. (2019). *Autism: A New Introduction to Psychological Theory and Current Debate* (2nd ed.). Routledge.

Flood, A. (2022). *Terry Pratchett estate backs Jack Monroe's idea for ‚Vimes Boots' poverty index*. The Guardian. Available from https://www.theguardian.com/books/2022/jan/26/terry-pratchett-jack-monroe-vimes-boots-poverty-index

Forbes, H., Sutton, M., Richardson, G. & Rogers, A. (2016). The determinants of time spent on self-care. *Chronic Illness, 12*(2), 98–115.

Freeman, J.L., Caldwell, P.H.Y., Bennett, P.A. & Scott, K.M. (2018). How adolescents search for and appraise online health information: a systematic review. *Journal of Pediatrics, 195*, 244–255.

Fried, L.P., Tangen, C.M., Walston, J., Newman, A.B., Hirsch, C., Gottdiener, J., Seeman, T., Tracy, R., Kop, W.J., Burke, G. & McBurnie, M.A. (2001). Frailty in older adults: evidence for a phenotype. *The Journals of Gerontology: Series A, 56*(3), M146–M157. Available from https://academic.oup.com/biomedgerontology/article/56/3/M146/545770

Frith, U. (1989). *Autism: Explaining the Enigma*. Blackwell.

Frith, U. (2008). *Autism: A Very Short Introduction*. Oxford University Press.

Frost, R., Rait, G., Wheatley, A., Wilcock, J., Robinson, L., Harrison Dening, K., Allan, L., Banerjee, S., Manthorpe, J. & Walters, K. (2020). What works in managing complex conditions in older people in primary and community care? A state-of-the-art review. *Health and Social Care in the Community, 28*(6), 1915–1927. Available from https://onlinelibrary.wiley.com/doi/10.1111/hsc.13085

Furst, M.A. C., Salinas-Perez, J.A., Anthens, L., Bagheri, N., Banfield, M.A., Aloisi, B. & Salvador-Carulla, L. (2018). *The Integrated Mental Health Atlas of the Australian Capital Territory Primary Health Network Region*. Australian National University.

Gabe, J. & Monaghan, L.F. (2013). *Key Concepts in Medical Sociology* (2nd ed.). Sage.

Gates, B., Fearns, D. & Welch, J. (2014). *Learning Disabilities Nursing at a Glance*. Wiley Blackwell.

Geerlings, A.D., Janssen Daalen, J.M., Ypinga, J.H. L., Bloem, B.R., Meinders, M.J., Munneke, M., & Darweesh, S.K. L. (2023). Case management interventions in chronic disease reduce anxiety and depressive symptoms: A systematic review and meta-analysis. *PLoS One*, *18*(4), e0282590. Available from https://journals.plos.org/plosone/article?id=10.1371/journal.pone.0282590

General Medical Council. (2020). *Factsheet: Key Legislation and Case Law Relating to Decision Making and Consent*.

Georg, J. (2007). Syndrom-Pflegediagnosen. Wenn alles zusammenkommt. *NOVAcura, 38*(1), 10–12.

Georg, J. (2019). Concept-Mapping, Concept-Maps und Concept Webs. In M.E. Doenges, M.F. Moorhouse & A.C. Geissler-Murr (Hrsg.), *Pflegediagnosen und Pflegemaßnahmen* (6. Aufl., S. 84–88). Hogrefe.

Georg, J. (2021). Herausforderndes Verhalten bei Menschen mit Demenz. In S. Weber Long (Hrsg.), *Herausforderndes Verhalten* (S. 215–250). Hogrefe.

Georg, J. & Abderhalden, C. (2024). Pflegediagnosen – Gegenstand und Hintergründe. In M.E. Doenges, M.F. Moorhouse & A.C. Geissler-Murr (Hrsg.), *Pflegediagnosen und Pflegemaßnahmen* (7. Aufl., S. 86–119). Hogrefe.

Gerbild, H., Larsen, C.M., Rolander, B. & Areskoug-Josefsson, K. (2018). Does a 2-week sexual health in rehabilitation course lead to sustained change in students' attitudes? A pilot study. *Sexuality and Disability*, *36*(4), 417–435. Available from https://link.springer.com/content/pdf/10.1007/s11195-018-9540-1.pdf

Gilbody, S. (2006). Collaborative care for depression. A cumulative meta-analysis and review of longer-term outcomes. *Archives of Internal Medicine*, *166*(21), 2314–2321.

Gillespie, A. & Reader, T.W. (2018). Patient-centered insights: using health care complaints to reveal hot spots and blind spots in quality and safety. *Milbank Quarterly*, *96*(3), 530–567. Available from https://onlinelibrary.wiley.com/doi/10.1111/1468-0009.12338

Golnik, A., Maccabee-Ryaboy, N., Scal, P., Wey, A. & Gaillard, P. (2012). Shared decision making: improving care for children with autism. *Intellectual and Developmental Disabilities, 50*(4), 322–331.

Goodwin, N., Dixon, A., Anderson, G. & Wodchis, W. (2014). *Providing Integrated Care for Older People With Complex Needs: Lessons from Seven International Case Studies*. The King's Fund. Available from https://assets.kingsfund.org.uk/f/256914/x/bcd87ca963/providing_integrated_care_older_people_complex_needs_2014.pdf

Goodwin, N., Sonola, L., Thiel, V. & Kodner, D.L. (2013). *Co-ordinated Care for People with Complex Chronic Conditions: Key Lessons and Markers for Success*. King's Fund/Aetna.

Goodwin, N., Stein, V. & Amelung, V. (2021). What is integrated care?. In V. Amelung, V. Stein, E. Suter, N. Goodwin, E. Nolte & R. Balicer (Eds.), *Handbook Integrated Care* (pp. 3–25). Springer.

Grembowski, D., Schaefer, J., Johnson, K.E., Fischer, H., Moore, S.L., Tai-Seale, M., Ricciardi, R., Fraser, J.R.,Miller, D., LeRoy, L. & AHRQ MCC Research Network. (2014). A conceptual model of the role of complexity in the care of patients with multiple chronic conditions. *Medical Care*, *52*(Suppl 3), 7–14. Available from https://journals.lww.com/lww-medicalcare/Fulltext/2014/03001/A_Conceptual_Model_of_the_Role_of_Complexity_in.5.aspx

Griffith, R. (2021). The right to respect for family life, consent, minors and Gillick competence. *British Journal of Nursing, 30*(17), 1042–1043.

Gschwind, Y. J. & Kressig, R. W. (2009). Der Stellenwert körperlicher Aktivität im Rahmen der Prävention von Sarkopenie und Frailty. *Schweizer Zeitschrift für Ernährungsmedizin. 7*(4), 32–36.

Guest, H. (2021). A concept analysis of trauma-informed care. *Nursing Forum, 56*(4), 1000–1007.

Guidry-Grimes, L. (2020). Overcoming obstacles to shared mental health decision making. *AMA Journal of Ethics, 22*(5), E446–E451. Available from https://journalofethics.ama-assn.org/article/overcoming-obstacles-shared-mental-health-decision-making/2020-05

Gurney, B. N. (2019). *Effects of a writing instructional package for students with moderate intellectual disability* (doctoral dissertation). University of Louisville, Kentucky. Available from https://ir.library.louisville.edu/cgi/viewcontent.cgi?article=4527&context=etd

Haemophilia Society. (2024). *The Contaminated Blood Scandal.* Available from https://haemophilia.org.uk/public-inquiry/the-infected-blood-inquiry/the-contaminated-blood-scandal/

Hardy, S. & Joyce, T. (2009). The Mental Capacity Act: practicalities for health and social care professionals. *Advances in Mental Health and Learning Disabilities, 3*(1), 9–14.

Harrison, C., Britt, H., Miller, G. & Henderson, J. (2014). Examining different measures of multimorbidity, using a large prospective cross-sectional study in Australian general practice. *BMJ Open, 4*(7), e004694. Available from https://bmjopen.bmj.com/content/4/7/e004694

Hart, O. & Eastman, K. (2016). How to support patient-centred care: roof of the House of Care framework. *British Journal of General Practice, 66*(644), 164–165. Available from https://bjgp.org/content/66/644/164

Hausmann, J. S., Touloumtzis, C., White, M. T., Colbert, J. A. & Gooding, H. C. (2017). Adolescent and young adult use of social media for health and its implications. *Journal of Adolescent Health, 60*(6), 714–719.

Health Foundation. (2014). *Ideas into Action: Person-centred Care in Practice. What to consider when implementing shared decision making and self-management support*. Health Foundation. Available from https://www.health.org.uk/publications/ideas-into-action-person-centred-care-in-practice

Health Foundation. (2022). *Relationship between living standards and health.* Available from https://www.health.org.uk/evidence-hub/money-and-resources/persistent-poverty/relationship-between-living-standards-and-health

Hendricks, V., Schmidt, S., Vogt, A., Gysan, D., Latz, V., Schwang, I. Griebenow, R. & Riedel, R. (2014). Case Management Program for Patients With Chronic Heart Failure. Effectiveness in Terms of Mortality, Hospital Admissions and Costs. *Deutsches Ärzteblatt International, 111*(15), 264–270. Available from https://www.aerzteblatt.de/int/archive/article/158882

Herdman, H. T., Kamitsuru, S. & Takào Lopes, C. (2022). *NANDA-I-Pflegediagnosen. Definitionen und Klassifikation 2021–2023.* Recom.

Herzog, A., Gaertner, B., Scheidt-Nave, C. & Holzhausen, M. (2015). ‚We can do only what we have the means for' general practitioners' views of primary care for older people with complex health problems. *BMC Family Practice, 16*, 35. Available from https://bmcprimcare.biomedcentral.com/articles/10.1186/s12875-015-0249-2

Heslop, P., Blair, P., Fleming, P., Hoghton, M., Marriott, A. & Russ, L. (2013). *Confidential Inquiry into Premature Deaths of People with Learning Disabilities (CIPOLD).* Norah Fry Research Centre.

Hodges, H., Fealko, C. & Soares, N. (2020). Autism spectrum disorder: definition, epidemiology, causes, and clinical evaluation. *Translational Pediatrics, 9*(Suppl 1), 55–65. Available from https://tp.amegroups.org/article/view/30253/28323

Hoffmann, T. C. & Del Mar, C. (2017). Clinicians' expectations of the benefits and harms of treatments, screening, and tests: a systematic review. *JAMA Internal Medicine, 177*(3), 407–419.

Holman, D. & Walker, A. (2020). Understanding unequal ageing: towards a synthesis of intersectionality and life course analyses. *European Journal of Ageing, 18*(2), 239–255. Available from https://link.springer.com/article/10.1007/s10433-020-00582-7

Hope, W. (2012). *The Girl in the Panda Hat*. Self-published.

Horgan, A., O Donovan, M., Manning, F., Doody, R., Savage, E., Dorrity, C., O'Sullivan, H., Goodwin, J., Greaney, S., Biering, P., Bjornsson, E., Bocking, J., Russell, S., Griffin, M., MacGabhann, L., van der Vaart, K.J., Allon, J., Granerud, A., Hals, E., ... Happell, B. (2021). ‚Meet me where I am': mental health service users' perspectives on the desirable qualities of a mental health nurse. *International Journal of Mental Health Nursing, 30*(1), 136–147.

Hubbard, R. & Stone, K. (2018). *The Best Interests Assessor Practice Handbook*. Policy Press.

Humowiecki, M., Kuruna, T., Sax, R., Hawthorne, M., Hamblin, A., Turner, S., Mate, K., Sevin, C. & Cullen, K. (2018). *Blueprint for Complex Care*. National Center for Complex Health and Social Needs, Center for Health Care Strategies, & Institute for Healthcare Improvement. Available from https://camdenhealth-website-media.nyc3.digitaloceanspaces.com/wp-content/uploads/2019/03/13171504/Blueprint-for-Complex-Care_UPDATED_030119-2.pdf

Hunger, M., Kirchberger, I., Holle, R., Seidl, H., Kuch, B., Wende, R. & Meisinger, C. (2015). Does nurse-based Case Management for aged myocardial infarction patients improve risk factors, physical functioning and mental health? The KORINNA trial. *European Journal of Preventive Cardiology, 22*(4), 442–450. Available from https://academic.oup.com/eurjpc/article/22/4/442/5926603

Isobel, S. & Edwards, C. (2017). Using trauma informed care as a nursing model of care in an acute inpatient mental health unit: a practice development process. *International Journal of Mental Health Nursing, 26*(1), 88–94. Available from https://onlinelibrary.wiley.com/doi/10.1111/inm.12236

Jahagirdar, D., Kroll, T., Ritchie, K. & Wyke, S. (2012). Using patient reported outcome measures in health services: a qualitative study on including people with low literacy skills and learning disabilities. *BMC Health Services Research, 12*, 431. Available from https://bmchealthservres.biomedcentral.com/articles/10.1186/1472-6963-12-431

Jayatunga, W., Asaria, M., Belloni, A., George, A., Bourne, T. & Sadique, Z. (2019). Social gradients in health and social care costs: analysis of linked electronic health records in Kent, UK. *Public Health, 169*, 188–194.

Jones, W. & Klin, A. (2013). Attention to eyes is present but in decline in 2–6 month old infants later diagnosed with autism. *Nature, 504*(7480), 427–431.

Joseph Rowntree Foundation. (2015). *Monitoring Poverty and Social Exclusion 2015*. Available from https://www.jrf.org.uk/monitoring-poverty-and-social-exclusion-2015

Joseph-Williams, N., Edwards, A. & Elwyn, G. (2014a). Power imbalance prevents shared decision making. *British Medical Journal, 348*, g3178.

Joseph-Williams, N., Elwyn, G. & Edwards, A. (2014b). Knowledge is not power for patients: a systematic review and thematic synthesis of patient-reported barriers and facilitators to shared decision making. *Patient Education and Counseling, 94*(3), 291–309.

Joseph-Williams, N., Lloyd, A., Edwards, A., Stobbart, L., Tomson, D., Macphail, S., Dodd, C., Brain, K., Elwyn, G. & Thomson, R. (2017). Implementing shared decision making in the NHS: lessons from the MAGIC programme. *British Medical Journal, 357*, j1744. Available from https://www.bmj.com/content/357/bmj.j1744

Kaplan, S.G. & Wheeler, E.G. (1983). Survival skills for working with potentially violent clients. *Social Casework, 64*(6), 339–346.

Karam, M., Chouinard, M.-C., Poitras, M.-E., Couturier, Y., Vedel, I., Grgurevic, N. & Hudon, C. (2021). Nursing care coordination for patients with complex needs in primary healthcare: a scoping review. *International Journal of Integrated Care, 21*(1), 16. Available from https://ijic.org/articles/10.5334/ijic.5518

Katon, W.J., Lin, E.H.B., Von Korff, M., Ciechanowski, P., Ludman, E.J., Young, B., Peterson, D., Rutter, C.M., McGregor, M. & McCulloch, D. (2010). Collaborative care for patients with depression and chronic illnesses. *New England Journal of Medicine, 363*(27), 2611–2620. Available from https://www.nejm.org/doi/full/10.1056/NEJMoa1003955

Kendrick, T. (2014). Severe mental illness and the GP quality and outcomes framework. *Trends in Urology and Men's Health, 5*(6), 32–34. Available from https://wchh.onlinelibrary.wiley.com/doi/10.1002/tre.429

Kingsley, C. & Patel, S. (2017). Patient-reported outcome measures and patient-reported experience measures. *BJA Education, 17*(4), 137–144. Available from https://www.bjaed.org/article/S2058-5349(17)30058-6/fulltext

Kirchberger, I., Hunger, M., Stollenwerk, B., Seidl, H., Burkhardt, K., Kuch, B., Meisinger, C. & Holle, R. (2015). Effects of a 3-Year Nurse-Based Case Management in Aged Patients with Acute Myocardial Infarction on Rehospitalisation, Mortality, Risk Factors, Physical Functioning and Mental Health. A Secondary Analysis of the Randomized Controlled KORINNA Study. *Plos One, 10*(3), e0116693. Available from https://journals.plos.org/plosone/article?id=10.1371/journal.pone.0116693

Knaak, S., Mantler, E. & Szeto, A. (2017). Mental illness-related stigma in healthcare: Barriers to access and care and evidence-based solutions. *Healthcare Management Forum, 30*(2), 111–116. Available from https://journals.sagepub.com/doi/10.1177/0840470416679413

Kohn, L., Obyn, C., Adriaenssens, J., Christiaens, W., van Cauter, X. & Eyssen, M. (2016). *Organizational and financing model for psychological care – Overview* (KCE Report 265Cs, Health Services Research). Belgian Health Care Knowledge Centre. Available from https://kce.fgov.be/sites/default/files/2021-11/KCE_265Cs_Psychotherapy_synthesis.pdf

Kollak, I. & Schmidt, S. (2023a). *Fallübungen Care und Case Management* (3. Aufl.). Springer Verlag.

Kollak, I. & Schmidt, S. (2023b). *Instrumente des Care und Case Management Prozesses* (3. Aufl.). Springer Verlag.

Koloroutis, M. (2014). The therapeutic use of self: developing three capacities for a more mindful practice. *Creative Nursing, 20*(2), 77–85.

Kotz, J. & Dugdale, P. (2014). The impact of incentives upon integrated care for patients with chronic conditions. *International Journal of Integrated Care, 14*(9). Available from https://ijic.org/articles/10.5334/ijic.1922

Krupp, S. (2013). Geriatrisches Assessment. In M. Willkomm (Hrsg.), *Praktische Geriatrie* (S. 27). Thieme.

Kuipers, P., Kendall, E., Ehrlich, C., McIntyre, M., Barber, L., Amsters, D., Kendall, M., Kuipers, K., Muenchberger, H. & Brownie, S. (2011). *Complexity and Health Care: Health Practitioner Workforce, Services, Roles, Skills and Training to Respond to Patients with Complex Needs*. Queensland Health.

Kuluski, K., Ho, J.W., Hans, P.K. & Nelson, M.L.A. (2017). Community care for people with complex care needs: bridging the gap between health and social care. *International Journal of Integrated Care, 17*(4), 2. Available from https://ijic.org/articles/10.5334/ijic.2944

Kwaitek, E., McKenzie, K. & Loads, D. (2005). Self-awareness and reflection: exploring the ‚therapeutic use of self'. *Learning Disability Practice, 8*(3), 27–31.

Lamont, S., Stewart, C. & Chiarella, M. (2019). Capacity and consent: knowledge and practice of legal and healthcare standards. *Nursing Ethics, 26*(1), 71–83. Available from https://journals.sagepub.com/doi/10.1177/0969733016687162

Latham-Cork, H., Porter, C. & Straw, F. (2018). Sexual health in young people. *Paediatrics and Child Health, 28*(2), 93–99.

Leven, T. (2017). *House of Care Patient Experience Evaluation.* NHS Greater Glasgow and Clyde.

Lin, J.L., Cohen, E. & Sanders, L.M. (2018). Shared decision making among children with medical complexity: results from a population-based survey. *Journal of Pediatrics, 192*, 216–22.

Looman, W.S., Presler, E., Erickson, M.M., Garwick, A.W., Cady, R.G., Kelly, A.M. & Finkelstein, S.M. (2013). Care coordination for children with complex special health care needs: the value of the advanced practice nurse's enhanced scope of knowledge and practice. *Journal of Pediatric Health Care, 27*(4), 293–303. Available from https://www.jpedhc.org/article/S0891-5245(12)00053-3/fulltext

Lozano, P. & Houtrow, A. (2018). Supporting self-management in children and adolescents with complex chronic conditions. *Pediatrics, 141*(Supplement 3), 233–241.

Lukaschek, K., Schöne, E., Hiller, T.S., Breitbart, J., Brettschneider, C., Margraf, J., Gensichen, J. & für die Paradies-Studiengruppe. (2022). Case-Management bei Panikstörung in der Hausarztpraxis. *Zeitschrift für Allgemeinmedizin, 98*(2), 54–58. Verfügbar unter https://cdn.lmu-klinikum.de/00a32012d09cd4c2/e5cf80d47def/Lukaschek_2022_Case-Management-bei-Panikst-rung-in-der-Hausarztpraxis.pdf

Lumbreras, B. & López-Pintor, E. (2017). Impact of changes in pill appearance in the adherence to angiotensin receptor blockers and in the blood pressure levels: a retrospective cohort study. *BMJ Open, 7*(3), e012586. Available from https://bmjopen.bmj.com/content/7/3/e012586

Lysdahl, K.B. & Hofmann, B. (2016). Complex health care interventions: characteristics relevant for ethical analysis in health technology assessment. *GMS Health Technology Assessment, 12*, Doc01. Available from https://www.egms.de/static/pdf/journals/hta/2016-12/hta000124.pdf

Mackenbach, J.P. (2014). Political determinants of health. *European Journal of Public Health, 24*(1), 2. Available from https://academic.oup.com/eurpub/article/24/1/2/494976

Maikranz, V., Siebenhofer, A., Ulrich, L.-R., Mergenthal, K., Schulz-Rothe, S., Kemperdick, B., Rauck, S., Pregartner, G., Berghold, A., Gerlach, F.M. & Petersen, J.J. (2017). Does a complex intervention increase patient knowledge about oral anticoagulation? - a cluster-randomised controlled trial. *BMC Family Practice, 18*(1),15. Available from https://bmcprimcare.biomedcentral.com/articles/10.1186/s12875-017-0588-2

Mandy, W. & Lai, M.-C. (2017). Towards sex- and gender-informed autism research. *Autism, 21*(6), 643–645. Available from https://journals.sagepub.com/doi/10.1177/1362361317706904

Manning, E. & Gagnon, M. (2017). The complex patient: a concept clarification. *Nursing & Health Sciences, 19*(1), 13–21. Available from https://onlinelibrary.wiley.com/doi/10.1111/nhs.12320

Mao, A.Y., Willard-Grace, R., Dubbin, L., Aronson, L., Fernandez, A., Burke, N.J., Finch, J. & Davis, E. (2017). Perspectives of low-income chronically ill patients on complex care management. *Families, Systems, and Health, 35*(4), 399–408.

Maree, P., Hughes, R., Radford, J., Stankovich, J. & Van Dam, P.J. (2020). Integrating patient complexity into health policy: a conceptual framework. *Australian Health Review, 45*(2), 199–206. Available from https://www.publish.csiro.au/AH/AH19290

Marmot, M. (2022, April 08). Studying health inequalities has been my life's work: what's about to happen in the UK is unprecedented. *The Guardian*. Available from https://www.theguardian.com/commentisfree/2022/apr/08/health-inequalities-uk-poverty-life-death

Marmot, M., Allen, J., Boyce, T., Goldblatt, P. & Morrison, J. (2020). *Health equity in England: the Marmot review 10 years on*. Institute of Health Equity. Available from https://www.health.org.uk/publications/reports/the-marmot-review-10-years-on

Marmot, M. & UCL Institute of Health Equity (Ed.). (2014). *Review of social determinants and the health divide in the WHO European Region: executive summary*. WHO Regional Office for Europe.

Available from https://www.instituteofhealthequity.org/resources-reports/review-of-social-determinants-and-the-health-divide-in-the-who-european-region-final-report/who-european-review-exec-summary.pdf

Masnoon, N., Shakib, S., Kalisch-Ellett, L. & Caughey, G.E. (2017). What is polypharmacy? A systematic review of definitions. *BMC Geriatrics, 17*(1), 230. Available from https://bmcgeriatr.biomedcentral.com/articles/10.1186/s12877-017-0621-2

Masson, T. (2019, January 16). *The Knife Hypothesis, A Companion to Spoon Theory*. Medium. Available from https://medium.com/@tilaurin/the-knife-hypothesis-a-companion-to-spoon-theory-d20764c28349

Mathers, N. & Paynton, D. (2016). Rhetoric and reality in person-centred care: introducing the House of Care framework. *British Journal of General Practice, 66*(642), 12–13. Available from https://bjgp.org/content/66/642/12

May-Benson, T. & Schaaf, R. (2015). Ayres Sensory Integration® intervention. In I. Söderback (Ed.), *The International Handbook of Occupational Therapy Interventions* (pp. 633–646). Springer.

McCourt, A.E. (1991). Syndromes in Nursing: A Continuing Concern. In R.M. Carroll-Johnson (Ed.), *Classification of Nursing Diagnoses: Proceedings of the 9th NANDA national conference* (pp. 79–82). Lippincott.

McFarland, A. & MacDonald, E. (2019). Role of the nurse in identifying and addressing health inequalities. *Nursing Standard, 34*(4), 37–42.

McGrath, M., Low, M.A., Power, E., McCluskey, A. & Lever, S. (2021). Addressing sexuality among people living with chronic disease and disability: a systematic mixed methods review of knowledge, attitudes, and practices of health care professionals. *Archives of Physical Medicine and Rehabilitation, 102*(5), 999–1010.

McParland, C., Johnston, B. & Cooper, M. (2022). A mixed-methods systematic review of nurse-led interventions for people with multimorbidity. *Journal of Advanced Nursing, 78*(12), 3930–3951. Available from https://onlinelibrary.wiley.com/doi/10.1111/jan.15427

Medical Research Council. (2019). *Developing and Evaluating Complex Interventions*. Medical Research Council.

Mencap. (n.d.). *How Common is Learning Disability?*. Retrieved June 27, 2024, from https://www.mencap.org.uk/learning-disability-explained/research-and-statistics/how-common-learning-disability

Mencap. (2007). *Death by Indifference*. Available from https://www.mencap.org.uk/sites/default/files/2016-07/DBIreport.pdf

Mencap, 1. (2012). *Death by Indifference: 74 Deaths and Counting*. Available from https://www.mencap.org.uk/sites/default/files/2016-08/Death%20by%20Indifference%20-%2074%20deaths%20and%20counting.pdf

Mental Health Act Commission. (1985). *Consent to Treatment*.

Michael, J. (2008). *Healthcare for All*. Department of Health.

Michlig, G.J., Westergaard, R.P., Lam, Y., Ahmadi, A., Kirk, G.D., Genz, A., Keruly, J., Hutton, H. & Surkan, P.J. (2018). Avoidance, meaning and grief: psychosocial factors influencing engagement in HIV care. *AIDS Care, 30*(4), 511–517.

Mind. (2017). *People with Mental Health Problems Made More Unwell by Benefits System*. Available from https://www.mind.org.uk/news-campaigns/news/people-with-mental-health-problems-made-more-unwell-by-benefits-system/

Miserandino, C. (2003). *The Spoon Theory*. ButYouDon'tLookSick.com. Available from https://butyoudontlooksick.com/articles/written-by-christine/the-spoon-theory/

Modi, A.C., Pai, A.L., Hommel, K.A., Hood, K.K., Cortina, S., Hilliard, M.E., Guilfoyle, S.M., Gray, W.N. & Drotar, D. (2012). Pediatric self-management: a framework for research, practice, and policy. *Pediatrics, 129*(2), e473–e485.

Monnette, A., Zhang, Y., Shao, H. & Shi, L. (2018). Concordance of adherence measurement using self-reported adherence questionnaires and medication monitoring devices: an updated review. *PharmacoEconomics, 36*(1), 17–27.

Moscati, M.F. (2022). Trans* identity does not limit children's capacity: Gillick competence applies to decisions concerning access to puberty blockers too! *Journal of Social Welfare and Family Law, 44*(1), 130–132. Available from https://www.tandfonline.com/doi/full/10.1080/09649069.2022.2028410

MS Society. (2019). *PIP Fails: How the PIP Process Betrays People with MS.* MS Society.

Mulley, A., G. Trimble, C. & Elwyn, G. (2012). Stop the silent misdiagnosis: patients' preferences matter. *British Medical Journal, 345*, e6572.

National Autistic Society. (2024). *What Is Autism?*. Available from https://www.autism.org.uk/advice-and-guidance/what-is-autism

National Institute for Health and Care Excellence. (n.d.). *Quality-adjusted life year*. NICE Glossary. Retrieved June 17, 2024, from https://www.nice.org.uk/Glossary?letter=Q

National Institute for Health and Care Excellence. (2018). *Decision-making and Mental Capacity*. Available from https://www.nice.org.uk/guidance/ng108

National Institute for Health and Care Excellence. (2019a). *How do I control my blood pressure? Lifestyle options and choice of medicines. Patient decision aid*. Available from https://www.nice.org.uk/guidance/ng136/resources/how-do-i-control-my-blood-pressure-lifestyle-options-and-choice-of-medicines-patient-decision-aid-pdf-6899918221

National Institute for Health and Care Excellence. (2019b). *NICE Impact Mental Health*.

National Institute for Health and Care Research. (2021). *Multiple Long-term Conditions (Multimorbidity): Making Sense of the Evidence*. Available from https://evidence.nihr.ac.uk/collection/making-sense-of-the-evidence-multiple-long-term-conditions-multimorbidity/

Navin, M.C., Brummett, A.L. & Wasserman, J.A. (2021). Three kinds of decision-making capacity for refusing medical interventions. *American Journal of Bioethics*, *22*(11), 73–83. Available from https://www.tandfonline.com/doi/full/10.1080/15265161.2021.1941423

Naylor, C., Galea, A., Parsonage, M., McDaid, D., Knapp, M. & Fossey, M. (2012). *Long-term conditions and mental health: the cost of co-morbidities*. The King's Fund. Available from https://www.kingsfund.org.uk/insight-and-analysis/reports/long-term-conditions-mental-health

Naylor, C., Das, P., Ross, S., Honeyman, M., Thompson, J. & Gilburt, H. (2016). *Bringing together physical and mental health. A new frontier for integrated care*. The King's Fund. Available from https://assets.kingsfund.org.uk/f/256914/x/5fa0a562d8/bringing_together_physical_and_mental_health_march_2016.pdf

Naylor, C., Taggart, H. & Charles, A. (2017b). *Mental Health and New Models of Care: Lessons from the Vanguards*. The King's Fund. Available from https://assets.kingsfund.org.uk/f/256914/x/46e2ed3308/mental_health_new_models_care_2017.pdf

Naylor, M.D., Shaid, E.C., Carpenter, D., Gass, B., Levine, C., Li, J., Malley, A., McCauley, K., Nguyen, H.Q., Watson, H., Brock, J., Mittman, B., Jack, B., Mitchell, S., Callicoatte, B., Schall, J. & Williams, M.V. (2017a). Components of comprehensive and effective transitional care. *Journal of the American Geriatrics Society, 65*(6), 1119–1125.

Nazroo, J.Y., Bhui, K.S. & Rhodes, J. (2020). Where next for understanding race/ethnic inequalities in severe mental illness? Structural, interpersonal and institutional racism. *Sociology of Health and Illness*, *42*(2), 262–276. Available from https://onlinelibrary.wiley.com/doi/10.1111/1467-9566.13001

Ng, Y.K., Mohamed Shah, N., Loong, L.S., Pee, L.T., M Hidzir, S.A. & Chong, W.W. (2018). Attitudes toward concordance and self-efficacy in decision making: a cross-sectional study on pharmacist–patient consultations. *Patient Preference and Adherence*, *12*, 615–624. Available from https://www.dovepress.com/attitudes-toward-concordance-and-self-efficacy-in-decision-making-a-cr-peer-reviewed-fulltext-article-PPA

NHS England. (2014). *Building and Strengthening Leadership: Leading with Compassion.* NHS England. Available from https://www.england.nhs.uk/wp-content/uploads/2014/12/london-nursing-accessible.pdf

NHS England. (2016). *The Five Year Forward View for Mental Health.* NHS England. Available from https://www.england.nhs.uk/wp-content/uploads/2016/02/Mental-Health-Taskforce-FYFV-final.pdf

NHS England. (2019a). *NHS Long Term Plan.* NHS England.

NHS England. (2019b). *Personal Budgets and Direct Payments.* NHS England.

NHS England. (2021). *Improving Access to Psychological Therapies Manual.* National Collaborating Centre for Mental Health.

NSPCC. (2022, August 05). Gillick competency and Fraser guidelines. *NSPCC Learning.* Available from https://learning.nspcc.org.uk/child-protection-system/gillick-competence-fraser-guidelines

Nursing and Midwifery Council. (2018). *Future Nurse: Standards of Proficiency for Registered Nurses.* Nursing and Midwifery Council.

Oliver's Campaign. (n.d.) *About us. Paula McGowan OBE.* Available from https://www.olivermcgowan.org/about_us

O'Mahony, D., O'Sullivan, D., Byrne, S., O'Connor, M.N., Ryan, C. & Gallagher, P. (2014). STOPP/START criteria for potentially inappropriate prescribing in older people: version 2. *Age and Ageing, 44*(2), 213–218. Available from https://academic.oup.com/ageing/article/44/2/213/2812233

Page, B.F., Hinton, L., Harrop, E. & Vincent, C. (2020). The challenges of caring for children who require complex medical care at home: ‚The go between for everyone is the parent and as the parent that's an awful lot of responsibility'. *Health Expectations*, *23*(5), 1144–1154. Available from https://onlinelibrary.wiley.com/doi/10.1111/hex.13092

Parliamentary and Health Service Ombudsman. (2018). *Maintaining Momentum: Driving Improvements in Mental Health Care* (HC 906). House of Commons. Available from https://www.ombudsman.org.uk/mental-health

Peate, I. (2019). A systematic approach to nursing care. In I. Peate (Ed.), *Learning to Care E-Book: The Nurse Associate* (p. 109). Elsevier.

Peisah, C. (2017). Capacity assessment. In H. Chiu & K. Shulman (Eds.), *Mental Health and Illness Worldwide: Mental Health and Illness of the Elderly* (pp. 369–398). Springer.

Perera, A. (2008). Can I decide please? The state of children's consent in the UK. *European Journal of Health Law, 15*(4), 411–420.

Perkins, A., Ridler, J., Browes, D., Peryer, G., Notley, C. & Hackmann, C. (2018) Experiencing mental health diagnosis: a systematic review of service user, clinician, and carer perspectives across clinical settings. *Lancet Psychiatry, 5*(9), 747–764.

Peytrignet, S., Marszalek, K., Grimm, F., Thorlby, R. & Wagstaff, T. (2022). *Children and young people's mental health. COVID-19 and the road ahead.* Health Foundation. Available from https://www.health.org.uk/news-and-comment/charts-and-infographics/children-and-young-people-s-mental-health

Pfaff, K. & Markaki, A. (2017) Compassionate collaborative care: an integrative review of quality indicators in end-of-life care. *BMC Palliative Care, 16*(1), 65. Available from https://bmcpalliatcare.biomedcentral.com/articles/10.1186/s12904-017-0246-4

Pinney, A. (2017). *Understanding the Needs of Disabled Children with Complex Needs or Life-Limiting Conditions.* Council for Disabled Children.

Pratchett, T. (2013). *Men at Arms* (Discworld-Series, Vol. 15). Penguin Random House.

Pritchard, C. & Wallace, M.S. (2011). Comparing the USA, UK and 17 Western countries' efficiency and effectiveness in reducing mortality. *Journal of the Royal Society of Medicine Short Reports, 2*(7), 1–10. Available from https://journals.sagepub.com/doi/10.1258/shorts.2011.011076

Public Health England. (2018). *Severe Mental Illness (SMI) and Physical Health Inequalities: Briefing.* Available from https://www.gov.uk/government/publications/severe-mental-illness-smi-physical-health-inequalities/severe-mental-illness-and-physical-health-inequalities-briefing

Quality Watch. (2021). *Do patients feel involved in decisions about their care?.* Nuffield Trust.

Quality Watch. (2023). *Patient experience: do patients feel involved in decisions about their care?.* Nuffield Trust. Available from https://www.nuffieldtrust.org.uk/resource/do-patients-feel-involved-in-decisions-about-their-care

Ratzliff, A., Unützer, J., Katon, W. & Stephens, K.A. (2016). *Integrated Care: Creating Effective Mental and Primary Health Care Teams.* John Wiley & Sons. Available from https://www.wiley.com/en-us/Integrated+Care%3A+Creating+Effective+Mental+and+Primary+Health+Care+Teams-p-9781118900024

Reynolds, R., Dennis, S., Hasan, I., Slewa, J., Chen, W., Tian, D., Bobba, S. & Zwar, N. (2018). A systematic review of chronic disease management interventions in primary care. *BMC Family Practice, 19*(1), 11. Available from https://bmcprimcare.biomedcentral.com/articles/10.1186/s12875-017-0692-3

Robert Koch Institut. (o.D.). *Gesundheitsmonitoring: Gesundheitsberichterstattung.* Verfügbar unter https://www.rki.de/DE/Content/Gesundheitsmonitoring/Gesundheitsberichterstattung/gbe_node.html

Rodocanachi Roidi, M., Isaias, I., Cozzi, F., Grange, F., Scotti, F., Gestra, V., Gandini, A. & Ripamonti, E. (2018). Motor function in Rett syndrome: comparing clinical and parental assessments. *Developmental Medicine and Child Neurology, 61*, 957–963. Available from https://onlinelibrary.wiley.com/doi/10.1111/dmcn.14109

Roper, N., Logan, W.A. & Tierney, A.J. (2023). *Das Roper-Logan-Tierney-Modell -Basierend auf Lebensaktivitäten (LA)* (4. Aufl.), Hogrefe.

Rose, J. (2018). *Fork Theory* [blog]. Available from http://jenrose.com/fork-theory/

Royal College of Nursing. (2012). *Making it Work: Shared Decision-making and People with Learning Disabilities.* Royal College of Nursing.

Royal College of Psychiatrists. (2019). *Service Capacity in England.* Available from https://www.rcpsych.ac.uk/improving-care/campaigning-for-better-mental-health-policy/service-capacity-in-england

Royal College of Psychiatrists, British Psychological Society & Royal College of Speech and Language Therapists. (2007). *Challenging Behaviour: A Unified Approach. Clinical and Service Guidelines for Supporting People with Learning Disabilities who are at Risk of Receiving Abusive or Restrictive Practice* (College Report CR144). Available from https://www.rcpsych.ac.uk/docs/default-source/improving-care/better-mh-policy/college-reports/college-report-cr144.pdf?sfvrsn=73e437e8_4

Rümenapf, G., Geiger, S., Schneider, B., Amendt, K., Wilhelm, N., Morbach, S. & Nagel, N. (2013). Readmissions of patients with diabetes mellitus and foot ulcers after infra-popliteal bypass surgery - attacking the problem by an integrated Case Management model. *Vasa-European Journal of Vascular Medicine, 42*(1), 56–67.

Russell, G., Stapely, S., Newlove-Delgado, T., Salmon, A., White, R., Warren, F., Pearson, A. & Ford, T. (2022). Time trends in autism diagnosis over 20 years: a UK population based cohort study. *Journal of Child Psychology and Psychiatry, 63*(6), 674–682. Available from https://acamh.onlinelibrary.wiley.com/doi/10.1111/jcpp.13505

Rylaarsdam, L. & Guemez-Gamboa, A. (2019). Genetic causes and modifiers of autistic spectrum disorder. *Frontiers in Cellular Neuroscience, 13*, 385. Available from https://www.frontiersin.org/articles/10.3389/fncel.2019.00385/full

Safer, J.D., Coleman, E., Feldman, J., Garofalo, R., Hembree, W., Radix, A. & Sevelius, J. (2016). Barriers to healthcare for transgender individuals. *Current Opinion in Endocrinology, Diabetes and Obesity, 23*(2), 168–171.

Sahin, C., Iseringhausen, O., Hower, K., Liebe, C., Rethmeier-Hanke, A. & Wedmann, B. (2018a). Regionales Versorgungskonzept Geriatrie im Kreis Lippe. Struktureffekte und Netzwerkbildung im Case Management-basierten Modellprojekt. *Zeitschrift für Gerontologie und Geriatrie, 51*(3), 322–328.

Sahin, C., Rethmeier-Hanke, A., Iseringhausen, O., Liebe, C., Wedmann, B. & Hower, K. (2018b). Geriatrisches Case Management am Küchentisch. Patienten-Outcomes im Modellprojekt Regionales Versorgungskonzept Geriatrie im Kreis Lippe. *Zeitschrift für Gerontologie und Geriatrie, 51*(7), 785–790.

Salway, S., Holman, D., Lee, C., McGowan, V., Ben-Shlomo, Y., Saxena, S. & Nazroo, J. (2020). Transforming the health system for the UK's multiethnic population. *British Medical Journal, 368*, m268.

Sawatzky, R., Kwon, J.-Y., Barclay, R., Chauhan, C., Frank, L., van Den Hout, W.B., Nielsen, L.K., Nolte, S., Sprangers, M.A. G. & Response Shift - in Sync Working Group. (2021). Implications of response shift for micro-, meso-, and macro-level healthcare decision-making using results of patient-reported outcome measures. *Quality of Life Research, 30*(12), 3343–3357. Available from https://link.springer.com/article/10.1007/s11136-021-02766-9

Scherer, M., Lühmann, D., Muche-Borowski, C., Schäfer, I. & Hansen, H. (2023). *S3-Leitlinie: Multimorbidität – Living Guideline*. DEGAM. Verfügbar unter https://register.awmf.org/assets/guidelines/053-047l_S3_Multimorbiditaet_2023-10.pdf

Schjødt, I., Johnsen, S.P., Strömberg, A., Kristensen, N.R. & Løgstrup, B.B. (2019). Socioeconomic factors and clinical outcomes among patients with heart failure in a universal health care system. *JACC: Heart Failure, 7*(9), 746–55. Available from https://www.sciencedirect.com/science/article/pii/S2213177919304123?via%3Dihub

Schmidt, E.K., Beining, A., Hand, B.N., Havercamp, S. & Darragh, A. (2022). Healthcare providers' role in providing sexual and reproductive health information to people with intellectual and developmental disabilities: a qualitative study. *Journal of Applied Research in Intellectual Disabilities, 35*(4), 1019–1027.

Schmidt, S. (2023). „Ich verzichte lieber auf meinen Kühlschrank als auf mein iPad". Wie digitale Technologien im Case Management unterstützen können. In H. Mennemann & M. Frommelt (Hrsg.), *Praxis Care und Case Management. Entwicklungslinien, Praxisbeispiele, Kommunikation* (S. 181–193). medhochzwei Verlag.

Schmidt, S., Behrens, J., Lautenschlaeger, C., Gaertner, B. & Luderer, C. (2019). Experiences with combined personal-online Case Management and the self-reliance of older people with multimorbidity living alone in private households: results of an interpretative-hermeneutical analysis. *Scandinavian Journal of Caring Sciences, 33*(4), 931–939.

Schmidt, S. & Kampmeier, A.S. (2017). Caring TV – for older people with multimorbidity living alone. Positive feedback from users in the city of Berlin and in a rural area of Mecklenburg-West

Pomerania. In I. Kollak (Ed.), *Safe at Home With Assistive Technology* (p. 43–57). Springer International Publishing.

Scope. (n.d.). *Social Model of Disability*. Available from https://www.scope.org.uk/social-model-of-disability

Scope. (2019). *The Disability Price Tag 2019 Policy Report*. SCOPE.

Scottish Government. (2020). *Long-term Monitoring of Health Inequalities*. Scottish Government.

Seidl, H., Hunger, M., Leidl, R., Meisinger, C., Wende, R., Kuch, B. & Holle, R. (2015). Cost-effectiveness of nurse-based Case Management versus usual care for elderly patients with myocardial infarction: results from the KORINNA study. *European Journal of Health Economics, 16*(6), 671–681.

Seidl, H., Hunger, M., Meisinger, C., Kirchberger, I., Kuch, B., Leidl, R. & Holle, R. (2017). The 3-Year Cost-Effectiveness of a Nurse-Based Case Management versus Usual Care for Elderly Patients with Myocardial Infarction: Results from the KORINNA Follow-Up Study. *Value in Health, 20*(3), 441–450. Available from https://www.valueinhealthjournal.com/article/S1098-3015(16)30103-6/fulltext?_returnURL=https%3A%2F%2Flinkinghub.elsevier.com%2Fretrieve%2Fpii%2FS1098301516301036%3Fshowall%3Dtrue

Sells, D., Sledge, W.H., Wieland, M., Walden, D., Flanagan, E., Miller, R. & Davidson, L. (2009). Cascading crises, resilience and social support within the onset and development of multiple chronic conditions. *Chronic Illness, 5*(2), 92–102.

Sheridan Rains, L., Echave, A., Rees, J., Scott, H.R., Lever Taylor, B., Broeckelmann, E., Steare, T., Barnett, P., Cooper, C., Jeynes, T., Russell, J., Oram, S., Rowe, S. & Johnson, S. (2021). Service user experiences of community services for complex emotional needs: a qualitative thematic synthesis. *PLoS One*, *16*(4), e0248316. Available from https://journals.plos.org/plosone/article?id=10.1371/journal.pone.0248316

Siebenhofer, A., Ulrich, L.-R., Mergenthal, K., Berghold, A., Pregartner, G., Kemperdick, B., Schulz-Rothe, S., Rauck, S., Harder, S., Gerlach, F.M. & Petersen, J.J. (2019). Primary care management for patients receiving long-term antithrombotic treatment: A cluster-randomized controlled trial. *Plos One*, *14*(1), e0209366. Available from https://journals.plos.org/plosone/article?id=10.1371/journal.pone.0209366

Söderback, I. (Ed.). (2015). *International Handbook of Occupational Therapy Interventions*. Springer.

Soley-Bori, M., Ashworth, M., Bisquera, A., Dodhia, H., Lynch, R., Wang, Y. & Fox-Rushby, J. (2020). Impact of multimorbidity on healthcare costs and utilisation: a systematic review of the UK literature. *British Journal of General Practice*, *71*(702), e39–e46. Available from https://bjgp.org/content/71/702/e39

Stacey, D., Légaré, F., Lewis, K., Barry, M.J., Bennett, C.L., Eden, K.B., Holmes-Rovner, M., Llewellyn-Thomas, H., Lyddiatt, A., Thomson, R. & Trevena, L. (2017). Decision aids for people facing health treatment or screening decisions. *Cochrane Database of Systematic Reviews*, *4*(4), CD001431. Available from https://www.cochranelibrary.com/cdsr/doi/10.1002/14651858.CD001431.pub5/full

Steuber, P. & Pollard, C. (2018). Building a therapeutic relationship: how much is too much self-disclosure?. *International Journal of Caring Services, 11*(2), 651–657.

Stickley, T. (2011) From SOLER to SURETY for effective non-verbal communication. *Nurse Education in Practice, 11*(6), 395–398.

Strupp, J., Dose, C., Kuhn, U., Galushko, M., Duesterdiek, A., Ernstmann, N., Pfaff, H. Ostgathe, C., Voltz, R. & Golla, H. (2018). Analysing the impact of a Case Management model on the specialised palliative care multi-professional team. *Supportive Care in Cancer, 26*(2), 673–679.

SVR (Sachverständigenrat zur Begutachtung der Entwicklung im Gesundheitswesen). (2018). *Bedarfsgerechte Steuerung der Gesundheitsversorgung.* Verfügbar unter https://www.svr-gesundheit.de/fileadmin/Gutachten/Gutachten_2018/Gutachten_2018.pdf

Sweeney, A., Clement, S., Filson, B. & Kennedy, A. (2016). Trauma-informed mental healthcare in the UK: what is it and how can we further its development? *Mental Health Review Journal, 21*(3), 174–192. Available from https://www.emerald.com/insight/content/doi/10.1108/MHRJ-01-2015-0006/full/html

Talbott, E., De Los Reyes, A., Power, T.J., Michel, J.J. & Racz, S.J. (2021). A teambased collaborative care model for youth with attention-deficit hyperactivity disorder in education and health care settings. *Journal of Emotional and Behavioral Disorders, 29*(1), 24–33. Available from https://journals.sagepub.com/doi/10.1177/1063426620949987

Theis, D.R. Z. & White, M. (2021). Is obesity policy in England fit for purpose? Analysis of government strategies and policies. 1992–2020. *Milbank Quarterly, 99*(1), 126–170. Available from https://onlinelibrary.wiley.com/doi/10.1111/1468-0009.12498

The Supreme Court (UK). (2015). *UKSC 11. Montgomery (Appellant) v Lanarkshire Health Board (Respondent) (Scotland).* Available from https://www.supremecourt.uk/cases/docs/uksc-2013-0136-judgment.pdf

The Queen's Nursing Institute. (2018). *Transition of Care Programme. Final Report 2018.* Available from https://www.qni.org.uk/wp-content/uploads/2018/09/Transition-of-Care-Programme-Final-Report-2018-web.pdf

Thienemann, F., Sliwa, K. & Rockstroh, J.K. (2013). HIV and the heart: the impact of antiretroviral therapy – a global perspective. *European Heart Journal, 34*(46), 3538–3546. Available from https://academic.oup.com/eurheartj/article/34/46/3538/532175

Thoma, J.E., & Waite, M.A. (2018). Experiences of nurse case managers within a central discharge planning role of collaboration between physicians, patients and other healthcare professionals: A sociocultural qualitative study. *Journal of Clinical Nursing, 27*(5–6), 1198–1208.

Thomas, T. & Forbes, J. (1989). Choice, consent and social work practice. *Practice, 3*(2), 136–147.

Thompson-Lastad, A., Yen, I.H., Fleming, M.D., Van Natta, M., Rubin, S., Shim, J.K. & Burke, N.J. (2017). Defining trauma in complex care management: safety-net providers' perspectives on structural vulnerability and time. *Social Science and Medicine, 186*, 104–112.

Toney-Butler, T.J. & Thayer, J.M. (2020). *Nursing Process* [Internet]. StatPearls Publishers.

Toney-Butler, T.J. & Thayer, J.M. (2023). *Nursing Process* [Internet]. StatPearls Publishers. Available from https://www.ncbi.nlm.nih.gov/books/NBK499937/

Townsend, B., Strazdins, L., Harris, P., Baum, F. & Friel, S. (2020). Bringing in critical frameworks to investigate agenda-setting for the social determinants of health: lessons from a multiple framework analysis. *Social Science and Medicine, 250*, 112886.

UK Government. (n.d.). *Dismissing Staff.* Retrieved June 11, 2024 from https://www.gov.uk/dismiss-staff/dismissals-due-to-illness

UK Government. (2005). *Mental Capacity Act.* Stationery Office.

UK Parliament. (2013). *Blood: Contamination.* Available from https://publications.parliament.uk/pa/cm201314/cmhansrd/cm131024/text/131024w0002.htm

Ulrich, L.R., Petersen, J.J., Mergenthal, K., Berghold, A., Pregartner, G., Holle, R. & Siebenhofer, A. (2019). Cost-effectiveness analysis of Case Management for optimized antithrombotic treatment in German general practices compared to usual care - results from the PICANT trial. *Health Economics Review, 9*, 10. Available from https://healtheconomicsreview.biomedcentral.com/articles/10.1186/s13561-019-0221-2

UNO. (1989). *Convention on the Rights of the Child.* Available from https://www.ohchr.org/en/instruments-mechanisms/instruments/convention-rights-child

Vernon, D., Brown, J.E., Griffiths, E., Nevill, A.M. & Pinkney, M. (2019). Reducing readmission rates through a discharge follow-up service. *Future Healthcare Journal*, *6*(2), 114–117. Available from https://www.sciencedirect.com/science/article/pii/S2514664524010634?via%3Dihub

Volkert, D. (2009). Die Rolle der Ernährung zur Prävention von Sarkopenie und Frailty. *Schweizer Zeitschrift für Ernährungsmedizin*, *7*(4), 25–31.

Waldboth, V., Hediger, H., Nemecek, G., Fröhli, R., Mezger, M. & Schubert, M. (2021). *Eine Untersuchung der Versorgungssituation von Menschen mit neuromuskulären Erkrankungen in der Schweiz (Projekt Care-NMD-CH)*. Zürcher Hochschule für Angewandte Wissenschaften. Verfügbar unter https://www.zhaw.ch/storage/gesundheit/forschung/fe-pflege/20221121-care-nmd-ch-kurzbericht-phase1-zhaw-gesundheit.pdf

Waldron, T., Carr, T., McMullen, L., Westhorp, G., Duncan, V., Neufeld, S.-M., Bandura, L.-A. & Groot, G. (2020). Development of a program theory for shared decision-making: a realist synthesis. *BMC Health Services Research*, *20*(1), 59. Available from https://bmchealthservres.biomedcentral.com/articles/10.1186/s12913-019-4649-1

Walker, S. (2020). Systemic racism: big, black, mad and dangerous in the criminal justice system. In R. Majors, K. Carberry & T.S. Ransaw (Eds.), *The International Handbook of Black Community Mental Health* (pp. 41–60). Emerald.

Warrender, D., Bain, H., Murray, I. & Kennedy, C. (2021). Perspectives of crisis intervention for people diagnosed with ‚borderline personality disorder': an integrative review. *Journal of Psychiatric and Mental Health Nursing*, *28*(2), 208–236. Available from https://onlinelibrary.wiley.com/doi/10.1111/jpm.12637

Weightman, A.L., Kelson, M.J., Thomas, I., Mann, M.K., Searchfield, L., Willis, S., Hannigan, B., Smith, R.J. & Cordiner, R. (2023). Exploring the effect of case management in homelessness per components: A systematic review of effectiveness and implementation, with meta-analysis and thematic synthesis. *Campbell Systematic Reviews*, *19*(2), e1329. Available from https://onlinelibrary.wiley.com/doi/10.1002/cl2.1329

Wicks, L. & Mitchell, A. (2010). The adolescent cancer experience: loss of control and benefit finding. *European Journal of Cancer Care, 19*(6), 778–785.

Wilkinson, J.M. (2012). *Das Pflegeprozess-Lehrbuch*. Huber.

Willcocks, S.G. (2018). Exploring team working and shared leadership in multi-disciplinary cancer care. *Leadership in Health Services, 31*(1), 98–109.

Williams, B.C. (2017). The Roper–Logan–Tierney model of nursing. *Nursing Critical Care*, *12*(1), 17–20. Available from https://journals.lww.com/nursingcriticalcare/fulltext/2017/01000/the_roper_logan_tierney_model_of_nursing.5.aspx

Williams, D. (2006). *The Jumbled Jigsaw*. Jessica Kingsley.

Willkomm, H. (Hrsg.). (2013). *Praktische Geriatrie*. Thieme.

Wilson, N.J., Lin, Z., Villarosa, A., Lewis, P., Philip, P., Sumar, B. & George, A. (2019). Countering the poor oral health of people with intellectual and developmental disability: a scoping literature review. *BMC Public Health*, *19*(1), 1530. Available from https://bmcpublichealth.biomedcentral.com/articles/10.1186/s12889-019-7863-1

Wolff, J.K., Nowossadeck, S. & Spuling, S.M. (2017). Altern nachfolgende Kohorten gesünder? Selbstberichtete Erkrankungen und funktionale Gesundheit im Kohortenvergleich. In K. Mahne, J.K. Wolff, J. Simonson & C. Tesch-Römer (Hrsg.). *Altern im Wandel. Zwei Jahrzehnte Deutscher Alterssurvey (DEAS)* (S. 125–138). Springer VS. Verfügbar unter https://link.springer.com/chapter/10.1007/978-3-658-12502-8_8

Woodgate, R.L., Edwards, M., Ripat, J.D., Borton, B. & Rempel, G. (2015). Intense parenting: a qualitative study detailing the experiences of parenting children with complex care needs. *BMC*

Pediatrics, 15(1), 197. Available from https://bmcpediatr.biomedcentral.com/articles/10.1186/s12887-015-0514-5

Woodgate, R. L., Edwards, M., Ripat, J. D., Rempel, G. & Johnson, S. F. (2016). Siblings of children with complex care needs: their perspectives and experiences of participating in everyday life. *Child: Care, Health and Development, 42*(4), 504–512.

Woodman, E., Roche, S., McArthur, M. & Moore, T. (2018). Child protection practitioners: including children in decision making. *Child and Family Social Work, 23*(3), 475–484.

Working Group on Health Outcomes for Older Persons with Multiple Chronic Conditions. (2012). Universal health outcome measures for older persons with multiple chronic conditions. *Journal of the American Geriatrics Society, 60*(12), 2333–2341.

World Health Organization. (2021). *Assessing and Supporting Adolescents' Capacity for Autonomous Decision-making in Health-care Settings. A Tool for Health Care Providers.* Web Annex: Algorithm for Health Care Providers. Available from https://iris.who.int/handle/10665/350193

World Health Organization. (2024). *International Statistical Classification of Diseases and Related Health Problems (ICD).* Available from https://www.who.int/standards/classifications/classification-of-diseases

Yazdani, F., Bonsaksen, T., Roberts, D., Hess, K. Y. & Esmaili, S. K. (2021). The self-efficacy for therapeutic use of self-questionnaire (SETUS): psychometric properties of the English version. *Irish Journal of Occupational Therapy, 49*(1), 21–27. Available from https://www.emerald.com/insight/content/doi/10.1108/IJOT-10-2020-0015/full/html

Yen, L., McRae, I. S., Jowsey, T., Gillespie, J., Dugdale, P., Banfield, M., Matthews, P. & Kljakovic, M. (2013). Health work by older people with chronic illness: how much time does it take?. *Chronic Illness, 9*(4), 268–282.

Young, A. (2019). Key developments in case law: assessing competence in minors. *Practice Nursing, 30*(3), 140–142. Available from https://core.ac.uk/download/pdf/188183026.pdf

Zamanzadeh, V., Valizadeh, L., Tabrizi, F. J., Behshid, M. & Lotfi, M. (2015). Challenges associated with the implementation of the nursing process: a systematic review. *Iranian Journal of Nursing and Midwifery Research, 20*(4), 411–419. Available from https://journals.lww.com/jnmr/fulltext/2015/20040/challenges_associated_with_the_implementation_of.1.aspx

Zarkowska, E. & Clements, J. (1994). *Problem Behaviour and People with Severe Learning Disabilities.* Chapman and Hall.

Zegelin, A. (2013). *„Festgenagelt sein" – Der Prozess des Bettlägerigwerdens* (2. Aufl.). Hans Huber.

Zheng, S., Hanchate, A. & Shwartz, M. (2019). One-year costs of medical admissions with and without a 30-day readmission and enhanced risk adjustment. *BMC Health Services Research, 19*, 155. Available from https://bmchealthservres.biomedcentral.com/articles/10.1186/s12913-019-3983-7

Zisman-Ilani, Y., Chmielowska, M., Dixon, L. B. & Ramon, S. (2021). NICE shared decision making guidelines and mental health: challenges for research, practice and implementation. *British Journal of Psychiatry Open, 7*(5), e154. Available from https://www.cambridge.org/core/journals/bjpsych-open/article/nice-shared-decision-making-guidelines-and-mental-health-challenges-for-research-practice-and-implementation/760C4DE63BB2DBC093D58A0B2C4C5CA5

Weiterführende Literatur

Abderhalden, C. (2023). Der Pflegeprozess. In D. Sauter, C. Abderhalden, I. Needham & S. Wolff (Hrsg.), *Lehrbuch Psychiatrische Pflege* (S. 347–378). Hogrefe.

Alfaro LeFevre, R. (2013). *Pflegeprozess und kritisches Denken*. Huber.

Alliance Scotland. (2016). *Scotland's House of Care Learning Report*. Health and Social Care Alliance Scotland.

Arbeitsgemeinschaft der Wissenschaftlichen Medizinischen Fachgesellschaften. (o. D.). *AWMF Leitlinien-Register*. Verfügbar unter https://register.awmf.org/de/start

Autismus Deutschland (Bundesverband zur Förderung von Menschen mit Autismus). (o. D.). *Startseite*. Zugriff am 21. Juni 2024 unter https://www.autismus.de

Bailey, R. (2023). *Let's talk about sex: why STIs are at a record high* [opinion]. Royal College of Nursing. Available from https://www.rcn.org.uk/magazines/Opinion/2023/Sep/Lets-talk-about-sex-why-STIs-are-at-a-record-high

Barr, V., Robinson, S., Marin-Link, B., Underhill, L., Dotts, A., Ravensdale, D. & Salivaras, S. (2003). The expanded chronic care model. *Hospital Quarterly, 7*(1), 73–82. https://doi.org/10.12927/hcq.2003.16763

BBC. (2015). *The Boy Who Wants His Leg Cut Off: Preview – BBC Three* [Dokumentarfilm]. BBC Three. Available from https://www.youtube.com/watch?v=RJaScSv4raY

Bernhard-Kessler, C. (2023). *Übergangspflege – Transitional Care. Pflegetheoretische Begründungen und pflegepraktische Umsetzungen*. Hogrefe. https://doi.org/10.1024/86259-000

Bienstein, C. & Fröhlich, A. (2021). *Basale Stimulation in der Pflege – Die Grundlagen* (9. Aufl.). Hogrefe. https://doi.org/10.1024/86043-000

Booth, R. & Happé, F. (2010). „Hunting with a knife and ... fork": examining central coherence in autism, attention deficit/hyperactivity disorder, and typical development with a linguistic task. *Journal of Experimental Child Psychology, 107*(4), 377–393. https://doi.org/10.1016/j.jecp.2010.06.003

Bottery, S., Lamming, L., Blythe, N., Downes, N. & Lennon, E. (2023). *Independent Care (Education) and Treatment Reviews*. The King's Fund. Available from https://www.kingsfund.org.uk/insight-and-analysis/reports/independent-care-treatment-reviews-commissioners-clinicians

Buck, D., Wenzel, L. & Beech, J. (2021). *Communities and health*. The King's Fund. Available from https://www.kingsfund.org.uk/publications/communities-and-health

Bundesministerium für Arbeit und Soziales. (o. D.) *Persönliches Budget*. Verfügbar unter https://www.bmas.de/DE/Soziales/Teilhabe-und-Inklusion/Rehabilitation-und-Teilhabe/Persoenliches-Budget/persoenliches-budget.html

Bundesministerium für Soziales, Gesundheit, Pflege und Konsumentenschutz (Österreich). (2024). *Gesundheitsberichte*. Verfügbar unter https://www.sozialministerium.at/Themen/Gesundheit/Gesundheitssystem/Gesundheitsberichte.html

Care Information Scotland. (2020). *Hospital Based Complex Clinical Care*. Available from http://careinfoscotland.scot/topics/how-to-get-care-services/hospital-based-complex-clinical-care/

Care Quality Commission. (2015). *Delivering Cost Effective Care in the NHS*. Available from https://www.cqc.org.uk/sites/default/files/20151028_delivering_cost_effective_care_in_the_NHS.pdf

Carpenito, L. J. (2014). *Das Pflegediagnosen-Lehrbuch*. Hogrefe.

Challis, D., Chesterman, J., Luckett, R., Stewart, K. & Chessum, R. (2018). *Care Management in Social and Primary Health Care*. https://doi.org/10.4324/9781315185217

Cholemkery, H., Kitzerow, J., Soll, S. & Freitag, C. M. (2017). *Ratgeber Autismus-Spektrum-Störungen. Informationen für Betroffene, Eltern, Lehrer und Erzieher*. Hogrefe. https://doi.org/10.1026/02705-000

Choudry, M. (2015). *Shared decision making: learning from ‚The boy who wanted his leg cut off'*. The Health Foundation. Available from https://www.health.org.uk/blogs/shared-decision-making-learning-from-the-boy-who-wanted-his-leg-cut-off

Coleman, E.A. (2003). Falling through the cracks: challenges and opportunities for improving transitional care for persons with continuous complex care needs. *Journal of the American Geriatrics Society, 51*(4), 549–555. https://doi.org/10.1046/j.1532-5415.2003.51185.x

De Iongh, A., Fagan, P., Fenner, J. & Kidd, L. (2015). *A practical guide to self-management support. Key components for successful implementation*. The Health Foundation. Available from https://www.health.org.uk/publications/a-practical-guide-to-self-management-support

Department for Constitutional Affairs. (2014). *Care Act*. Stationery Office.

Deutsche Gesellschaft für Pflegewissenschaft. (o.D.) *Deutsche Gesellschaft für Pflegewissenschaft – Website*. Zugriff am 21.06.24 unter https://dg-pflegewissenschaft.de

Deutsches Zentrum für Altersfragen. (o.D.). *Deutscher Alterssurvey (DEAS)*. Verfügbar unter https://www.dza.de/forschung/deas

DGCC (Deutsche Gesellschaft für Care und Case Management). (2022). *DGCC – Deutsche Gesellschaft für Care und Case Management*. Verfügbar unter http://www.dgcc.de

Dieterich, M., Irving, C.B., Bergman, H., Khokhar, M.A., Park, B. & Marshall, M. (2017). Intensive case management for severe mental illness. *Cochrane Database of Systematic Reviews, 1*(1), CD007906. https://doi.org/10.1002/14651858.CD007906.pub3

DRG-Kompetenzteam Geriatrie. (2013). *Geriatrisches Assessment nach AGAST (1995)*. Geriatrie-web-de. Verfügbar unter http://www.geriatrie-drg.de/dkger/main/agast.html

Ead, H. (2019, September 16). Application of the nursing process in a complex health care environment. *Canadian Nurse*. Available from https://community.cna-aiic.ca/blogs/cn-content/2019/09/16/application-of-the-nursing-process-in-a-complex-he

Egan, G. (2013). *The Skilled Helper: A Problem-Management and Opportunity-Development Approach to Helping*. Cengage Learning.

Emotional Support Animals (UK). (2024). *Emotional Support Animals – Website*. Available from https://www.esaorguk.com/

Foster, N.E., Hill, J.C., O'Sullivan, P. & Hancock, M. (2013). Stratified models of care. *Best Practice and Research Clinical Rheumatology, 27*(5), 649–661. https://doi.org/10.1016/j.berh.2013.10.005

Gee, P.M., Greenwood, D.A., Paterniti, D.A., Ward, D. & Miller, L.M.S. (2015). The eHealth Enhanced Chronic Care Model: A Theory Derivation Approach. *Journal of Medical Internet Research, 17*(4), e86. https://doi.org/10.2196/jmir.4067

Georg, J. (2010). Concept-Mapping. *NOVA, 41*(1), 46–48. https://doi.org/10.1080/1094800090 3492837

Georg, J. (2014). Syndrom-Pflegediagnosen und geriatrische Syndrome. *NOVAcura, 45*(10), 6–8. https://doi.org/10.1024/1662-9027/a000045

Georg, J. (2015). Concept-Mapping und kritisches Denken. *PADUA, 10*(5), 311–313. https://doi.org/10.1024/1861-6186/a000280

Gesundheit Berlin-Brandenburg. (o.D.). *Kongress Armut und Gesundheit*. Verfügbar unter https://www.armut-und-gesundheit.de

Gordon, M. & Georg, J. (2020). *Handbuch Pflegediagnosen* (6. Aufl.). Hogrefe. https://doi.org/10.1024/85794-000

Gordon, M. & Georg, J. (2024). *Pflegeassessment Notes* (2. Aufl.). Hogrefe.

Iderwick, H., Dunn, P., McKenna, H., Walsh, N. & Ham, C. (2015). *Sustainability and Transformation Plans in the NHS*. King's Fund.

King, E., Taylor, J., Williams, R. & Vanson, T. (2013). *The MAGIC programme: evaluation. An independent evaluation of the MAGIC (Making good decisions in collaboration) improvement programme.*

Health Foundation. Available from https://www.health.org.uk/sites/default/files/TheMagic-ProgrammeEvaluation.pdf

Kinnear, D., Morrison, J., Allan, L., Henderson, A., Smiley, E. & Cooper, S.-A. (2018). Prevalence of physical conditions and multimorbidity in a cohort of adults with intellectual disabilities with and without Down syndrome: cross-sectional study. *BMJ Open*, *8*(2), e018292. https://doi.org/10.1136/bmjopen-2017-018292

Krohwinkel, M. (2013). *Fördernde Prozesspflege mit integrierten ABEDLs*. Huber.

Kuiper, R.-A., O'Donnell, S., Pesut, D.J. & Turrise, S.L. (2024). *Das OPT-Pflegeprozessmodell*. Hogrefe.

Lopez-Vargas, P., Tong, A., Crowe, S., Alexander, S. I., Caldwell, P.H.Y., Campbell, D.E., Couper, J., Davidson, A., De, S., Fitzgerald, D.A., Haddad, S., Hill, S., Howell, M., Jaffe, A., James, L.J., Ju, A., Manera, K.E., McKenzie, A., Morrow, A.M., ... Craig, J.C. (2019). Research priorities for childhood chronic conditions: a workshop report. *Archives of Disease in Childhood, 104*(3), 237–245. https://doi.org/10.1136/archdischild-2018-315628

McGowan, T. & McGowan, P. (n.d.). *Oliver McGowan's Story*. Oliver's Campaign. Available from https://www.olivermcgowan.org/

Meyer, R. (2022). *Allgemeine Krankheitslehre kompakt* (12. Aufl.). Hogrefe. https://doi.org/10.1024/86101-000

Mind. (2024). *Mind – Website*. Available from http://www.mind.org.uk

Moule, P., Armoogum, J., Douglass, E. & Taylor, J. (2017). Evaluation and its importance for nursing practice. *Nursing Standard, 31*(35), 55–63. https://doi.org/10.7748/ns.2017.e10782

Moulster, G., Iorizzo, J., Ames, S. & Kernohan, J. (2021). *Menschen mit geistiger Behinderung pflegen und fördern*. Hogrefe. https://doi.org/10.1024/86058-000

Mullainathan, S. & Shafir, E. (2013). *Scarcity: Why Having Too Little Means So Much*. Times Books.

National Elf Service. (2024). *National Elf Service*. Available from https://www.nationalelfservice.net/

National Institute for Health and Care Excellence. (2015). *Older People with Social Care Needs and Multiple Long-term Conditions*. Available from https://www.nice.org.uk/guidance/ng22/resources/older-people-with-social-care-needs-and-multiple-longterm-conditions-pdf-1837328537797

National Institute for Health and Care Excellence. (2016). *Multimorbidity: clinical assessment and management*. Available from https://www.nice.org.uk/guidance/ng56

National Institute for Health and Care Excellence. (2021a). *Shared decision making*. Available from https://www.nice.org.uk/guidance/ng197

National Institute for Health and Care Excellence. (2021b). *Shared decision making learning package*. Available from https://www.nice.org.uk/guidance/ng197/resources/shared-decision-making-learning-package-9142488109

National Institute for Health and Care Excellence. (2023). *Transition from Children's to Adults' services*. Available from https://www.nice.org.uk/guidance/qs140

Netzwerk Case Management Schweiz. (2024). *Netzwerk Case Management Schweiz – Website*. Verfügbar unter http://www.netzwerk-cm.ch

NHS England. (n.d.). *Living well, ageing well,and tackling premature mortality*. Available from https://www.england.nhs.uk/ourwork/clinical-policy/ltc/house-of-care/

North East & Cumbria Learning Disability Network. (n.d.). *Sensory Issues*. Learning Disability Matters for Families. Retrieved June 21, 2024, from https://learningdisabilitymatters.co.uk/sensory-information/

Österreichische Gesellschaft für Care & Case Management. (2023). *Österreichische Gesellschaft für Care & Case Management – Website*. Verfügbar unter http://www.oegcc.at

Peart, A., Barton, C., Lewis, V. & Russell, G. (2020). A state-of-the-art review of the experience of care coordination interventions for people living with multimorbidity. *Journal of Clinical Nursing, 29*(9–10), 1445–1456. https://doi.org/10.1111/jocn.15206

Rethink Mental Illness. (n.d.). *We are Rethink Mental Illness.* Available from http://www.rethink.org

Robert Koch Institut. (o.D.). *Robert Koch Institut – Website.* Verfügbar unter https://www.rki.de/DE/Home/homepage_node.html

Robert Koch Institut. (2024). *Gesundheitsmonitoring.* Verfügbar unter https://www.rki.de/DE/Content/Gesundheitsmonitoring/gesundheitsmonitoring_node.html

Royal College of Nursing. (2024). *Children and Young People: Transition to Adult Services.* Available from https://www.rcn.org.uk/library/subject-guides/children-and-young-people-transition-to-adult-services

Sarimski, K. (2016). *Soziale Teilhabe von Kindern mit komplexer Behinderung in der Kita.*

Sauter, D., Abderhalden, C., Needham, I. & Wolff, S. (2023). *Lehrbuch Psychiatrische Pflege* (4. Aufl.). Hogrefe. https://doi.org/10.1024/85673-000

Sauvage, J. & Ahluwalia, S. (2016). Health and care professionals committed to partnership working: right wall of the House of Care framework. *British Journal of General Practice, 66*(642), 52–53. https://doi.org/10.3399/bjgp16X683389

Schweizerisches Gesundheitsobservatorium. (2020). *Gesundheit in der Schweiz – Kinder, Jugendliche und junge Erwachsene. Nationaler Gesundheitsbericht 2020.* Verfügbar unter https://www.gesundheitsbericht.ch

Shepherd, H.L., Tattersall, M.H. N. & Butow, P.N. (2008). Physician-Identified Factors Affecting Patient Participation in Reaching Treatment Decisions. *Journal of Clinical Oncology, 26*(10), 1724–1731. https://doi.org/10.1200/JCO.2007.13.5566

Stárek, L. (2021). The base and development of multidisciplinary collaboration. *Psychology and Education Journal, 58*(5), 3017–3021.

Taylor, R.R. (2020). *The Intentional Relationship: Occupational Therapy and Use of Self.* FA Davis.

Teufel, K. & Soll, S. (2021). *Autismus-Spektrum-Störungen* (Psychologie im Schulalltag, Bd. 3). Hogrefe. https://doi.org/10.1026/03075-000

The King's Fund. (n.d.). *Co-ordinated care for people with complex chronic conditions.* Available from https://www.kingsfund.org.uk/insight-and-analysis/projects/co-ordinated-care-for-people-with-complex-chronic-conditions

The Patients Association. (2022). *Self-management.* Available from https://www.patients-association.org.uk/self-management

The Queen's Nursing Institute. (2024). *Transition of Care Programme.* Available from https://www.qni.org.uk/nursing-in-the-community//from-child-to-adult/

Tinson, A. (2020). *Living in poverty was bad for your health long before COVID-19.* Health Foundation. Available from https://www.health.org.uk/publications/long-reads/living-in-poverty-was-bad-for-your-health-long-before-COVID-19

Tomchek, S.D. & Patten Koenig, K. (2017). *Menschen mit einer Autismus-Spektrum-Störung* (Leitlinien der Ergotherapie, Bd. 1). Hogrefe. https://doi.org/10.1024/85778-000

Townsend, M.C. & Morgan, K.I. (2024). *Pflegediagnosen und Pflegemaßnahmen für die psychiatrische Pflege* (4. Aufl.). Hogrefe.

UNICEF. (o.D.). *Die UN-Kinderrechtskonvention: Alle Kinder haben Rechte!.* Verfügbar unter https://unicef.at/kinderrechte-oesterreich/kinderrechte/

US Centers for Disease Control and Prevention. (2021). *Violence Prevention: About the CDC-Kaiser ACE Study.* Available from http://www.cdc.gov/violenceprevention/aces/about.html

Wagner, E.H. (1998). Chronic disease management: what will it take to improve care for chronic illness? *Effective Clinical Practice, 1*(1), 2–4.

Weber Long, S. (2018). *Herausforderndes Verhalten. Herausfordernde Situationen mit alten Menschen meistern*. Hogrefe.

Wege zur Pflege. (o.D.). *Die Pflege-Charta*. Bundesministerium für Familie, Senioren, Frauen und Jugend. Zugriff am 21. Juni 2024 unter https://www.wege-zur-pflege.de/pflege-charta

White, E. (2013). *Sexualität bei Menschen mit Demenz*. Huber.

Williams, E., Buck, D., Babalola, G. & Maguire, D. (2022). *What are health inequalities?*. The King's Fund. Available from https://www.kingsfund.org.uk/publications/what-are-health-inequalities

World Health Organization. (2024). *Social determinants of health*. Available from https://www.who.int/health-topics/social-determinants-of-health

Year of Care (UK). (n.d.). *The Year of Care solution*. Available from https://www.yearofcare.co.uk/year-care-solution

Übungen: kurze Antworten

Kapitel 1

Übung 1-2: Teamarbeit

Die Lebensbedingungen und die soziale Situation von Gloria und ihren Kindern sind die Faktoren, die den Fall komplex machen. Die sozioökonomischen Gegebenheiten haben Auswirkungen auf ihre Gesundheit und dies führt zu einer Abwärtsspirale, die ohne multidisziplinäre Arbeit nicht verbessert werden kann.

Stress hat dazu geführt, dass sie als Bewältigungsstrategie wieder angefangen hat, zu rauchen; die Wohnung verschlimmert ihr Asthma, möglicherweise befinden sich im Haus Schadstoffe wie Schimmelpilze, die Allergien auslösen. Dies, der situationsbedingte Stress, der plötzliche Umzug, emotionaler Verlust und Kummer haben Auswirkungen auf die ganze Familie.

In die Versorgung könnten einbezogen werden

- Schule
- Arzt und niedergelassene Pflegeperson
- Health visitor (Angestellter/Angestellte des NHS, der/die alte und pflegebedürftige Menschen betreut)
- Soziale Dienste inklusive Dienste für Kinder und ein(e) für häusliche Gewalt zuständige(r) Mitarbeiter*in
- Freiwillige Dienste wie das Unterstützungsnetzwerk für häusliche Gewalt oder Patient*innengruppen.

Übung 1-3: Kritisches Denken

Lesen Sie die Fallstudie über Gloria und ihre Familie und nehmen Sie Folgendes zur Kenntnis:

- Sie kann einen allgemeinen Kredit bekommen
- Sie kann Wohngeld bekommen, aber es gibt eine Deckelung (cap), die Local Housing Allowance rate
- Sie hat Anspruch auf Kindergeld
- Sie kann bei der Steuer unterstützt werden

- Sie hat Anspruch auf Disability Living Allowance oder Scottish Child Disability Payment.

Die Familie hat ihre häusliche Umgebung verlassen und konnte kaum etwas mitnehmen; sie hat keine Rücklagen, um privat unterzukommen und sich neue Möbel oder Kleidung zu kaufen.

Übung 1-4: Kritisches Denken
Wegen der Unvorhersehbarkeit der Behandlungen müssen seine Eltern sich eine Arbeit suchen, die es ihnen ermöglicht, diese sofort zu verlassen. Außerdem gibt es versteckte Kosten für Benzin und Parken, und für bestimmte Behandlungen zahlt der NHS nicht. Es können nicht vorhersehbare Kosten für die Kinderbetreuung anfallen, wenn es keine Familie oder Freunde gibt, die seine Schwester sofort abholen können.

Übung 1-5: Evidenzbasierte Praxis und Forschung
Ein multidisziplinäres Team und die Fähigkeit der Patient*innen, dieses im Bedarfsfall schnell zu kontaktieren – Selbstüberweisung wäre sinnvoll. Sie können auch Berater*innen für Beihilfen und Versorgungskoordinator*innen in Anspruch nehmen als Standardangebot des für die Grundversorgung zuständigen Teams.

Kapitel 2

Übung 2-1: Aufgabe
Lesen Sie Michael Marmots Statistik über Wahlmöglichkeiten. Welche anderen Determinanten der Gesundheit können Menschen davon abhalten, eine Wahl zu treffen?

Wenn lediglich ein Drittel der Gesundheit durch normale biologische Risikofaktoren verursacht wird, dann werden zwei Drittel durch soziale und politische Determinanten der Gesundheit verursacht – Armut, sozialer Status, demografische Aspekte, Stress, Lebenserfahrungen, Unterkunft oder Unvermögen.

Übung 2-2: Kritisches Denken
Die wichtigsten sozialen Determinanten der Gesundheit sind Unterkunft, Unvermögen und Isolation.

Übung 2-3: Kritisches Denken
Hierzu zählen Ungleichheiten, demografische Aspekte, Engagement und ökonomische Aspekte. Im Rahmen des entsprechenden Modells sind es die sozialen Determinanten, die sein Leben beeinflusst haben.

Übung 2-6: Teamarbeit

- Howards Bedürfnisse beanspruchen verschiedene Organisationen und Dienste und aufgrund seiner häufigen Krankenhauseinweisungen ist es wahrscheinlich, dass er als komplex gilt. Ihm wurden eine Wohnung sowie soziale und gesundheitliche Dienstleistungen angeboten, aber er lehnte alles ab.
- Howard zog in eine andere Wohnung im Erdgeschoß und wurde mit Gruppen in Kontakt gebracht, damit er andere Menschen kennenlernte. Seine vielen gesundheitlichen Probleme und Medikamente wurden überprüft und er wurde unterstützt, damit er nur noch die Medikamente einnahm, die er wirklich brauchte, andere wurden abgesetzt. Er bekam Unterstützung und wurde ermutigt, beim Putzen und bei der Körperpflege Hilfe anzunehmen.
- Social prescriber (Soziale Verordnung), Wirtschafterin und Sozialarbeiterin wurden involviert und arbeiteten mit dem für die Gesundheitsversorgung zuständigen Team, der Unterkunft und den sozialen Diensten zusammen.
- Sie müssen Informationen an den Hausarzt, das County Council, die sekundäre Versorgung, die Unterkunft und andere weiterleiten.

Kapitel 3

Übung 3-4: Kritisches Denken

Rosemary und Harry

Rosemary hatte das Glück, einen Arbeitgeber zu haben, der es ihr meistens ermöglichen konnte, ihren Arbeitsplatz sofort zu verlassen. In manchen Berufen ist dies möglich, in vielen anderen nicht. Bei Schichtarbeit beispielsweise kann es sich katastrophal auf die Beschäftigung auswirken, wenn man häufig unerwartet den Arbeitsplatz verlassen muss. Ihr Ehemann hat seine Arbeitszeit verändert, damit er dies an bestimmten Wochentagen übernehmen konnte. Rosemary hat ihre Familie in dieses Arrangement eingebunden und dafür gesorgt, dass es in jedem Auto der drei Familienmitglieder einen Kindersitz gab, sodass jedes Familienmitglied die Möglichkeit hatte, ihn in das Spezialzentrum zu bringen. Dies passierte mehrere Male. Da Harry kein Einzelkind war, musste wegen der Fahrt zum Spezialkrankenhaus jemand gefunden werden, der sich um das Geschwisterkind kümmern und es von der Schule abholen konnte.

Übung 3-5: Kritisches Denken

Die Fähigkeit des ganzen multidisziplinären Teams, Kontakt zu ihr aufzunehmen und sie bei Entscheidungen über ihre Bedürfnisse und ihre Zusammenarbeit mit dem Team zu unterstützen, ist von großer Bedeutung. Die Teammitglieder können so alle gesundheitlichen und sozialen Bedürfnisse einschätzen und als multidisziplinäres Team arbeiten. Sie überschreiten bei ihrer Arbeit bewusst organisatorische Grenzen. Bei Betties Problemen hätte es durchaus passieren können, dass sie ins Krankenhaus eingeliefert oder in ein Pflegeheim gebracht worden wäre. Bettie wollte unbedingt in ihrer Wohnung bleiben und es wurden Maßnahmen ergriffen, um dies zu ermöglichen. Veränderungen in ihrem Haus ermöglichten es ihr, mit einem kleinen Versorgungspaket zurechtzukommen, das das Team entwickelt hatte. Darüber hinaus erfüllten die Teammitglieder ihren Wunsch, auf einfache Art mit ihrer Familie zu kommunizieren; sie beschafften einen subventionierten Laptop und sorgten dafür, dass sie den Umgang damit lernte.

Übung 3-6: Entscheidungsfindung

Potenzielle Veränderungen für Michael, was die Interaktionen im Bereich der Gesundheitsversorgung betrifft:

- Zusätzliche Zeit für Termine
- Termine zu Zeiten, wenn nicht viel Betrieb herrscht
- Vor den Terminen Besuche bei Diensten, damit er sich an die Umgebung und die Personen gewöhnen kann
- Immer oder meistens die gleichen Mitarbeiter*innen
- Nach Möglichkeit Termine in der häuslichen Umgebung
- Visuelle Hilfen wie „Referenzobjekte“, Bilder, „Geschichten“ (**Kap. 9**)
- Sensorische Erfahrung zur Beruhigung ermöglichen, wie das Schaukeln oder die Akzeptanz, dass Michael zu seiner Beruhigung hohe Töne produziert, die ihm helfen, einen verbalen Austausch zuzulassen
- Dafür sorgen, dass ein Mitglied aus Michaels Unterstützungsteam anwesend ist und ihm hilft, den Termin zu überstehen
- Ihre Mitarbeiter*innen über Autismus, komplexe und herausfordernde Verhaltensweisen und Lernbehinderungen informieren.

Wie finden Sie heraus, dass diese Anpassungen die richtigen sind? Unsere Vorschläge:

- Durch sorgfältige und individualisierte Einschätzungsprozesse, um Michaels Bedürfnisse zu identifizieren und auf sie zu reagieren
- Mit multidisziplinärer Teamarbeit, um umfassende Informationen von verschiedenen Gesundheitsfachpersonen zu erhalten, die Michael gut kennen
- Gespräche mit Michaels Familie und anderen Betreuungspersonen sowie deren Einbezug in die Planung der Versorgung, um ein vollständiges Bild von Michael zu erhalten
- Wenn Sie Menschen mit Lernbehinderungen und Autismus wohlwollend betrachten und Inklusion sowie individualisierte Versorgung befürworten, wird dies Ihre Versorgungspraxis prägen.

Kapitel 4

Übung 4-3: Kritisches Denken

Die Schule muss die Risiken kennen und wissen, welche Maßnahmen ergriffen werden müssen bei einem Kind, das mit Konsequenzen rechnen muss, wenn es stürzt. Wenn etwas passiert, muss ein genauer Plan für den Transport zum Spezialzentrum vorliegen und es muss jemand gefunden werden, der Hermione von der Schule abholt. Die Schule ist darüber zu informieren, was ein Notfall ist und was nicht, und sie muss genau wissen, was bei Kopfverletzungen zu tun ist. Sie kann Medikamente und Hilfsmittel bereithalten, um ihn in die Ambulanz zu bringen, weil die lokalen Krankenhäuser seine Medikamente und Hilfsmittel nicht haben, was das Risiko von Inhibitoren reduziert. Ein Kindersitz wird gebraucht; drei Angehörige ihrer erweiterten Familie haben einen Kindersitz in ihrem Auto, wenn dieser Fall eintritt.

An Tagen, an denen eine Routinebehandlung ansteht, kann er nicht in die Schule gehen, daher müssen Pläne gemacht werden, wie er den versäumten Unterricht nachholen kann. Da solche Aktionen als eine Spaßveranstaltung dargestellt werden, um ihm die Angst vor dem Krankenhaus zu nehmen, muss auch Hermione etwas Schönes bekommen, damit sie sich nicht zurückgesetzt fühlt.

In den Ferien (falls sie sich die leisten können), müssen sie herausfinden, wo sich das nächstgelegene Spezialzentrum befindet. Sie können Harry nicht einfach auf einem Spielplatz lassen, sondern lassen ihn nur unbeaufsichtigt zu Play Dates gehen. Dies könnte für beide Kinder eine übertriebene Kontrolle durch die Eltern bedeuten, da für beide die gleichen Regeln gelten müssen. Harry fühlt sich von den anderen Kindern anders behandelt, was zu Unstimmigkeiten (confidentiality) führen kann. Von der Schule organisierte Aktivitäten wie Ausflüge und Zeltlager stellen ein Problem dar.

Die Schule sollte über den Umgang von Rosemary und Harry mit ihren Kindern informiert sein und wissen, dass der Fokus auf familienzentrierter Pflege liegt. Es ist wichtig, dass Hermiones Bedürfnisse bei Gesprächen mit der Familie nicht unbeachtet bleiben, denn sie verdient die gleiche Aufmerksamkeit wie andere Kinder. Absprachen mit dem Arbeitgeber der Eltern sind wichtig, damit Rosemary Harry zu routinemäßigen und zu Notfallbehandlungen bringen kann. Auch die anderen Familienmitglieder haben Zeit eingeplant, um dies im Notfall zu übernehmen.

Kapitel 5

Übung 5-3: Aufgabe

Zeit ist ein großes Problem – ein Arztbesuch dauert in der Regel sieben Minuten und bei Praxismitarbeitenden (z. B. Medizinische Fachangestellte) ist es ähnlich. Medizinische Fachangestellte erfahrene Gesundheitsfachpersonen und können ihr Assessment in dieser Zeit durchführen, doch dann verringern sich die Chancen, sekundäre Probleme zu identifizieren. Die Vorbereitung auf Termine erfordert Zeit und bedarf der Zusammenarbeit der Teammitglieder. Der Arzt/die Ärztin und Medizinische Fachangestellte sind nicht die einzigen Teammitglieder in der Sprechstunde, sondern außer ihnen gibt es noch das Personal im Büro, das meistens im Hintergrund arbeitet und für einen reibungslosen Ablauf sorgt. Die Vorteile überwiegen die Nachteile bei weitem: Amara hatte Zeit, die Informationen, die sie bekam, zu verarbeiten und einzuschätzen, und musste dies nicht während des Termins bei ihrem Arzt tun. Sie hatte Zeit, alles mit ihrem Partner zu besprechen und die einzelnen Optionen abzuwägen.

Kapitel 6

Übung 6-5: Kritisches Denken

Harriet kann die Situation einfach „beobachten und abwarten" und versuchen, Georgia mit den Informationen zu versorgen, die sie braucht, wenn die Probleme auftreten. Sie könnte sich mit einer von Georgia ausgewählten Person zusammentun, die sie in Fragen der Gesundheit berät und sich um Entscheidungen und Pläne kümmert, die Georgia nützen.

Übung 6-6: Kritisches Denken

Rosemary muss abwägen zwischen der Dringlichkeit der Bedürfnisse ihres Sohnes und der Notwendigkeit einer qualitativ erstklassigen Spezialbehandlung durch ein auf seine Bedürfnisse spezialisiertes Team. Sie ist konfrontiert mit sozialem Druck und der potenziellen Verurteilung durch die Teammitglieder, weil sie die Abteilung gegen deren Rat verlässt. Sie muss abwägen zwischen zwei Risiken: gehen oder bleiben.

Kapitel 7

Übung 7-4: Kritisches Denken

Charlotte lebt in der Wohnung einer Wohnungsgenossenschaft (Umgebung, Sicherheit durch eine Gemeinschaft); sie hat keinen festen Vertrag (wirtschaftlicher Status, Ernährung, Ungleichheit) und somit kein gesichertes Einkommen. Sie ist isoliert und hat keine Unterstützung (Gemeinde, demografische Situation). Da sie mit der Gesprächstherapie nicht sofort beginnen kann, vergeht möglicherweise die Zeit, in der sie zur Mitarbeit bereit und in der Lage ist. Es besteht die Gefahr, dass sich ihre psychischen Probleme weiter verschlechtern, Beziehungen abgebrochen werden oder sich auf ihre Tätigkeit auswirken.

Übung 7-5: Kritisches Denken

Möglicherweise finden Sie Gruppen in der Gemeinde, Gruppen, die bei psychischen Problemen Unterstützung gewähren, Aktivitäten, die ihr Freude machen, oder körperliche Betätigung wie Spazierengehen in der Gruppe. Zu berücksichtigen sind: Ihre Interessen und Abneigungen, die Kosten, die sie für die Übung aufbringen muss, und wie viel persönlichen Kontakt sie momentan ertragen kann. Sie müssen auch die nutzbaren Stunden in Betracht ziehen, die sie hat, sowie die Auswirkungen auf ihre Tätigkeit.

Kapitel 8

Übung 8-2: Kritisches Denken

Tiere, die Menschen unterstützen, werden oft mit Spenden bezahlt. Die Kosten können sich auf 30.000 £ belaufen und darin sind noch nicht die Kosten für die Züchter enthalten, die die Welpen im ersten Jahr versorgen. Die Kosten für das Tier, das mit der Person lebt, nicht inbegriffen – es muss eine Quelle für Futter, Versicherung und Tierarztkosten gefunden werden. Ein Großteil der Zeit für eine Betreuungsperson könnte eingespart werden, wird aber nicht gezahlt. Die moderne Technologie kann helfen, den Energieverlust zu reduzieren, muss jedoch oft selbst bezahlt werden, wenn das System solche „speziellen" oder zusätzlichen Dinge nicht berücksichtigt. Colette weist darauf hin, dass Beschäftigungstherapeut*innen aufgrund ihrer Ausbildung wissen, was hilfreich ist, doch der Zugang dazu ist oft ein Problem. Ein früherer Zugang könnte eine Eskalation auf die nächste Ebene verhindern, aber die Schließungen von Zentren für Menschen mit Behinderungen unterbinden dies. Die Flexibilität von Maßnahmen, die Zeit für eine Betreuungsperson beinhaltet, die spezielle Aufgaben durchführen kann, ist vorhanden, aber es sind oft diese kleinen, nebensächlichen Dinge, die in der übrigen Zeit auftreten, die Energie kosten. Fertiggerichte können Abhilfe schaffen, aber sie wiederholen sich immer wieder, sind teuer und enthalten viel Salz.

Übung 8-3: Teamarbeit

Infrage kommen diese Fachleute:

- Ergotherapeut*innen
- Physiotherapeut*innen
- Dienste, die für Rollstühle zuständig sind
- Pflegepersonen, die in der Praxis des Arztes/der Ärztin arbeitet
- Mitarbeiter*innen einer Schmerzklinik

Anmerkung von Colette zu dieser Übung: Alles, was ich will, ist ein normales Leben, relativ wenige Schmerzen zu haben, rausgehen zu können, wann immer und wohin immer ich will.

Übung 8-4: Kritisches Denken

Infrage kommen:

- Blindenhunde
- Hunde, die Menschen mit psychischen Behinderungen wie Autismus oder hohem Stressniveau unterstützen
- PET-Hunde, die Pflegeheime besuchen etc. zur Gesellschaft und Beruhigung etc. Diese Tiere sind sehr extrovertiert und mögen viel Wirbel. Ausbildung ist nötig, in erster Linie für ihre Besitzer
- Hunde, die Alarm geben, für Menschen, die ohne Vorwarnung kollabieren; solche Hunde können Veränderungen des Körpergeruchs wahrnehmen und signalisieren der betreffenden Person, sich auf den Boden zu legen – geeignet für Epileptiker, Diabetiker etc.
- Hunde, die Menschen körperlich unterstützen
- Manche Hunde sind dual trainiert.

Übung 8-5: Kommunikation

Häufig wird das, was für die Person normal ist, von der Gesellschaft nicht akzeptiert. Wir zitieren Colette, die dazu Folgendes zu sagen hat:

- Es braucht Zeit, bis alles besprochen ist, und je länger das Gespräch dauert, desto mehr kommt dabei heraus;
- Nehmen Sie die Situation nicht auf die leichte Schulter, weil bei der Person alles in Ordnung zu sein scheint und sie nicht deprimiert ist (jemand hat einmal gesagt: wenn sie in meiner Situation wäre, dann wäre sie deprimiert; wenn das so ist, werde ich dann die nächsten 40 Jahren deprimiert sein?
- Sich Notizen zu machen ist gut, weil es vieles zu berücksichtigen und zu behalten gibt, aber wenn Sie zu viel notieren, dann bekommen Sie nicht alles von dem Gespräch mit und erwecken den Eindruck, dass Sie nicht richtig zuhören;
- Es wirkt beruhigend, wenn Sie anhand Ihrer Notizen wiederholen, was Sie gehört haben, außerdem fällt Ihnen dann auch auf, was Sie vergessen haben;
- Machen Sie sich sofort Notizen und nicht erst nach drei weiteren Besuchen am Ende des Tages.

Kapitel 9

Übung 9-1: Kritisches Denken

- Die Personen (Gesundheitsfachpersonen/Personalmitglieder/Familie/Betreuer*innen/die Öffentlichkeit) haben negative Erwartungen in Bezug auf die Person und ihr Verhalten.
- Jedes Verhalten kann als „herausfordernd", „gefährlich" oder „riskant" interpretiert werden.
- Die Tatsache, dass Verhalten nicht als eine legitime Form der Kommunikation anerkannt wird.
- Die Person wird als Risiko eingeschätzt.
- Restriktive Maßnahmen aufgrund dieser Einschätzung:
  → Eingeschränkte Freiheit
  → Eingeschränkter Zugang zur Gesellschaft und zu Aktivitäten
  → Übermedikalisierung
  → Verabreichung falscher Medikamente
  → Unnötiger Einsatz physikalischer Freiheitsbeschränkungen.
- Zulassung zu Spezialdiensten (manchmal weit entfernt vom Wohnort und von der Familie)
- Etikettierungen sind schwer zu verändern und es kann sein, dass die Person eine Etikettierung für den Rest ihres Lebens behält und die lebenslange Inanspruchnahme von Dienstleistungen scheint dies zu bestätigen, auch wenn die Etikettierung nicht mehr relevant ist.

Übung 9-4: Aufgabe

- Was ist, wenn die Person nicht verbal kommuniziert?
- Können wir unsere Kommunikation (jedweder Art) zugänglich und verständlich machen?
- Wie können wir sicherstellen, dass die Person mit einer Lernbehinderung versteht, was wir ihr sagen?
- Versteht die Person die Behandlung?
- Wie können wir sicherstellen, dass die Person mit einer Lernbehinderung der Behandlung zustimmt?
- Wie können wir sicherstellen, dass die Person bei der Behandlung kooperiert (d.h. ihre Medikamente richtig einnimmt)?
- Braucht die Person jemanden, der sie unterstützt?
- Ist die Person in der Lage, den Dienst allein zu erreichen?
- Was ist, wenn der Termin zu lange dauert?
- Was ist, wenn die Person die Behandlung ablehnt?
- Was ist, wenn die Person problematisches Verhalten zeigt?

Übung 9-5: Kritisches Denken

Diese sind uns eingefallen. Ihnen vielleicht andere:

- Reiß dich zusammen.
- Für diesen Kaffee könnte ich sterben.
- Passen Sie auf sie auf.
- Hat es dir die Sprache verschlagen?
- Lasst uns auf die Braut anstoßen.

Übung 9-6: Kritisches Denken

Vielleicht kennen Sie bereits den Begriff „autismus-freundliche" Umgebung. Auf folgende Dinge sollten Sie an jedem Arbeitsplatz achten, um ihn für hypersensitive Menschen erträglich zu machen:

- Die Räume sollten klein, überschaubar und hell sein.
- Stark riechende Dinge sollten entfernt/oder an einem anderen Ort aufbewahrt werden.
- Die Mahlzeiten sollten in einem anderen Raum eingenommen werden.
- Die Farben sollten klar sein und auf wirr gemusterte Teppiche, Vorhänge etc. sollte verzichtet werden.
- Darstellungen/Anleitungen sollten visuell sein.
- Die Sitzungen sollten ruhig ablaufen.
- Es sollten längere Zeiten für Termine eingeplant werden.

Übung 9-7: Kritisches Denken

Wie schon an früherer Stelle erwähnt, sind viele Überlegungen persönliche Beurteilungen, weshalb die Antworten weder „falsch noch richtig" sind. Um die Folgen von Berührungen für eine hypersensitive Person zu verringern, sollten Sie Folgendes tun:

- Lernen Sie die Person kennen (s. Marks Empfehlung) und verschaffen Sie sich ein genaues Bild davon, welche Bedürfnisse sie hat und was sie ertragen kann.
- Tauschen Sie von Ihnen verwendete Materialien (Bandagen, Verbände etc.) gegen Materialien oder Texturen ein, die die Person tolerieren kann.
- Erklären Sie der Person genau, warum Dinge wie ein Verband nötig sind.
- Lassen Sie die Person nach Möglichkeit ihre eigenen Schlafanzüge oder Kleidungsstücke tragen.
- Schulen Sie die Mitarbeiter*innen, damit sie dies besser verstehen.
- Bitten Sie immer um Erlaubnis, bevor Sie die Person berühren.
- Sorgen Sie für genug Platz, damit die Person nicht versehentlich von anderen berührt wird.

Übung 9-8: Kritisches Denken

Wie in einer früheren Übung sind einige Antworten hier sehr persönlich und verleihen Ihren Gefühlen Ausdruck. Bitte bedenken Sie Folgendes: Einige dieser Interaktionen sind uns irgendwie peinlich oder kommen uns albern vor (und funktionieren vielleicht nicht), doch die Erfolge, die damit erzielt werden können, sind bemerkenswert. Für Menschen mit Lernbehinderungen und Autismus kann die Kommunikation mit und der Kontakt zu einer anderen Person einfach nur so zum Spaß sehr erstrebenswert sein; wenn wir also etwas Peinlichkeit in Kauf nehmen müssen, um ihnen dies zu ermöglichen, haben die Bedürfnisse der Person Vorrang vor unseren eigenen und wir müssen darauf eingehen; wir hoffen, dass Sie dies ebenfalls tun.

Spielt es eine Rolle, dass es nicht „altersangemessen" ist?

Als erfahrene, auf Lernbehinderungen spezialisierte Pflegepersonen halten wir altersangemessene Interaktionen durchaus für wichtig, da sie der Öffentlichkeit (und Gesundheitsfachpersonen) ein positives Bild von Menschen mit Lernbehinderungen vermitteln. Oft werden Menschen mit Lernbehinderungen als Kinder betrachtet, obwohl sie das nicht sind, und herablassend behandelt.

Die Betroffenen sollten unter allen Umständen jede Möglichkeit bekommen, zu kommunizieren und sich auszudrücken. Wenn die Person effizient kommuniziert und wir ihr dies ermöglichen und sie respektieren, werden ihre Kommunikationsmöglichkeiten sich langfristig erweitern und irgendwann vielleicht auch altersangemessene Interaktionen möglich sein, da die Fähigkeiten der Betroffenen sich weiterentwickeln. Es geht darum, Kommunikationskanäle zu eröffnen – wie diese sich langfristig entwickeln, spielt in diesem Stadium keine große Rolle.

Übung 9-9: Kritisches Denken

Wer sind die Leute, mit denen Sie zusammenarbeiten sollten und warum?

- *Billys Eltern,* denn sie kennen ihn am besten und können ihn eher stabilisieren.
- In Billys Leben hat es sicher schon viele Veränderungen und ähnliche Situationen gegeben und daher wissen die Eltern, welche Strategien funktionieren.
- Sie sind nach dem Gesetz für ihn verantwortlich und für die Entscheidungen, die sie für ihn treffen.
- Sie wissen am besten, wie sie ihn an der Entscheidungsfindung beteiligen können.
- *Billys Bruder James,* aus ungefähr den gleichen Gründen.
- James ist Billys Vorbild; wenn James ins Krankenhaus geht und ihm gut zuredet, hat er wahrscheinlich Erfolg.
- Billy respektiert seine Meinung und hört auf ihn.
- *Louise, die auf Lernbehinderungen spezialisierte Gemeindekrankenschwester;* dies ist eine weitere positive, beständige und seit langer Zeit bestehende Beziehung.

- Louise ist der multidisziplinäre Faktor; sie verfügt über professionelle, auf Lernbehinderungen spezialisierte Kenntnisse und entsprechendes Einfühlungsvermögen.

Was Sie vor der Einweisung tun sollten:

- Entscheidend ist, dass Billy sorgfältig vorbereitet wird, damit er die durch den Krankenhausaufenthalt bedingte Trennung verkraften kann.
- Wichtig ist, dass Billy die Mitarbeiter*innen, die mit ihm arbeiten werden, vorher kennenlernt:
  → Zuerst werden ihm Fotos von den Personen mit Namen gezeigt, denen er auf der Station begegnen wird (in Uniform, wenn sie eine tragen); er darf die Fotos behalten, damit er sich im Laufe der Zeit daran gewöhnt.
  → Wählen Sie ein kleines Team von wichtigen Pflegepersonen aus – Billy sollte möglichst viele vor der Einweisung in einer sicheren vertrauten Umgebung kennenlernen.
  → Billy und seine Familie sollten die Station wenigstens einmal vor der Einweisung besuchen; zuvor werden ihm gut erkennbare Fotos von der Station und sämtlichen Bereichen gezeigt, die er während des Krankenhausaufenthaltes besuchen wird.
  → Bei diesem Besuch sollte er die wichtigsten Leute kennenlernen.

Was sollten die Mitarbeiter*innen während (und vor) dem Krankenhausbesuch tun?

- Die Mitarbeiter*innen sollten Billy vor seiner Einweisung kennenlernen.
- Das Team sollte möglichst klein und immer dasselbe sein.
- Wählen Sie Leute aus, die während Billys Aufenthalt möglichst immer
- anwesend sind.
- Informieren Sie die für das Catering zuständigen Mitarbeiter*innen, dass Billys Vorlieben in puncto Essen und Trinken beachtet werden müssen.

Wie kann die Umgebung so gestaltet werden, dass sie Billys Bedürfnissen entspricht?

- Er sollte möglichst ein Privatzimmer bekommen (oder wenigstens einen möglichst ruhigen Raum auf der Station).
- Die Dekoration in Billys Umgebung sollte so einfach wie möglich sein (sie sollte die von ihm bevorzugte grüne Farbe aufweisen).
- Sorgen Sie für visuelle Repräsentationen der wichtigsten Aktivitäten und Menschen.
- Arbeiten Sie mit einem „now and next“-Buch, um ihn zu beruhigen (https://now-and-next.com).
- Der Blog bietet Studierenden Wissen rund um Uni-Alltag und Karriere. Von Tipps zum Lernen über Wege des Berufseinstiegs bis hin zu nützlichen Apps für ...

- Benutzen Sie Billys eigene Harry Potter-Bettwäsche (und die beschwerten Decken, die er braucht).
- Achten Sie darauf, dass Billy genug Platz hat, damit er im Zimmer auf und ab laufen kann.
- Sorgen Sie unbedingt dafür, dass Billy keinen intensiven Gerüchen ausgesetzt ist (andere essen in einem anderen Zimmer).
- Lassen Sie Billy in seinem Zimmer seinen Glade-Lufterfrischer benutzen, den er am liebsten mag.
- Sorgen Sie dafür, wann immer es geht, dass sich in Billys Zimmer nicht viele Menschen aufhalten.
- Erlauben Sie die Benutzung von Kopfhörern, die Lärm ausblenden.
- Geben Sie Billy seine eigenen Teller, Tassen und sein eigenes Besteck etc., weil er damit vertraut ist.

Welche Strategien können Sie anwenden, um Billys Interessen zu berücksichtigen, und wie kann dies Billy und Ihnen helfen?

- Benutzen Sie sämtliche Geschichten und Inhalte aus Harry Potter, in denen Ähnliches passiert. Das muss nicht unbedingt ein Krankenhausaufenthalt sein, aber eine Situation, in der die Hauptfigur eine veränderte Situation bewältigt, die gut ausgeht.
- Denken Sie sich zusammen mit Billy Geschichten mit den Harry Potter-Figuren aus, um zu zeigen, was alles passieren kann, und fragen Sie, „Was würde Harry/Hermione/Ron/Hagrid in dieser Situation tun?"
- Nutzen Sie Harry Potter-Videos oder eine Geschichte als Belohnung dafür, dass Billy bestimmte Situationen und Aktivitäten toleriert.
- Erlauben Sie Billy, seinen Raum mit Postern und Bildern dieser Figuren zu dekorieren.
- Nutzen Sie dieses Thema, um Kontakt zu Billy aufzunehmen und mit ihm darüber zu sprechen.
- Informieren Sie sich über das Thema (wenn Sie nicht viel darüber wissen), damit Sie mit ihm in angemessener Form darüber reden können.

Wie müssen die Mitarbeiter*innen informiert und unterstützt werden?

- Sie müssen über die wichtigsten Aspekte von Autismus aufgeklärt werden.
- Gewähren Sie den Mitarbeiter*innen (auch dem Catering-Personal) die Zeit, die sie brauchen, um die oben beschriebenen Anpassungen vorzunehmen.

Mit wem sollten Sie im Krankenhaus zusammenarbeiten und warum?

- Mit dem Catering-Personal (wegen der Besonderheiten, die im Hinblick auf die Ernährung und bei der Präsentation der Speisen zu beachten sind).

- Mit dem Reinigungspersonal (es dürfen keine stark riechenden Reinigungsmittel benutzt werden).
- Mit dem Pförtner und anderen Personalmitgliedern, damit sie Billys Bedürfnisse in puncto Lärm und Umgebung kennen und wissen, dass er keinen fremden Personen begegnen sollte.
- Mit allen, die auf der Station arbeiten, damit sie informiert sind, auch mit denen, die nicht direkt mit Billy zu tun haben.
- Mit der für Lernbehinderungen zuständigen Pflegeperson des Krankenhauses, damit sie den ganzen Prozess unterstützt.

Kapitel 10

Übung 10-1: Kritisches Denken

Harrys Familie hat überprüft, welche Dienstleistungen sie braucht, und sich mit anderen Familien in der gleichen Situation zusammengetan. Sie hat den health visitor (Pflegefachperson mit Qualifikation als Hebamme, die häusliche Krankenpflege und Hebammenhilfe leistet) kontaktiert, um Misshandlungsvorwürfen vorzubeugen, weil Kinder mit Hämophilie oft Verletzungen aufweisen. Die Familie hat mit der Hebamme und ihrem Arzt zusammengearbeitet, um sicher zu sein, dass sie die richtige Versorgung bekommt, und das auf Harrys Krankheit spezialisierte Zentrum hat mit ihrem Team vor Ort zusammengearbeitet.

Übung 10-2: Kritisches Denken

Alle in **Kapitel 10.1** genannten Dienstleistungen sind relevant, aber die Familie hat auch die anderen Unterstützungsnetzwerke in Anspruch genommen: andere Familien, die Teil ihres multidisziplinären Teams wurden. Sie hat aus Gründen der Aufklärung auch Besuche in der Kinderbetreuung und der Schule arrangiert und mit ihrer Familie und dem örtlichen multidisziplinären Team (Arzt/Ärztin etc.) geübt.

Standards des The Nursing and Midwifery Council/NMC

Kapitel 1: Plattformen und Leistungen

Plattform 1: Verantwortungsvolle Expert*innen

1.1 Verstehen den Code (2015) – Professionelle Praxis- und Verhaltensstandards für Pflegende und Hebammen – und erfüllen alle Voraussetzungen für die Registrierung.

1.8 Zeigen, dass sie über die Kenntnisse, Fertigkeiten und Fähigkeiten verfügen, bei der Nutzung von Daten kritisches Denken anzuwenden, um in jeder Situation evidenzbasierte informierte Entscheidungen zu treffen.

Plattform 2: Gesundheitsförderung und Krankheitsverhütung

2.2 Zeigen, dass sie über epidemiologische, demografische, genomische Kenntnisse sowie über weitere Determinanten von Gesundheit, Krankheit, Wohlbefinden verfügen und diese auf globale Ziele im Zusammenhang mit Gesundheit und Wohlbefinden übertragen können.

2. Nutzen evidenzbasierte und bewährte Kommunikationsformen, um Menschen aller Altersgruppen, deren Familien und Betreuungspersonen darin zu unterstützen, gesundheitliche Probleme zu verhindern und ihre Versorgung in die eigenen Hände zu nehmen.

Kapitel 2: Plattformen und Leistungen

Plattform 2: Förderung der Gesundheit und Vermeidung gesundheitlicher Probleme

2.2 Zeigen, dass sie über Kenntnisse in Epidemiologie, Demografie, Genomik und den dazugehörigen Determinanten von Gesundheit, Krankheit und Wohlbefinden verfügen und diese auf die Ziele globaler Beispiele von Gesundheit und Wohlbefinden übertragen.

2.3 Die Faktoren kennen, die zu Ungleichheiten im Zusammenhang mit gesundheitlichen Ergebnissen führen können.

2.7 Verstehen und erklären können, inwiefern soziale Einflüsse, gesundheitsspezifisches Wissen, die individuelle Situation, Verhaltensweisen und der Lebensstil zu psychischen, körperlichen und verhaltensspezifischen Ergebnissen beitragen.

Kapitel 3: Plattformen und Leistungen

Plattform 1: Verantwortungsvolle Gesundheitsfachpersonen

1.9 Wissen, dass sie sämtliche Entscheidungen in puncto Versorgung und Interventionen auf die Bedürfnisse und Präferenzen der Betroffenen abstimmen und alle persönlichen und externen Faktoren, die ihre Entscheidungen unnötig beeinflussen, berücksichtigen müssen.

1.14 Bieten jederzeit eine nicht diskriminierende, personenzentrierte und empathische Versorgung an, die die Werte und Überzeugungen, unterschiedlichen Hintergründe, kulturellen Besonderheiten, sprachlichen Belange, Bedürfnisse und Präferenzen der Betroffenen sowie alle Wünsche nach Anpassung berücksichtigt.

Plattform 2: Gesundheitsförderung und Krankheitsverhütung

2.3 Die Faktoren kennen, die zu Ungleichheiten bei den gesundheitlichen Ergebnissen führen können.

2.7 Verstehen und erklären können, wie soziale Einflüsse, Grad der Informiertheit über Gesundheit, individuelle Gegebenheiten, Verhaltensweisen und der bevorzugte Lebensstil sich auf mentale, körperliche und verhaltensbezogene gesundheitliche Ergebnisse auswirken.

Plattform 7: Koordinierung der Versorgung

7.9 Menschen, die vulnerabel sind oder eine Behinderung haben, einen gerechten Zugang zur Gesundheitsversorgung ermöglichen und zeigen, dass sie in der Lage sind, sich nötigenfalls für sie einzusetzen und notwendige angemessene Veränderungen vorzunehmen, wenn es um die Einschätzung, Planung und Durchführung ihrer Versorgung geht.

7.13 Zeigen, dass sie wissen, wie wichtig es ist, während ihres gesamten Berufslebens aktuelle politische Vorgaben zu beachten, um den Einfluss und die Auswirkungen der offiziellen Pflege auf die Qualität der Versorgung, die Patientensicherheit und die Kosteneffizienz zu maximieren.

Kapitel 4: Plattformen und Leistungen

Plattform 1: Der verantwortungsbewusste Gesundheitsexperte

1.3 Kennt und befolgt diese Prinzipien: Mut, Transparenz und die professionelle Pflicht der Unvoreingenommenheit; er/sie erkennt und informiert über alle Situationen, Verhaltensweisen oder Fehler, die zu schlechten Versorgungsergebnissen führen könnten.

1.5 Kennt die Anforderungen der professionellen Praxis und zeigt, wie man bei sich selbst oder den Kolleg*innen Anzeichen von Vulnerabilität erkennen kann und welche Maßnahmen ergriffen werden müssen, um die gesundheitlichen Risiken zu minimieren.

1.8 Zeigt, dass er/sie über das Wissen, die Fertigkeiten und Fähigkeiten verfügt, bei der Anwendung von Befunden kritisch zu denken und eigene Erfahrungen zu nutzen, um in allen Situationen evidenzbasierte Entscheidungen treffen zu können.

1.9 Weiß, dass es notwendig ist, alle Entscheidungen, die die Versorgung und Interventionen betreffen, auf die persönlichen Bedürfnisse und Präferenzen der Betroffenen abzustimmen und alle persönlichen und externen Faktoren wahrzunehmen und anzupassen, die ihre Entscheidungen in unzulässiger Weise beeinflussen können.

1.10 Zeigt, dass er/sie über Resilienz und emotionale Intelligenz verfügt und erklären kann, auf welcher Grundlage ihre/seine Beurteilungen und Entscheidungen in komplexen und schwierigen Situationen basieren.

1.11 Nutzt verschiedene Fähigkeiten und Strategien, um mit Kolleg*innen und Menschen in allen Lebensphasen, die diverse psychische, körperliche, kognitive und verhaltensbezogene Gesundheitsprobleme haben, effizient zu kommunizieren.

1.12 Zeigt, dass er/sie über die Fähigkeiten und Fertigkeiten verfügt, Menschen in allen Lebensphasen, die emotional oder körperlich vulnerabel sind, zu unterstützen.

1.13 Zeigt, dass er/sie über die Fähigkeiten und Fertigkeiten verfügt, angemessene Beziehungen zu Betroffenen, deren Familien, Betreuungspersonen und Kolleg*innen aufzubauen, zu stabilisieren und aufrechtzuerhalten.

1.14 Zeigt, dass er/sie in der Lage ist, jederzeit eine nicht diskriminierende, personenzentrierte und einfühlsame Versorgung zu praktizieren, die Rücksicht nimmt auf Werte und Überzeugungen, unterschiedliche Hintergründe, kulturelle Besonderheiten, sprachliche Belange, Bedürfnisse und Präferenzen und jeden Wunsch nach Anpassung beherzigt.

1.17 Ist offen für kontinuierliche Selbstreflexion, bemüht sich um und reagiert auf Unterstützung und Feedback, um seine/ihre professionellen Kenntnisse und Fähigkeiten zu entwickeln.

Plattform 2: Gesundheitsförderung und Verhinderung gesundheitlicher Probleme

2.1 Zeigt, dass er/sie während der Interaktion mit Menschen die Ziele und Prinzipien der Förderung, des Schutzes, der Verbesserung der Gesundheit und der Verhinderung von gesundheitlichen Problemen beherzigt und anwendet.

Plattform 3: Einschätzung der Bedürfnisse und Planung der Versorgung

3.1 Zeigt, dass er/sie Kenntnisse hat, was die menschliche Entwicklung von der Empfängnis bis zum Tod anbelangt, und diese nutzt für umfassende und präzise personenzentrierte Pflege-Assessments und die Entwicklung geeigneter Versorgungspläne.

3.2 Zeigt, dass er/sie Kenntnisse hat, was die Organsysteme des Körpers, Homöostase, Anatomie und Physiologie, Biologie, Genomik, Pharmakologie sowie Sozial- und Verhaltenswissenschaften anbelangt, und diese nutzt für umfassende und präzise personenzentrierte Pflege-Assessments und die Entwicklung geeigneter Versorgungspläne.

Plattform 6: Verbesserung der Sicherheit und der Qualität der Versorgung

6.11 Zeigt, dass er/sie um die Notwendigkeit weiß, Ungewissheit zu akzeptieren und damit umzugehen, und zeigt, dass er/sie Strategien zur Resilienzentwicklung bei sich selbst und anderen kennt.

Kapitel 5: Plattformen und Leistungen

Plattform 5: Pflegerische Versorgung und die Arbeit im Team: Führung und Management

5.1 Die Prinzipien effektiver Führung, Management, gruppen- und organisationsspezifischer Dynamiken und Kultur kennen und auf Teamarbeit und Entscheidungsfindung übertragen.

5.2 Die Prinzipien menschlicher Faktoren, umgebungsspezifischer Faktoren und stärkebasierter Ansätze kennen und bei der Arbeit in Teams anwenden.

5.4 Zeigen, dass sie die Rollen, Pflichten und den Praxisbereich aller Mitglieder des Pflegeteams und des interdisziplinären Teams kennen und wissen, wie sie die Beiträge anderer, die ebenfalls an der Durchführung der Versorgung beteiligt sind, am besten nutzen können.

Plattform 7: Koordinierung der Versorgung

7.1 Die Prinzipien der Partnerschaft, Zusammenarbeit und wechselseitigen Beeinflussung, die in allen relevanten Sektoren gelten, kennen und anwenden.

Kapitel 6: Plattformen und Leistungen

Plattform 1: Verantwortungsvolle Gesundheitsexpert*innen

1.9 Wissen, dass es notwendig ist, alle Entscheidungen in puncto Versorgung und Interventionen auf die Bedürfnisse und Präferenzen der Betroffenen abzustimmen, und dass alle persönlichen und externen Faktoren, die ihre Entscheidungen massiv beeinflussen, wahrgenommen und beseitigt werden müssen.

1.14 Praktizieren und unterstützen immer eine nicht diskriminierende, personenzentrierte und rücksichtsvolle Versorgung, welche die Werte und Überzeugungen, den jeweiligen Hintergrund, kulturelle Besonderheiten, sprachliche Belange, Bedürfnisse und Präferenzen der Betroffenen berücksichtigt und notwendige Korrekturen in Betracht zieht.

Plattform 3: Einschätzung der Bedürfnisse und Planung der Versorgung

3.6 Schätzt die Fähigkeit einer Person, Entscheidungen bezüglich ihrer Versorgung zu treffen und ihre Zustimmung zu geben oder zu verweigern, präzise ein.

3.8 Kennt die relevanten Gesetze über mentale Fähigkeiten des Landes, in dem sie praktiziert, und wendet diese auf Entscheidungen an, wenn es um Menschen geht, die selbst nicht entscheiden können.

Plattform 4: Durchführung und Evaluation der Versorgung

4.2 Arbeitet partnerschaftlich mit Menschen zusammen, um sie zu einer gemeinsamen Entscheidungsfindung zu motivieren, damit Einzelpersonen, deren Familien und Betreuungspersonen in die Lage versetzt werden, die Versorgung gegebenenfalls selbst zu managen.

Kapitel 7: Plattformen und Leistungen

Plattform 3: Einschätzung der Bedürfnisse und Planung der Versorgung

3.6 Gründliche Einschätzung der Fähigkeit einer Person, Entscheidungen über ihre Versorgung zu treffen und ihre Zustimmung zu geben oder zu verweigern.

3.8 Die relevanten Gesetze über geistige Fähigkeit in dem Land, in dem sie praktiziert, verstehen und anwenden, wenn es darum geht, Entscheidungen zu treffen für Menschen, die diese Fähigkeit nicht haben.

3.9 Erkennen und einschätzen, welche Menschen Gefahr laufen, sich zu verletzen, und welche Situationen gefährlich für sie sind, und dafür sorgen, dass sofort Maßnahmen zum Schutz dieser vulnerablen Menschen ergriffen werden.

3.10 Zeigen, dass sie über das Können und die Fähigkeiten verfügt, bei Menschen Anzeichen für selbstverletzendes Verhalten und/oder suizidale Gedanken zu erkennen.

Plattform 6: Verbesserung der Sicherheit und Qualität der Versorgung

6.11 Verstehen, dass es nötig ist, Ungewissheit zu akzeptieren und zu bewältigen, und zeigen, dass sie Strategien kennt, die helfen, Resilienz bei sich selbst und anderen zu entwickeln.

Plattform 7: Koordinierung der Versorgung

7.1 Die Prinzipien Partnerschaft, Zusammenarbeit und gegenseitige Unterstützung (interagency) kennen und in allen relevanten Bereichen anwenden.

7.10 Die Prinzipien und Prozesse im Zusammenhang mit der Planung kennen und die gefahrlose Entlassung und Transition von Menschen zwischen Arbeitsbelastung (case loads), Settings und Diensten gewährleisten.

Kapitel 8: Plattformen und Leistungen

Plattform 2: Förderung der Gesundheit und Vermeidung von Gesundheitsproblemen

2.9 Nutzt angemessene kommunikative Fähigkeiten und Stärke fördernde Ansätze, um Menschen zu helfen und sie in die Lage zu versetzen, informierte Entscheidungen über ihre Versorgung zu treffen, um gesundheitliche Probleme zu bewältigen, damit sie trotz der durch eingeschränkte Fähigkeiten, Gesundheitsprobleme und Beschwerden gesetzten Grenzen ein zufriedenes und erfülltes Leben führen können.

Plattform 4: Durchführung und Evaluation der Versorgung

4.1 Sie muss zeigen, dass sie weiß, was den Menschen wichtig ist und wie sie dieses Wissen anwenden kann, um zu gewährleisten, dass die Bedürfnisse der Menschen nach Sicherheit, Würde, Intimsphäre, Wohlergehen und Schlaf realisiert werden können; sie sollte in puncto evidenzbasierte personenzentrierte Versorgung für andere ein Rollenmodell sein.

4.8 Sie muss zeigen, dass sie über das Wissen und die Fähigkeiten verfügt, angemessene Interventionen zu identifizieren und zu realisieren, um Menschen mit häufig auftretenden Symptomen wie Angst, Verwirrtheit, Unbehagen und Schmerzen zu unterstützen.

Plattform 7: Koordinierung der Versorgung

7.7 Sie muss in der Lage sein, herauszufinden, wie die komplexe Versorgung wahrgenommen wird, und sie zu evaluieren.

7.9 Die Person muss gerechten Zugang zur Gesundheitsversorgung ermöglichen für Menschen, die verletzlich sind oder eine Behinderung haben, und sie muss zeigen, dass sie fähig ist, sich nötigenfalls für sie einzusetzen und die erforderlichen Korrekturen der Einschätzung, Planung und Durchführung der Versorgung vorzunehmen.

Kapitel 9: Plattformen und Leistungen

Plattform 1: Der/die verantwortungsvolle Gesundheitsexperte/Gesundheitsexpertin

1.3 Kennt die Prinzipien Mut, Transparenz und die professionelle Pflicht zur Objektivität und bemerkt und meldet alle Situationen, Verhaltensweisen oder Fehler, die bei der Versorgung zu schlechten Ergebnissen führen können.

1.4 Zeigt, dass sie diskriminierendes Verhalten kennt und in der Lage ist, es zu bekämpfen.

1.9 Weiß, dass es nötig ist, bei allen Entscheidungen, die die Versorgung und Interventionen betreffen, die Bedürfnisse und Wünsche der Betroffenen zu berücksichtigen und alle persönlichen und externen Faktoren, die ihre Entscheidungen übermäßig beeinflussen können, wahrzunehmen und zu beseitigen.

Plattform 2: Gesundheit fördern und Gesundheitsprobleme verhindern

2.9 Nutzt angemessene Kommunikationsstrategien und Stärke fördernde Ansätze, um Menschen zu unterstützen und zu befähigen, informierte Entscheidungen über die Versorgung ihrer gesundheitlichen Probleme zu treffen, damit sie trotz der durch eingeschränkte Fähigkeiten, Gesundheitsprobleme und Behinderungen verursachten Einschränkungen ein zufriedenes und erfülltes Leben führen können.

2.10 Vermittelt Informationen klar und deutlich, damit die Menschen sie verstehen und Entscheidungen über ihre Gesundheit, ihr Leben, ihre Krankheit und Versorgung treffen können.

Plattform 3: Einschätzung der Bedürfnisse und Planung der Versorgung

3.3 Zeigt, dass sie sich mit allen üblicherweise auftretenden psychischen, körperlichen, verhaltensspezifischen und kognitiven Krankheiten, Medikamentengaben und Behandlungen auskennt und in der Praxis damit umgehen kann, während sie umfassende Assessments der pflegerischen Versorgung durchführt und personenzentrierte Versorgungspläne entwickelt, priorisiert und evaluiert.

3.6 Prüft sorgfältig, ob eine Person in der Lage ist, Entscheidungen hinsichtlich ihrer Versorgung zu treffen und ihre Zustimmung zu geben oder zu verweigern.

3.7 Versteht die Prinzipien und Prozesse, die erforderlich sind, um notwendige Korrekturen vorzunehmen, und wendet sie an.

3.8 Kennt die relevanten Gesetze zum Thema geistige Fähigkeit des Landes, in dem sie praktiziert, und wendet sie an bei Entscheidungen über Menschen, die diese Fähigkeit nicht haben.

Plattform 4: Durchführung und Evaluation der Versorgung

4.1 Zeigt, dass sie weiß, was wichtig für die Menschen ist, und dieses Wissen nutzt, um zu gewährleisten, dass deren Bedürfnisse nach Sicherheit, Würde, Intimsphäre, Wohlergehen und Schlaf erfüllt werden, und sie zeigt, dass sie fähig ist, bei der Durchführung evidenzbasierter personenzentrierten Versorgung als Rollenmodell für andere zu fungieren.

4.4 Zeigt, dass sie über die Kenntnisse und Fähigkeiten verfügt, Menschen mit den üblicherweise auftretenden psychischen, verhaltensspezifischen, kognitiven Schwierigkeiten und Lernbehinderungen zu unterstützen, und in der Lage ist, bei der Durchführung qualitativ hochwertiger Pflegeinterventionen, die auf die Bedürfnisse der Patient*innen abgestimmt sind, als Rollenmodell zu fungieren.

Kapitel 10: Plattformen und Leistungen

Plattform 3: Einschätzung von Bedürfnissen und Planung der Versorgung

3.6 Schätzt die Fähigkeiten der Person, Entscheidungen bezüglich ihrer Versorgung zu treffen und ihre Zustimmung zu geben oder zu verweigern, gründlich ein.

3.15 Zeigt, dass Sie in der Lage ist, partnerschaftlich mit Betroffenen, Familien und Betreuungspersonen zusammenzuarbeiten mit dem Ziel, die Wirksamkeit aller vereinbarten pflegerischen Versorgungspläne und die Versorgung kontinuierlich zu kontrollieren, zu evaluieren und erneut einzuschätzen, gemeinsam Entscheidungen zu treffen, vereinbarte Ziele zu korrigieren sowie Fortschritte und Entscheidungen, die getroffen wurden, zu dokumentieren.

Plattform 4: Durchführung und Evaluation der Versorgung

4.3 Zeigt, dass sie über die Kenntnisse und die kommunikativen Fähigkeiten verfügt und geschickt ist im Umgang mit anderen, um Betroffene, Familien und Betreuungspersonen vor, während und nach mehreren Interventionen mit auf ihre Bedürfnisse abgestimmten, präzisen Informationen zu versorgen.

4.9 Arbeitet mit Betroffenen, deren Familien, Betreuungspersonen und Kolleg*innen zusammen, um effiziente Strategien zur Verbesserung der Qualität und Sicherheit zu entwickeln, gibt Feedback und lernt aus positiven Ergebnissen und Erfahrungen sowie Fehlern und ungünstigen Ergebnissen und Erfahrungen.

Plattform 7: Koordination der Versorgung

7.8 Kennt die Prinzipien und Prozesse zur Unterstützung der Betroffenen und Familien mit diversen Versorgungsbedürfnissen, die nötig sind, um eine maximale Unabhängigkeit aufrechtzuerhalten und unnötige Interventionen und Beeinträchtigungen ihres Lebens zu vermeiden.

Autorenverzeichnis

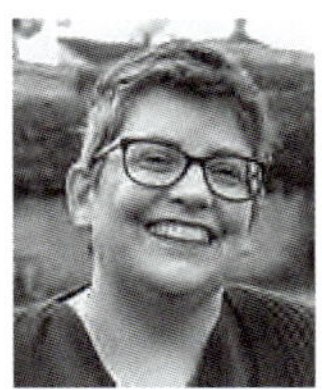

Sally-Anne Wherry ist eine erfahrene Dozentin in Gloucestershire und unterrichtet dort Student*innen und solche, die nach Abschluss ihres Studiums weiter studieren. Sie ist Pflegespezialistin für Parkinson und Mobilitätsstörungen und unterrichtet Pflegende aktuell in den Bereichen Ethik, Forschung, gemeinsame Entscheidungsfindung, Langzeitkrankheiten, komplexe Erkrankungen und Verschreibung. Sie forscht in den Bereichen Selbstmanagement und gemeinsame Entscheidungsfindung. Zurzeit absolviert sie ihren Doktor in Philosophie im Bereich generationsübergreifende Traumata.

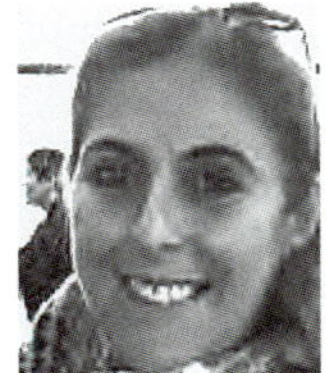

Nicky Buck ist eine erfahrene Dozentin in Gloucestershire und unterrichtet dort Student*innen. Sie hat viel Erfahrung im Bereich Intensivpflege von Neugeborenen und unterrichtet Pflegende, die sich für Anatomie und Physiologie interessieren.

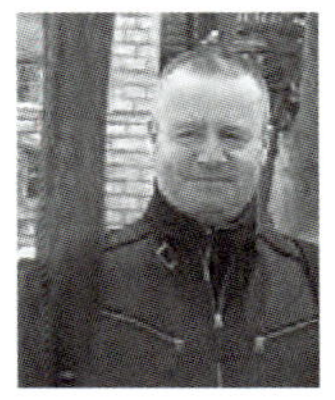

Nick Preddy absolvierte 1993 seine Ausbildung als auf Lernbehinderungen spezialisierte Pflegeperson und hat seitdem bei verschiedenen Diensten für Menschen mit Lernbehinderungen gearbeitet. Er interessiert sich für Autismus sowie schwere und multiple Behinderungen. Sein besonderes Interesse gilt der Vermittlung der ethischen Aspekte und Werte im Bereich der auf Lernbehinderungen spezialisierten Pflege. Er vermittelt Pflegenden, wie sie wertebasierte Dienstleistungen anbieten können. Nick Preddy befürwortet die Zusammenarbeit mit Expert*innen aus eigener Erfahrung, wenn es um die Entwicklung, Durchführung und Evaluation des vermittelten Wissens geht; er arbeitet zusammen mit Fachleuten in Zagreb, Kroatien, um Student*innen in dem Bereich einen Auslandsaufenthalt zu ermöglichen.

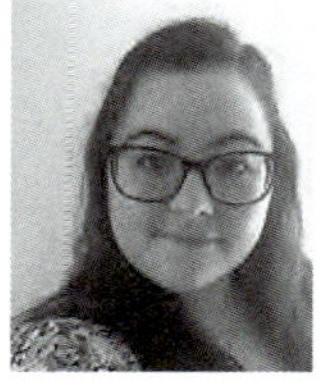

Sam Greedy ist Dozentin in Gloucestershire, davor hat sie als auf Lernbehinderungen spezialisierte Pflegeperson mit Menschen gearbeitet, die Lernbehinderungen und komplexe psychische gesundheitliche Bedürfnisse hatten. Sie war Mitglied eines auf Lernbehinderungen spezialisierten Teams in der Gemeinde und hat Menschen mit komplexen Verhaltensweisen unterstützt. Darüber hinaus hat sie in einem spezialisierten CAMHS-Dienst gearbeitet, wo sie Kinder und junge Menschen mit Lernbehinderungen und Autismus unterstützt hat. Sam Greedy ist spezialisiert auf den Umgang mit komplexen Verhaltensweisen und familienzentrierte Pflege.

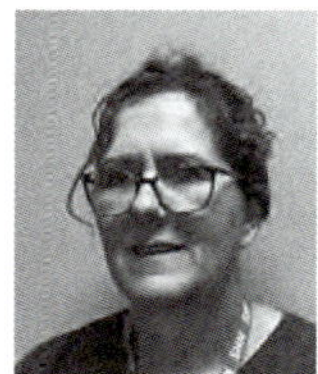

Eleri Jones ist mental health nurse prescriber und arbeitet im Bereich der medizinischen Grundversorgung in Gloucestershire. Sie betreut Menschen mit verschiedenartigen Beschwerden und psychischen Erkrankungen.

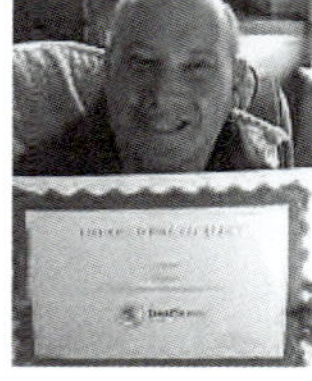

Mark Smith ist Experte aus eigener Erfahrung und hat „leichte Lernbehinderungen“. Er ist Gastdozent an zwei Universitäten, die verschiedenartige gesundheitsbezogene und soziale Versorgungsprogramme anbieten.

Deutscher Herausgeber

Dr. Stefan Schmidt ist Professor für Klinische Pflege mit dem Schwerpunkt Pflege- und Versorgungskonzepte und wissenschaftlicher Leiter des Case Management-Zertifikatskurses an der Hochschule Neubrandenburg. Als zertifizierter Case Management-Ausbilder (DGCC) lehrt er seit 2009 insbesondere in Deutschland und Österreich. Er ist Mitglied im Vorstand der Deutschen Gesellschaft für Care und Case Management. Als ausgebildete Pflegefachperson arbeitete er im Case Management für gerontopsychiatrisch erkrankte Personen sowie für Menschen mit HIV und Aids. Forschungsschwerpunkte im Rahmen seiner Professur sind digitale und IT-gestützte Assistenzsysteme, Care und Case Management sowie Versorgungsstrukturen in ländlichen Räumen.

Kontakt: sschmidt@hs-nb.de

Jürgen Georg ist Pflegefachmann, -lehrer, -wissenschaftler (MScN), Programmleiter Pflege, Dementia Care und Greencare beim Hogrefe-Verlag, Bern. Er arbeitete als Pflegefachmann im Gemeinschaftskrankenhaus in Herdecke und in der Humanitären Hilfe für das Komitee Cap Anamur im Südsudan. Nach Lehrerweiterbildung und -studium war er am bfw in Frankfurt als Dozent tätig; danach als Cheflektor für die Bereiche „Pflege und Gesundheit“ beim Verlag Ullstein Medical in Wiesbaden und ab 1999 als Programmleiter Pflege beim Verlag Hans Huber in Bern, bzw. ab 2015 beim Hogrefe Verlag in Bern. Parallel dazu absolvierte er von 1999–2004 das Master-Fernstudium am Royal College of Nursing in London. Er verfasste zahlreiche Publikationen zum Thema Demenz. Er ist nebenamtlich als Dozent und Lehrbeauftragter u.a. für die Themen Pflegeprozess, Pflegediagnostik, Pflegetheorie, heraus- forderndes Verhalten bei Menschen mit Demenz und Dementia Enabling am Careum Weiterbildung in Aarau, der Berner Fachhochschule sowie der Paracelsus Universität in Salzburg tätig.

Kontakt: juergen.georg@hogrefe.ch

Sachwortverzeichnis

G

H

I

K

L

M

N

O

P

Anzeigen